现代耳鼻喉科疾病诊治

曹华琳 等 主编

江西科学技术出版社

江西·南昌

图书在版编目（CIP）数据

现代耳鼻喉科疾病诊治 / 曹华琳等主编 . —— 南昌：
江西科学技术出版社, 2020.9 （2024.1 重印）
ISBN 978-7-5390-7494-8

Ⅰ.①现… Ⅱ.①曹… Ⅲ.①耳鼻咽喉病－诊疗
Ⅳ.① R76

中国版本图书馆 CIP 数据核字 (2020) 第 157390 号

选题序号：ZK2020136

责任编辑：宋涛　万圣丹

现代耳鼻喉科疾病诊治
XIANDAI ERBIHOUKE JIBING ZHENZHI

曹华琳　等　主编

出版发行　江西科学技术出版社
社　　址　南昌市蓼洲街 2 号附 1 号
　　　　　邮编：330009　　电话：（0791）86623491　　86639342（传真）
经　　销　全国新华书店
印　　刷　三河市华东印刷有限公司
开　　本　880mm×1230mm　1/16
字　　数　309 千字
印　　张　10
版　　次　2020 年 9 月第 1 版　2024年1月第1版第2次印刷
书　　号　ISBN 978-7-5390-7494-8
定　　价　88.00 元

编 委 会

主　编　曹华琳　蔡兰玉　林晋业　赵西宁
　　　　　王　星　万国琳　李　震　肖淑芬

副主编　陈召灵　石丽芳　庞艳荣
　　　　　王　霞　赵　鹏

编　委　（按姓氏笔画排序）

获取临床医生的在线小助手

开拓医生视野
提升医学素养

微信扫码

📊 **临床科研**	▷	介绍医学科研经验，提供专业理论。
🧬 **医学前沿**	▷	生物医学前沿知识，指明发展方向。
📋 **临床资讯**	▷	整合临床医学资讯，展示医学动态。
✎ **临床笔记**	▷	记录读者学习感悟，助力职业成长。
💬 **医学交流圈**	▷	在线交流读书心得，精进提升自我。

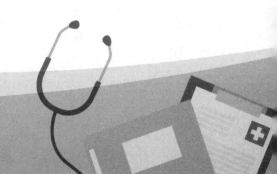

前　言

　　耳鼻咽喉疾病是人类常见病、多发病。随着科学的不断进步，医学科学的发展有了更广阔的领域。同时，耳鼻咽喉科学的各个方面都取得了巨大进步，多种诊断方法和治疗手段相继应用到临床工作中，极大地丰富了耳鼻咽喉科学的内容。耳鼻咽喉疾病涵盖多个器官，专业性强，解剖结构复杂且部位隐秘，想要全面熟练掌握本科临床诊疗操作技能，不仅要靠临床工作者的实践经验，更需要吐故纳新，与时俱进的理论实践与指导。为此我们编写了此书，以期能为耳鼻咽喉科工作者提供更方便的参考借鉴。

　　本书内容涵盖广泛，首先介绍了耳鼻咽喉部的应用解剖、耳鼻咽喉外科手术常规、耳鼻咽喉的特殊检查，其次讲述了临床上耳鼻咽喉科常见症状、耳部创伤、中耳疾病、鼻腔炎性疾病、鼻窦炎的并发症、喉部疾病、喉的急性炎症性疾病、颈部包块等。全书内容丰富，重点突出，借鉴了国内外的最新研究成果，可作为耳鼻咽喉科的临床医师参考使用。

　　本书的编写过程中，由于参编人员较多，文笔风格不尽一致，难免存在疏漏及不足之处，恳请广大读者批评指正。

编　者

2020 年 09 月

目　录

第一章
耳鼻咽喉部的应用解剖

耳鼻咽喉诸器官解剖关系较为复杂，上承颅底，下通气管食管，鼻之两旁毗邻眼眶，咽喉两旁还有重要的神经干与大血管通过。由于解剖上它与上、下、左、右以至全身的联系非常紧密，加之科学技术日益进步，医学各科都相互渗透和促进，从而扩展了耳鼻咽喉科的境界和内容。

第一节　耳部解剖要点

一、外耳

（一）耳郭肌肉

1. 耳内肌

现代耳鼻咽喉疾病诊疗进展耳轮大肌、耳轮小肌、耳屏肌和对耳屏肌位于耳郭前面；耳横肌和耳斜肌位于耳郭后面。

2. 耳外肌

包括耳上肌、耳前肌和耳后肌。耳郭肌肉受面神经支配。耳郭肌肉已经退化，运动耳郭的功能已经丧失，但是，耳郭肌肉对维持耳郭的位置，防止耳郭下垂有一定作用。

（二）耳郭韧带

1. 耳前韧带

起自颞骨颧弓根部，止于耳轮和耳屏。

2. 耳后韧带

起自乳突，止于耳郭后面的耳甲隆起。

3. 耳上韧带

起自骨性外耳道上缘，止于耳轮棘。

（三）耳郭神经

耳郭的神经支配复杂，有来自颅神经的三叉神经、面神经、舌咽神经和迷走神经的分支，以及来自颈丛的耳大神经和枕小神经的分支。其中耳大神经是支配耳郭的主要神经，因此，在施行耳郭固定术、皱纹切除术和腮腺手术时，应尽可能保留耳大神经。

1. 三叉神经

三叉神经的下颌支在颞下颌关节后方分出耳颞支（耳颞神经）。耳颞神经沿耳郭前缘上行，分出耳屏支（分布于耳屏）和耳前支（分布于耳轮前部和耳轮脚）。耳颞神经还有分支分布于外耳道和鼓膜。

2. 面神经、舌咽神经和迷走神经

迷走神经耳支从迷走神经上节分出，随即有来自舌咽神经下节的纤维加入。迷走神经耳支在颈静脉球后方，经位于颈静脉窝的乳突小管进入颞骨，横过面神经（可能有面神经纤维加入），再经鼓乳裂穿出，分为两支。

一支加入耳后神经（面神经分支），另一支携带面神经和舌咽神经纤维，分布于耳甲艇、耳甲腔、外耳道后部、鼓膜外面，以及耳郭后面和乳突区。面神经耳支（耳后神经）在面神经出茎乳孔后分出，沿耳郭后沟上行，支配耳后肌。另有前穿支至耳郭前面。

3. 耳大神经和枕小神经

耳大神经和枕小神经均起源于第2、第3颈神经。耳大神经在耳垂高度分为前后两支。前支穿过耳垂至耳郭前面，分布于耳垂、耳轮、对耳轮、舟状窝下 2/3、对耳屏以及耳甲艇、耳甲腔和三角窝等处；后支分布于耳郭后面的下 2/3 和乳突表面，并有分支与迷走神经耳支和面神经耳后支交通。

枕小神经沿胸锁乳突肌后缘上行，分出：①耳前支和穿支，分布于耳郭前面的耳轮、舟状窝的上部、对耳轮下脚和三角窝的一部分；②耳后支，分布于耳郭后面上 1/3 的皮肤及乳突表面。

（四）耳郭血供

耳郭血供丰富，由颈外动脉分支供应。耳郭前面主要由颞浅动脉分支供应，耳郭后面主要由耳后动脉的分支供应。耳后动脉有小分支穿过耳郭软骨与耳郭前面的颞浅动脉分支相吻合。耳郭静脉与动脉伴行，回流至颞浅静脉和耳后静脉。颞浅静脉汇入耳后静脉，最后汇至颈内静脉。耳后静脉汇入颈外静脉，有时耳后静脉经乳突导静脉与乙状窦交通，因此，外耳感染可以引起颅内并发症，但极罕见。

（五）耳郭淋巴

耳屏和耳郭外面前部的淋巴汇入腮腺浅淋巴结（耳前淋巴结）；耳郭内面和耳郭外面后部的淋巴汇入耳后淋巴结（乳突淋巴结）；耳垂的淋巴汇入颈浅淋巴结。耳郭的淋巴回流与外耳癌的淋巴结转移有一定关系。

（六）外耳道耳毛

有两种：一种分布在外耳道软骨部，为短而稀的细毛；另一种长在耳屏和对耳屏处，粗而长，主要见于成年男性，属第二性征。

（七）外耳道耵聍腺

是一种变异的汗腺，有 1 000 ~ 2 000 个，主要分布在外耳道软骨部，骨部是否有少量散在分布的耵聍腺，目前还无定论。耵聍有干、湿两种，干耵聍常见于亚洲黄种人及印第安人，湿耵聍常见于白种人和黑种人。此外，湿耵聍与腋臭有密切关系，据文献报道 93% 的腋臭患者为湿耵聍型。

（八）外耳道神经

1. 三叉神经

耳颞神经是三叉神经下颌支的分支。耳颞神经沿耳郭前缘上行，分出耳屏支、耳前支和外耳道支。外耳道支经外耳道骨与软骨交界处进入外耳道，分布于外耳道前壁、上壁和鼓膜外面的前部。口腔、颞下颌关节疾病通过耳颞神经可以引起反射性耳痛。

2. 面神经

面神经耳支（耳后神经）有分支分布到外耳道、鼓膜后部和一部分耳后皮肤。

小脑脑桥角肿瘤压迫面神经的中间神经，可以出现外耳道后壁感觉减退，称为 Hitzelberger 征。

3. 迷走神经

迷走神经耳支穿出鼓乳裂后分为两支，一支分布于耳郭后面，另一支穿过外耳道软骨部，分布到外耳道下壁、后壁和鼓膜外面后部。刺激外耳道皮肤，通过迷走神经耳支，可以引起反射性咳嗽。

（九）外耳道血供

外耳道血供由颈外动脉的分支供应。供给外耳道的动脉有上颌动脉、颞浅动脉和耳后动脉的分支。上颌动脉的耳深动脉经外耳道骨部与软骨部交界处通过，分布至鼓膜表面。静脉血汇流至颞浅静脉、耳后静脉和上颌静脉，再流入颈外静脉。

（十）外耳道淋巴

外耳道前壁的淋巴注入耳前淋巴结，一部分注入腮腺淋巴结；外耳道后壁的淋巴注入耳后淋巴结；外耳道底的淋巴注入颈浅淋巴结。外耳道的淋巴回流至颈深淋巴结。

二、中耳

（一）鼓膜

鼓膜坐落在鼓沟中，其平面向前外下倾斜，与外耳道下壁和前壁各成 45°～55° 角，与外耳道上壁成 140° 钝角。新生儿至 5 个月婴儿的鼓膜倾斜度几乎接近水平位，与外耳道底的夹角为 35°。由于锤骨柄包埋在鼓膜中并将鼓膜向内牵拉，因此鼓膜略向内凹陷而呈浅漏斗状。

临床上为描述、记录方便起见，将鼓膜人为地划分为四个区域（象限），其方法为：沿锤骨柄作一直线，再经鼓脐作另一条直线与之垂直相交，即可将鼓膜划分为前上、前下、后上、后下四个象限。在鼓膜变薄的病例中，可透过鼓膜隐约见到鼓室内容物，例如在后上象限之内可透见砧骨长突及镫骨的影子；在耳硬化症患者，有时可见到发红的鼓岬掩映于后下象限之内，称 Schwartze 征。

鼓膜的血液供给：鼓膜的供血动脉有两套，分别分布于鼓膜的两面，通过分支相互吻合。外层（上皮层）的血供来自上颌动脉的耳深支，该动脉在下颌颈后方自上颌动脉分出，经下颌关节后方穿入骨性外耳道前壁，然后绕鼓膜周围分出许多小分支，由四周进入鼓膜，并有 1～2 支稍大的分支自上而下沿锤骨柄分布，称为锤骨柄动脉。内层（黏膜层）的血供来自上颌动脉的鼓前支（经岩鼓裂进入鼓室）和耳后动脉的茎乳支。鼓膜的血管主要分布在松弛部、锤骨柄和紧张部周围。鼓膜发炎时（如急性鼓膜炎和急性中耳炎），充血先自松弛部开始，然后蔓延至锤骨柄及鼓膜其他部分。在急性单纯性中耳炎，此炎性充血表现不久即可消失；在急性化脓性中耳炎，鼓膜上皮层在早期可变厚鼓出，此时在中耳腔内可能尚无脓液形成，如做鼓膜切开术，则只有血液而无脓液流出；在上鼓室炎，松弛部全面充血，可持久不退。用棉签轻轻擦拭正常鼓膜也可引起充血，不可误认为是急性中耳炎的初期，因为在急性中耳炎，充血发红首先出现在鼓膜松弛部，应注意鉴别。

鼓膜的静脉与外耳道和鼓室腔其他部位的静脉相通。鼓膜的淋巴系统也和血管一样分为两套，可能回流至乳突区、耳屏和咽鼓管的淋巴结。鼓膜的神经大致与血管伴行，其外侧面的后半部有迷走神经耳支（可能还有舌咽神经及面神经的纤维参与）分布，前半部有来自三叉神经下颌支的耳颞神经分布。鼓膜内侧面有舌咽神经的鼓室支（鼓室神经）分布，故咽喉疼痛可放射至耳部。鼓膜外侧面的神经纤维分布以松弛部和锤骨柄处较为密集，鼓脐之下分布较少，故在鼓膜后下部施行鼓膜切开术时，疼痛较轻。

（二）鼓室

1. 面神经管凸的后上方为"外半规管隆凸"

为外半规管隆起所形成，与面神经水平段之间的距离为 0.5～1.5 mm，是寻找面神经的重要标志之一。该处是迷路瘘管得好发部位。

2. 前庭窗的前上方有一骨性弯曲突起，呈匙状，称为"匙突"

是南鼓膜张肌半管的骨壁向后向外延伸形成的骨性结构，鼓膜张肌腱经此处呈直角向外弯曲而达锤骨颈的内侧面。

3. 后壁三个隆起

为锥隆起、鼓索隆起和茎突隆起，三者合称茎突复合体，均由第二鳃弓软骨演化而成。锥隆起位于后壁内上方、砧骨窝的内下方，相当于前庭窗高度，为一钝头小锥状骨性突起，其内中空，尖端有一开口，镫骨肌丰满的肌腹包含在锥隆起腔内，镫骨肌腱从尖端开口处穿出，向前附着于镫骨颈后侧的镫骨肌突上。鼓索隆起位于隆起外侧、鼓环内侧，其尖端有一小口，为鼓索后小管的开口，鼓索神经由此进入鼓室。茎突隆起位于鼓室后壁与下壁交界处，在锥隆起与鼓索隆起的下方，为一纵行隆起结构，系由茎突基部突入鼓室内所形成。

4. 四个隐窝

为鼓室窦、面神经隐窝、外侧鼓室窦及后鼓室窦。鼓室窦及后鼓室窦位于面神经内侧面，面神经隐窝及外侧鼓室窦位于面神经管外侧。

（1）鼓室窦：又名锥隐窝、后鼓室隐窝或鼓面隐窝，为鼓室后部的一个骨性隐窝，位于锥隆起内下、茎突隆起内侧、岬小桥与岬下脚之间，其形态、大小及深浅因人而异，大者可容纳赤豆，小者仅为芝麻粒大小。多数标本鼓室窦口向中鼓室敞开，但有些窦口甚小而且向上开放于前庭窗龛后部，窦腔隐蔽于一层薄骨板深面且往往向后延伸。鼓室窦与邻近结构的解剖关系因其本身容积的不同而异，一般说来，其外上为锥隆起，内界为鼓室内壁，后方紧接或深越面神经垂直段骨管，下部邻接岬下脚并与下鼓室气房相通，其位置比面隐窝更为深在。鼓室窦与面神经垂直段关系密切，此段面神经径路颇多变异，且并非笔直下行，而是向下、微向前、略向外侧走行。

鼓室窦按其范围大小可分三型：中型鼓室窦，其后界与面神经垂直段平齐，此型占74%；大型鼓室窦，其后部在面神经垂直段深面向后扩展至面神经之后，此型占18%；小型鼓室窦，其后界在面神经垂直段之前，占8%。大型鼓室窦与圆窗龛成前后相接的关系，它们甚至可连成一个公共外口。鼓室窦内有时可存在气房，乳突气化良好者，乳突气房可与鼓室窦相通。由于鼓室窦与面神经垂直段的关系十分密切，因此在清除该处病变时应十分小心，以免损伤面神经。

（2）面神经：又名面神经窦或锥上隐窝，是位于砧骨窝之下、锥隆起和鼓索隆起之间偏上的骨性凹陷。其形状略呈一尖端向下的凹面三角形，上界为砧骨窝，内侧面为面神经管垂直段，外侧为鼓环后上部和鼓索神经。Marion测量其宽度平均4 mm。面隐窝为现代耳外科的重要手术部位，所谓后鼓室进路手术即为经乳突凿开去除介于面神经和鼓索之间的骨质而达面隐窝，经面隐窝而进入鼓室，如行电子耳蜗埋植、后鼓室病灶清除术及面神经减压术等。

（3）外侧鼓室窦：在鼓室窦外侧、面隐窝之下的一个较浅的凹陷，介于锥隆起、鼓索隆起和茎突隆起之间。其上界借鼓索嵴与面神经隐窝相隔。该窦易与鼓室窦混淆。

（4）后鼓室窦：为岬小桥上方、前庭窗之后的凹陷，其下为鼓室窦，两者以岬小桥相隔。

5. 鼓室隔

在上鼓室与中鼓室之间，有一由听骨和黏膜皱襞构成的间隔结构将其分隔开，这个间隔称为鼓室隔。鼓室隔上有两个小孔，分别称为"鼓前峡"和"鼓后峡"，上鼓室和中鼓室之间经这两个小孔相通。参与构成鼓室隔的结构有：锤骨头和颈、砧骨体和短突、镫骨、锤前韧带、砧后韧带、锤前皱襞、鼓膜张肌皱襞、锤外侧皱襞、砧内侧皱襞、砧外侧皱襞、镫骨皱襞、镫骨闭孔膜及镫骨肌腱。鼓前峡为鼓室隔前部的小孔，其位置在鼓膜张肌腱之后、镫骨之前、锤骨和砧骨的内侧。鼓后峡在鼓室隔的后部，其前界为砧内侧皱襞，后界为锥隆起和鼓室后壁，外界为砧骨短突和砧骨后韧带，内界为镫骨及镫骨肌腱。

6. 鼓室的间隙

（1）上鼓室的间隙：通常将上鼓室定义为鼓膜紧张部以上的鼓室腔。上鼓室容纳着锤骨头和砧骨体；上鼓室的上界为鼓室盖，下界为经过面神经管水平部和鼓膜张肌腱的平面。上鼓室被听骨、韧带和黏膜皱襞分隔成上鼓室前后间隙。

上鼓室前间隙又称"锤前间隙"，由部分内、前囊形成，位于鼓膜张肌皱襞和锤前皱襞之上、锤骨头及锤上皱襞之前。该间隙向后经锤上皱襞内侧部的张力切迹到鼓前峡与中鼓室相通。有时，上鼓室前部发育不全，其前界为锤上皱襞内侧部，鼓膜张肌皱襞不发育，此时上鼓室前部直接与中鼓室和咽鼓管相通，此发育不全的间隙称为"管上间隙"。有些前囊发育仅在锤骨头前部，此部的鼓室天盖有岩鳞缝，该处骨化过度形成岩鳞嵴向下与锤骨头相接，使锤骨头固定而成传导性耳聋，但多数由此嵴向下有一黏膜皱襞与锤骨头、锤骨前突相接称鳞骨皱襞，这样将上鼓室前间隙分为外侧间隙与内侧间隙（此两间隙也可由内囊延伸形成）。上鼓室后间隙由内囊形成，为锤上皱襞之后的较大腔隙。该腔隙又被砧骨上皱襞分为内外两部分，砧骨上皱襞外侧者称为"砧骨上间隙"，砧骨上皱襞内侧者称为"砧骨内侧间隙"。砧骨上间隙的底为锤外侧皱襞和砧外侧皱襞，砧骨内侧间隙借鼓后峡与中鼓室相通。

（2）中鼓室的间隙：在中鼓室上部紧靠上鼓室的底有三个间隙，分别为砧下间隙、鼓膜前隐窝和后隐窝。砧下间隙位于砧骨之下，其内界为砧内侧皱襞，外界为锤后皱襞，前界为听骨间皱襞。鼓膜前隐窝又称鼓膜前囊或von-Trohsch前囊，在锤前皱襞和鼓膜之间，为一较浅的小窝。

鼓膜后隐窝又称鼓膜后囊或vonTrohscth后囊，在锤后皱襞和鼓膜之间，位于中鼓室外侧份的后上部，较深大。鼓索神经常位于锤后皱襞的游离缘上，然后穿过鼓室前部；有时鼓索神经也可不在皱襞中而单独走行。

（3）蒲氏间隙：为鼓膜松弛部与锤骨颈之间的间隙，由 Pmssak 首先描述。其外侧壁为鼓膜松弛部；内壁为锤骨颈；底由锤骨短突及鼓膜纤维软骨环的环状纤维共同构成；顶壁近似拱形，由锤外侧皱襞构成。蒲氏间隙后方有一开口，位于锤外侧皱襞与砧外侧皱襞之间，蒲氏间隙经此开口与上鼓室相通。鼓室上述许多间隙之间的通道狭小，黏膜肿胀时容易被堵塞而产生各种病理变化。如前后鼓峡被堵塞可致上鼓室负压而引起分泌性中耳炎、蓝鼓膜、胆固醇肉芽肿或胆脂瘤。因此有些患者的分泌性中耳炎不一定是咽鼓管阻塞造成的。

鼓峡堵塞时，根据病变情况的不同可做如下处理：①对轻度鼓峡阻塞，首先去除砧、镫骨周围炎性蹼、黏膜皱襞，纠正内陷鼓膜；②切除鼓膜张肌皱襞及锤骨皱襞；③上鼓室病变严重或有胆脂瘤者，不论有无豆状突坏死，均应切除砧骨，充分去除黏膜皱襞；④Sheehy 建议开放面神经隐窝，建立鼓室与乳突之间的通道，去除面神经垂直段与鼓索神经间的骨质，充分开放鼓峡。

另一方面，由于鼓室存在着这些间隔，可使感染和胆脂瘤的发展受到一定程度的限制。胆脂瘤向各间隙的发展有一定的规律和路径。在蒲氏间隙的胆脂瘤可向砧上间隙发展，然后进入砧内侧间隙，最后可到达上鼓室前间隙或鼓窦。蒲氏间隙的胆脂瘤也可向下扩展到砧下间隙。起源于鼓膜后部边缘性穿孔的胆脂瘤可发展到砧下间隙，然后通过鼓后峡进入鼓窦、鼓室窦或前庭窗下面。

7. 咽鼓管

又称"听管"，为沟通鼓室与鼻咽的通道，最早由 Eustachian 描述，故以其名字命名，称欧氏管。咽鼓管全长 31 ~ 38 mm，平均 36 mm，由骨部（外 1/3）和软骨部（内 2/3）构成。幼儿咽鼓管的长度仅为成人的一半。咽鼓管的鼓室端开口称为鼓口或鼓室口，位于鼓室前壁的上部、鼓膜张肌半管之下。鼻咽端的开口称为咽口，位于鼻咽侧壁，在下鼻甲后端之后 1 mm 处。咽鼓管在咽口处最宽，向外端逐渐变窄，在骨部和软骨部交界处最窄，称为峡部，内径 1 ~ 2 mm，从峡部向鼓口处又逐渐增宽。小儿咽鼓管较短，管腔较大，管的长轴与水平面交角小，近于水平，故鼻咽部炎症易经此管侵入鼓室而引起急性中耳炎。鼻咽侧壁有围绕咽鼓管的淋巴组织，首先由 Rudinger 和 Gerlach 描述，并被称为 Gerlach 管扁桃体。咽鼓管黏膜下结缔组织有弹力纤维和胶原纤维。弹力纤维在咽鼓管软骨凹面，维持管腔形状，同时可使其分布区域有张力。

当吞咽或打呵欠时咽鼓管开放后随即关闭，此动作除南于咽鼓管软骨部的脂肪层为主要动力外，丰富的弹力纤维层也有重要作用，弹力纤维有回跳作用。胶原纤维分为内外两层，内层为环绕咽鼓管黏膜下的环形纤维，可帮助恢复咽鼓管的形态；外层为纵形纤维，使黏膜与软骨紧密结合。

正常情况下，在静息状态时，咽鼓管由于软骨的被动弹性和周围组织的压力而关闭，在吞咽、打呵欠时，由于邻近有关肌肉的收缩，使咽鼓管软骨部张开。与咽鼓管功能有关的肌肉有腭帆张肌、腭帆提肌、咽上缩肌和咽鼓管咽肌。

（1）腭帆张肌：为开放咽鼓管的主要肌肉，分为浅层和深层两部分。

浅层：位于后外部，起自舟状窝和蝶骨棘，肌腹成扇形向下走行并渐成肌腱，肌腱成直角绕过翼突钩向内走行，小部分止于腭骨后缘，大部分止于软腭其他腭肌上面的腱膜。此部肌肉与咽鼓管没有直接关系，其作用为拉紧软腭。

深层：位于浅层的前内方，其上端附着于咽鼓管的膜性外侧壁，部分肌纤维起自外侧软骨板，下端附着于翼突钩。该肌外侧部的上份为肌腹，向下渐成肌腱，而内侧部则相反。该肌收缩时可牵引管的膜状壁而使管腔开放。

（2）腭帆提肌：起自颈动脉管外口前的岩锥下面及咽鼓管软骨内侧板下缘，形成圆柱状肌腹，沿咽鼓管软骨部的膜性底壁走行。其后 1/3 附着于咽鼓管内侧软骨板，前 2/3 借结缔组织和脂肪与咽鼓管隔开。该肌在咽口之下呈扇形止于软腭背侧面，肌束与对侧的肌束交错相接。该肌起自咽鼓管的肌纤维止于硬腭后缘，形成咽鼓管腭肌。其他肌纤维在咽鼓管咽皱襞内向下走行，称为咽鼓管咽肌。腭帆提肌收缩时不仅使软腭上抬，也因肌腹的变短变粗使软骨部咽鼓管底抬高，致使管腔由裂隙状变为近似圆形而开放。

（3）咽上缩肌：起自咽结节和咽缝，向前穿经管前肌束（腭帆张肌）和管后肌束（腭帆提肌）之间，其上部肌纤维在腭帆提肌及咽鼓管下成弧形，当吞咽时肌肉收缩，肌纤维绷直，协助咽鼓管抬高。

（4）咽鼓管咽肌：起自咽鼓管软骨内侧板的最内和最下处，沿咽侧壁向下走行，分为两个肌头，其一止于甲状软骨上角，另一肌头止于咽后壁。该肌可与咽腭肌混合，也可单独下行。吞咽时，该肌的收缩有助于咽鼓管开放。上述肌肉除腭帆张肌受三叉神经下颌支的分支支配之外，其他肌肉均受来自咽丛的神经纤维支配。

8. 鼓窦

为鼓室后上方一个较大的含气腔，介于上鼓室与乳突气房之间，是鼓室和乳突气房相交通的枢纽，也是中耳手术的一个重要标志部位。鼓窦在出生时即已存在，但其大小、形状和位置因人而异，并与乳突气化程度有直接关系。新生儿的鼓窦几乎位于外耳道正上方，以后随着乳突气房的发育，鼓窦逐渐向后下方移位。成人鼓窦容积 1 mL，其直径一般不超过 10 mm，但有时大者也可达 18 ～ 20 mm。婴儿的鼓窦比成人相对稍大。鼓窦距乳突表面的距离随年龄而变化，婴儿的鼓窦距乳突表面较浅，2 ～ 4 mm，成人为 10 ～ 15 mm。

（三）乳突

乳突位于颞骨后下部。乳突中含有气房，这些气房有重要的临床意义。出生时鼓窦已经存在，而乳突尚未发育，呈海绵状骨质，周岁时乳突才初具规模。乳突的气化通常始于胚胎后期，在婴幼儿时期及儿童期继续进行。大多数乳突气房来自鼓窦的气化，小部分直接从下鼓室向内侧气化，经面神经管垂直段到达乳突区，因此有时面神经垂直段骨管可有裂缝。成人正常乳突含有许多蜂窝状气房，气房的大小和多少因人而异，在乳突的前、上部者一般较大，在下部者一般较小。乳突气房后界与乙状窦和小脑相邻，向上借鼓室天盖与大脑颞叶相邻。根据乳突气化的情况可将乳突分为 4 型：①气化型，乳突全部气化，气房发育完全，整个乳突由互相沟通的气房以及与鼓窦相通的气房构成。气房较大，气房之间分隔的骨壁较薄，乳突外形也较大。国人资料，此型占 75.4%，两侧均为气化型者占 65%。由于此型乳突骨皮质较薄，感染时骨皮质易因炎性破坏而穿破，引起乳突表面的骨膜下脓肿，尤以小儿多见。②板障型，气房小而多，类似颅骨的板障结构，骨皮质较厚。③硬化型，乳突气房没有发育，乳突为致密的骨密质构成，鼓窦存在，但常较小。此型占 9.71%，双侧者 3.88%。④混合型，以上 3 型中任何 2 型或 3 型同时存在者。

乳突气房分为以下 8 群：①鼓窦；②鼓窦周围气房群，围绕在鼓窦周围，占据乳突的前上部；③天盖气房群，气房沿天盖分布，位于乳突上部；④窦膜区气房群，占据乳突后上角，其前上界为颅底骨板，后内方为乙状窦骨板；⑤侧窦周围气房群，位于侧窦外侧、内侧和后方；⑥中央气房群，从鼓窦延伸至乳突尖，占据乳突的中央区域；⑦面神经管周围气房群，沿面神经管垂直部分布，与面神经管关系密切；⑧乳突尖区气房群，位于乳突尖，被二腹肌嵴分为内外两组。

（四）中耳的血管

1. 动脉系统

（1）鼓室前动脉：是颌内动脉下颌段的分支。在岩鼓裂分成 3 个主干，经鼓鳞裂和其他小裂缝进入耳部。上支供给上鼓室前壁和外侧壁的骨质及黏膜，而且有一吻合支经过后鳞缝加入鼓室前动脉。后支供给上鼓室外侧壁的骨质和黏膜。有一小降支与来自乳突的血管吻合，供给鼓膜内侧面。听骨支分为若干互不联系的分支，为锤骨和砧骨的主要血供来源。锤骨动脉到达锤骨进入锤骨外侧韧带的黏膜，其主要血管在锤骨颈的前外侧面进入滋养孔。砧骨动脉在上鼓室外侧壁进入黏膜襞到达砧骨体外侧面，分出一个分支在砧骨体前外侧面进入滋养孔。

（2）咽鼓管动脉：为脑膜副动脉的分支，经咽鼓管壁进入中耳，供给咽鼓管咽段和前鼓室的骨质和黏膜，其终末支与颈鼓动脉的分支相吻合。

（3）颈鼓动脉：通常有两支，在颈内动脉发出并分别向上走行。它们各自经过颈动脉管和耳蜗之间骨隔上的骨管进入中耳，在鼓岬黏膜内向后走行，与鼓室下动脉和咽鼓管动脉吻合，供应中耳前部。

（4）岩浅动脉：发自脑膜中动脉，在邻近岩浅大神经处进入面神经裂孔，有分支与鼓室上动脉形成吻合支，并分成两支主要分支。其一进入膝状神经节，分为两支走行于面神经内，一支向内耳道方向走行，另一支向外周方向走行；另一主要分支绕过膝状神经节，在面神经主干和面神经管之间向下走行，在面神经垂直段的上 1/3 与茎乳动脉形成吻合。

（5）鼓室上动脉：发自脑膜中动脉，在邻近岩浅小神经处经鼓室上小管进入中耳，供应鼓膜张肌、鼓室盖内份和上鼓室内侧壁，然后在前庭窗水平与鼓室下动脉形成吻合支。鼓室上下动脉吻合丛发出镫骨前动脉，后者发出前足弓动脉。

（6）鼓室下动脉：是咽升动脉的分支，通过鼓室下小管与 Jacobson 神经伴行进入中耳前份。

它在鼓岬表面的骨沟内（有时形成骨管）向上走行，与颈鼓动脉和鼓室上动脉的分支吻合，供给邻近的下鼓室和鼓岬的黏膜及骨质。

（7）耳深动脉：发自颌内动脉的下颌支，在外耳道骨部的下面进入颞骨，分成两支，形成鼓膜外周血管环。后支在后骨壁上升之后，在靠近锤骨柄处于皮肤和鼓膜放射状纤维之间向下走行，供给鼓膜的大部分；前支供给鼓膜前下部的较小部分。

（8）茎乳动脉：是耳后动脉的分支，经茎乳孔进入面神经管，在面神经和骨管壁之间上行，与岩浅动脉形成吻合。其血管供应面神经和邻近乳突的黏膜、骨质以及耳囊，并发出一分支至镫骨肌。另外还发出后鼓室支，经鼓索后导管进入中耳腔，供给鼓室腔的后下部分。

（9）弓下动脉：有时不止一支，最常发自迷路动脉，但也可发自小脑前下动脉，然后进入岩乳管。在其起始处发出分支到颅后窝和颅中窝硬脑膜，通常还有一支至岩尖。其终末血管供给邻近的耳囊和乳突的前内部分。

（10）乳突动脉：发自眼动脉，有许多分支供给乳突后部。

（11）砧镫区动脉：该区域的血供部分来自镫骨肌腱上下动脉和后足弓动脉，这些动脉都来自面神经管内动脉丛，后者又由岩浅动脉和茎乳动脉供血。前足弓动脉来自鼓室动脉丛。

2. 静脉系统

中耳和乳突的引流静脉比动脉多变，但大致与动脉分布一致。它们主要引流至侧窦、颈静脉球、岩上窦、岩下窦、翼丛静脉，以及脑膜中静脉。

3. 其他有关血管

在解剖上与中耳乳突有关并且具有重要手术意义的主要血管为颈内动脉和外侧静脉窦（包括乙状窦和颈静脉的延伸部分）。

（1）颈内动脉：位于颞骨岩尖区，供给同侧大脑半球的血液，在施行岩尖区手术及颞骨肿瘤切除时可遇到。此血管损伤或阻塞时死亡率甚高。

（2）脑膜中动脉：在一般耳科手术时很少遇到，但在范围较大的手术如骨髓炎或肿物切除时，以及颅中窝进路手术时，可以遇到此动脉。

（3）小脑前下动脉：常呈袢状进入内耳道。其分支迷路动脉（内听动脉）是内耳的主要供血动脉。在涉及内耳道的手术中，此动脉易被损伤。

（4）头颅静脉窦：收集来自脑、颞骨和眼眶的静脉。这些静脉窦位于硬脑膜的夹层，主要在小脑幕、小脑镰、大脑镰与颅骨附着处。侧窦最大，起自枕骨隆凸，在乳突后壁向前走行到达颈静脉球，负责将大多数头部静脉血送至颈部。侧窦在乳突乙状沟内走行的一段称为乙状窦。乳突导静脉穿过乳突骨皮质的后部，将头皮血引流到乙状窦。颈静脉球是乙状窦的延续，位于下鼓室底，该处是颈内静脉的起始部。

（5）岩上窦：位于岩锥上缘小脑幕的附着处，回流至侧窦。

（6）岩下窦：沿颞骨后下缘走行，回流至颈静脉球。岩上窦和岩下窦都引流来自海绵窦及邻近颞骨的血液。

（五）中耳的神经分布

1. 鼓索神经

从膝状神经节向后走行的中间神经的纤维形成面神经干的分支，即为鼓索神经。这一感觉支占面神经干横截面积的 10%。鼓索神经可从面神经干的任何部位分出，但常见的分出部位在茎乳孔上 5.3 mm。少数情况下鼓索神经可从颞骨外发出，而且可由自己的骨管与面神经管平行上行至鼓索后小管。鼓索在鼓室内向前走行时，位于砧骨长突和锤骨柄之间。在咽鼓管鼓口外侧靠近岩鼓裂处，鼓索进入鼓索前小管。此神经的感觉纤维的胞体位于膝状神经节，纤维分布于舌前 2/3，司味觉。鼓索神经的节前分泌性纤维的胞体位于上涎核，止于颌下神经节。节后纤维将冲动传至颌下腺和舌下腺，以及口腔的小涎腺。

2. 鼓室神经

发自第Ⅸ颅神经的下神经节，经过下鼓室小管进入鼓室腔，在中耳内壁的沟槽内上行，其纤维分布于中鼓室和咽鼓管黏膜，司感觉。在鼓室神经的行程中，有多群神经节细胞，有人称为鼓室神经节。鼓室神经有颈鼓神经加入，后者发自颈内动脉的交感神经丛。这两条神经向上走行，然后在近匙突处汇合在一起，形成岩浅小神经。岩浅小神经在匙突内侧向上走行一小段距离，然后转向前，或在其本身的骨管内走行，或在鼓膜张肌半管内走行。在其行程中，与一群或多群节细胞发生联系。节细胞的最后一群发出一细支进入面神经管，并分成多支，在面神经管内向近端和远端走行，但不加入面神经。鼓室神经发出节前腮腺分泌纤维到耳神经节。

3. Arnold 神经

由来自第Ⅹ颅神经上神经节的大分支和来自第Ⅸ颅神经下神经节的小分支组成。该神经由 Arnold 报道。它越过颈静脉球穹窿向后走行，经过一个小骨管进入面神经管，分成上下两支。上支分出数个细支止于面神经鞘，下支接受来自面神经的一个细支，继续在骨管中走行，同外耳道后壁的皮肤感觉。Hunt 提出这些纤维与外耳道带状疱疹有关。

三、内耳

(一) 圆窗膜

圆窗膜在声能传递至内耳的过程中起着特别重要的作用，是骨迷路向中耳的唯一膜性开口，起着缓冲、变形的作用，使得内耳液体能够随镫骨底板的活动而运动。同时它也是毒性物质如细菌毒素、化学药物等易进入内耳的部位。中耳压力改变时圆窗膜还可能破裂。

圆窗膜实为椭圆形，横径 1.67 mm，纵轴长 1.97 mm。圆窗膜由中耳黏膜皱折分化而来。在圆窗龛常常还形成封闭不全的圆窗龛膜。圆窗膜由三层结构组成。外层面向鼓室，有四类细胞成分，即嗜铒性细胞、疏铒性细胞、暗粒细胞和杯状细胞。游离面有丰富的微绒毛，细胞为扁平鳞状上皮，大多数无纤毛。中间层由成纤维细胞形成的网状结构组成，细胞间隙较大，其内含有胶原纤维、弹力纤维、血管、有髓或无髓神经末梢。内层面向鼓阶，南薄的单层细胞组成，胞质较少，内质网较发达。

(二) 内淋巴囊

内淋巴囊位于岩骨后面的骨龛与后颅窝硬脑膜之间，它以内淋巴管与内淋巴系统相通。内淋巴管主要由鳞状及立方细胞组成。内淋巴管峡部腔内直径 0.1 ~ 0.2 mm。内淋巴囊表面不平，有许多皱折及隐窝，并含有部分退变的细胞及耳石样的结构。

内淋巴囊分为三个部分。

1. 近部

位于骨龛内，具有比内淋巴管略高的上皮细胞。

2. 中间部

部分位于骨龛内，部分位于硬脑膜两层之间。其上皮由呈不规则乳头状、隐窝状排列的高柱状细胞组成。这些细胞分为两型：①亮细胞，胞质清晰，吞饮小泡、空泡数量较多，还含有无数的微绒毛及许多包涵体；②暗细胞，细胞质密度高，细胞器、微绒毛及吞饮小泡较少。内淋巴囊上皮外侧细胞间隙的存在是内淋巴囊转运功能强有力的证据。

3. 远部

位于侧窦上方的硬脑膜内。其上皮细胞呈立方形，亮细胞、暗细胞均有，亮细胞数量较多。正常情况下远部壁细胞呈并列连接，因此该区域无间隙存在。内淋巴囊腔内含有细胞碎屑和自由游动的巨噬细胞，提示它具有活跃的吞饮活动，另外尚有许多血细胞，其中白细胞占多数。分化好的中间部由一系列相互连接的通道相连，表明它有吞饮功能。在成人该部常有绒毛及息肉状结构突入腔内。这些不规则结构的核心常包含有少数细胞及血管密集的纤维组织。

（三）内耳的血液供应

1. 耳蜗动脉系统

膜迷路的动脉血供源于颅内血管。人内耳道内常可见一动脉襻，该襻80%为小脑前下动脉的主干或分支，17%为副小脑前下动脉，另3%为小脑后下动脉的分支。该襻位于内耳道内者为40%，位于内耳道口者为27%，位于桥小脑角者为33%。

小脑前下动脉分出迷路动脉（即内耳动脉），并在返折回小脑前常分出弓形下动脉。迷路动脉在分成耳蜗联合动脉和前庭前动脉之前供养内耳道中的硬脑膜和神经、内耳道的相邻骨质和内耳的内侧部分。耳蜗联合动脉又分为耳蜗主要动脉和前庭耳蜗动脉。后者再分出前庭后动脉和耳蜗支。

耳蜗主要动脉供应包括蜗轴在内的3/4耳蜗；前庭耳蜗动脉的耳蜗支供应耳蜗底部，包括蜗轴在内的1/4耳蜗；前庭前动脉供应椭圆囊斑、球囊斑的小部分，水平半规管的壶腹嵴、膜迷路、椭圆囊和球囊的上部；前庭后动脉供养球囊斑、后半规管的壶腹嵴、膜迷路以及椭圆囊、球囊的下部。

耳蜗的主要动脉行走于蜗轴中，并发出一级和二级分支. 放射状动脉为耳蜗主要动脉三级或进一步分支，分为二组：一组供应耳蜗的外侧壁结构；另一组则供应内侧壁结构。放射状动脉弓形走行于前庭上面的阶间隔内，发出至前庭阶壁的分支后进入螺旋韧带的前部，然后分支形成下列毛细血管网：位于前庭阶附着处螺旋韧带中的螺旋血管；纹血管毛细血管网；螺旋突血管网以及位于基嵴鼓阶侧螺旋韧带的血管网，后者起集合小静脉的作用，形态学为毛细血管。随螺旋方向弯曲走行的纹血管毛细血管，互相交织，而在末梢则相对较直且彼此平行。通常每一根放射状动脉发出一支与纹动脉平行走行的血管到螺旋突丛，但两者并不交叉。内放射状血管在蜗轴向底部走行，分支到螺旋神经节，然后再进入骨螺旋板的前庭侧，发出支状血管和边缘血管。边缘血管形成两套彼此独立的血管弓，兼有动、静脉的功能。一套构成基底膜的血管网；另一套形成鼓唇的血管网。小动脉进入囊斑的支持组织后分支形成丰富的毛细胞区上皮下毛细血管网。每一壶腹有数支动脉供应并分支到壶腹嵴和穹隆的毛细血管网。

2. 耳蜗静脉系统

耳蜗的主要引流静脉是前和后螺旋静脉。前螺旋静脉引流螺旋板和前庭阶，后螺旋静脉引流螺旋神经节、中阶外侧壁和鼓阶的静脉回流。两者在耳蜗底部会合形成蜗轴联合静脉。随后前庭耳蜗静脉加入共同形成耳蜗下静脉。后者于近耳蜗导水管处入骨管，然后汇入岩下窦。

前庭的静脉回流主要有前前庭静脉和后前庭静脉。前庭静脉收集来自椭圆囊和上、水平半规管壶腹的血流。后前庭静脉收集球囊、后半规管壶腹和耳蜗底部的血流。上述两静脉的汇合处有圆窗膜的静脉加入，共同形成前庭耳蜗静脉。半规管的引流静脉向它们的椭圆囊末端走行，形成前庭导水管静脉，后者与内淋巴管伴行并汇入侧窦。

第二节 鼻部解剖要点

一、鼻部表浅组织

鼻根、鼻梁及鼻背处皮肤薄而松弛，易于移动。鼻尖及鼻翼处皮肤较厚，与其下的脂肪结缔组织及软骨膜黏着较紧。鼻部皮肤含有较多汗腺及皮脂腺，鼻上部皮肤含汗腺较多，下部含皮脂腺较多，尤以鼻尖和鼻翼为最，且腺口较大，为粉刺、痤疮及酒渣鼻好发部位。发生炎症时，稍有肿胀，因皮肤被绷紧，神经末梢受压，故甚疼痛。

二、外鼻神经

外鼻有感觉神经与运动神经。

（一）运动神经

鼻部肌肉运动主要为面神经颊支所支配。缺氧和悲伤等感情冲动所引起的鼻翼扇动，均系通过面神经的反射作用所致。

（二）感觉神经

为三叉神经第一支（眼神经）和第二支（上颌神经）所司，以后者为主。

1. 筛前神经

为眼神经的分支。有鼻外支与筛前动脉的外支伴行，分布于鼻尖。另有小支，穿出鼻骨孔至鼻背前下部及鼻尖。

2. 滑车上神经

为眼神经的额神经的分支，分布于鼻根。

3. 滑车下神经

为眼神经的鼻睫神经的分支，分布于鼻根。

4. 眶下神经

为上颌神经的分支，随眶下动脉伴行，经眶下孔至面部，同鼻翼及鼻前庭的感觉。

三、外鼻血管

（一）动脉

1. 鼻背动脉

为颈内动脉的眼动脉的终支，经内眦韧带出眶，与内眦动脉吻合，分布于鼻背。临床上做鼻侧切口时，此处较易出血。

2. 筛前动脉的外支

亦来自眼动脉，沿鼻骨背面下行＋经鼻骨与侧鼻软骨交界处穿出，供应鼻尖。

3. 额动脉

亦称滑车上动脉，为眼动脉的终支，经眼眶内上角出眶，供应鼻根及鼻背。

4. 内眦动脉

为颈外动脉的面动脉的终支，供给鼻翼及鼻背，末梢与鼻背动脉吻合。

5. 面动脉

面动脉的鼻翼支供给鼻窦。

6. 上唇动脉

起自面动脉。在上唇的黏膜层与口轮匝肌之间和对侧吻合，供应上唇、外鼻下段、鼻前庭和鼻中隔前段。有时为鼻中隔前下方鼻出血的主要来源，严重者需行上唇动脉结扎术。

7. 眶下动脉的外鼻支

有尽有眶下动脉为颈外动脉的上颌动脉的分支，经眶下管出眶下孔，供给面颊及外鼻。

（二）静脉

外鼻的静脉分别经内眦静脉、筛静脉、蝶腭静脉、面前静脉而汇入颈内静脉和颈外静脉。值得注意的是，鼻面部的静脉可经内眦静脉和眼上、眼下静脉而与海绵窦相通，静脉管内无瓣膜，血液可上下流通，故当鼻、面部感染和疖肿时，若治疗不当或用力挤压，则可引起海绵窦栓塞或其他颅内并发病。

四、鼻腔（含鼻窦）的血管

（一）动脉

鼻腔的动脉主要来自颈内动脉的眼动脉和颈外动脉的上颌动脉。

1. 眼动脉的分支

眼动脉伴视神经由视神经孔入眶后，有分支经筛前孔及筛后孔入鼻腔，即为：

（1）筛前动脉：入筛前孔后，经眶颅管迂回颅内，再经鸡冠前端两旁小孔进入鼻腔。供应鼻腔外侧壁的前上部、鼻中隔的前上部、额窦及前组筛窦。

（2）筛后动脉：经筛后孔入鼻腔。供应鼻腔外侧壁的后上部、鼻中隔的后上部以及后组筛窦，并与蝶腭动脉吻合成丛。

2. 上颌动脉的分支

上颌动脉是颈外动脉较粗的终支。在腮腺内于下颌骨颈的后下方，从颈外动脉几乎是呈直角分出后，水平迂回曲向前，始居下颌骨颈与蝶下颌韧带之间，继入翼外肌与颞肌之间，穿过翼外肌的两肌头而达翼腭窝，分出与鼻部有关的下列各终支：

（1）蝶腭动脉：为供应鼻腔血运的主要动脉。经蝶腭孔入鼻腔后，分为：①鼻后外侧动脉：供应鼻腔外侧壁的大部分（后部和下部）、鼻腔底、额窦、筛窦及上颌窦。有分支与筛后动脉吻合。另有较粗分支隐行于下鼻道外侧壁上，在下鼻甲手术或上颌窦鼻内开窗术中如被损伤，则出血甚剧。也往往是某些所谓"出血位置不明"或"鼻腔后段出血"的来源处。②鼻后中隔动脉：又称鼻后内侧动脉，横过蝶窦前、下壁交界处到达鼻中隔，供应鼻中隔的大部分（后部及下部）。

其较粗一支称鼻腭动脉。在鼻中隔前下部分与筛前动脉和筛后动脉的鼻中隔支、上唇动脉中隔支和腭大动脉吻合，在黏膜下层构成网状血管丛，动脉丛称黎特尔区，静脉丛称克氏丛，为鼻出血最常见的发生部位。

（2）上颌牙槽后动脉：行经上颌骨后外壁上的牙槽管，有小分支入上颌窦。

（3）眶下动脉：经眶下管出眶下孔，有分支供应鼻腔外侧壁前段和上颌窦。

（4）腭大动脉：从翼腭管内的腭降动脉分出，出腭大孔后，向前进入切牙管，在鼻中隔前下部分与鼻后中隔动脉吻合。

此外，由颈外动脉直接分出咽升动脉，其咽支供应蝶窦前壁、底壁及鼻腔后上一小部分；由颈外动脉的面动脉分出的上唇动脉，也有分支供应鼻前庭及鼻中隔前下部分。

（二）静脉

大致与动脉伴行而同名。

1. 鼻腔静脉

（1）前部→面前静脉→面总静脉→颈内静脉。

（2）下部及后部→蝶腭静脉→翼丛→上颌静脉→颈内、颈外静脉，翼丛→海绵窦。

（3）上部→筛前静脉及筛后静脉→眼上静脉→海绵窦。

2. 上颌窦→蝶腭静脉

上颌窦→眼下静脉。

3. 筛窦→筛前静脉、筛后静脉

筛窦→硬脑膜的静脉、嗅球及额叶的静脉丛。

4. 额窦→筛静脉

额窦→板障静脉→硬脑膜的静脉→上矢状窦，

5. 蝶窦→蝶腭静脉

蝶窦→海绵窦。

老年人在下鼻道外侧壁后方邻近鼻咽处有表浅扩张的鼻后侧静脉丛，称鼻－鼻咽静脉丛．为鼻腔后部出血的好发部位。

南于鼻腔和鼻窦的静脉均可直接或间接与颅内大静脉相交通，故为炎性感染向颅内传播的途径。同样，鼻腔或鼻窦感染亦可波及邻近的眼眶组织。

五、鼻瓣区

鼻瓣区是鼻腔气道最狭窄的部分，亦即鼻阻力最大的部位。通过测量发现鼻腔气道最狭窄处位于上下侧鼻软骨连接处，即鼻阈或内孔区。一般认为鼻瓣区的界限是：上外侧乃上侧鼻软骨下缘，内侧系鼻中隔，下方为梨状孔的底部以及下鼻甲的前端。一些研究表明：鼻瓣的部位和鼻腔黏膜的舒缩状态及鼻腔的开放程度密切相关，即鼻腔黏膜处于不同状态下的鼻瓣位置可有不同。

正常情况下，两侧鼻腔黏膜在交替地收缩和舒张，因而两侧鼻腔阻力在不断地变化，而以下鼻甲黏膜的舒缩状态起主要作用。当鼻黏膜处于充血状态时，对鼻腔气流产生最大阻力的部位在梨状孔和下鼻甲前端，亦即此处为鼻瓣部位；而当鼻黏膜处于减充血时，则内孔区产生通气流量的节制作用，此时鼻瓣的位置即从梨状孔前移到内孔区。

六、窦口鼻道复合体

口鼻道复合体（OMC）：鼻和鼻窦炎性疾病的发病机制和病理生理学的现代概念。认为中鼻甲、中鼻道及其附近区域解剖结构的生理异常和病理改变最为关键，故特将此区域称为窦口鼻道复合体。它是指以筛漏斗为中心的附近区域，包括筛漏斗、钩突、筛泡、半月裂孔、中鼻甲、中鼻道、前组和中组筛房、额窦开口和上颌窦自然开口等一系列结构。功能性内镜鼻窦外科将窦口鼻道复合体作为一个整体来对待，认为是治疗鼻窦炎的症结所在。内镜鼻窦手术亦以中鼻甲、钩突和筛泡作为手术标志和进路。

七、蝶窦解剖要点

蝶窦位于蝶骨体内，居鼻腔最后上方。出生后仅见蝶窦原基，3岁前其容积尚小，7～9岁时发育较快，至青春期已完全发育。

蝶窦左右各一，成人两侧蝶窦的形状和大小常不对称，平均上下径为20 mm，内外径18 mm，前后径为12 mm，容量6～8 mL。窦腔大小及骨壁的厚薄，个体差异较大，窦腔愈大，骨壁愈薄。

大者常将垂体包在窦内，或窦腔延伸入枕骨底部或蝶骨大翼等处。毗邻的骨管，如视神经管、圆孔管、翼管等也可突入窦腔内。一侧或两侧蝶窦完全未发育者罕见。窦腔内壁光滑或被突起的骨隔分成多房。

蝶窦位居颅底深部，与中颅窝的蝶鞍、颈内动脉、海绵窦、视神经管、视交叉以及第Ⅲ～Ⅵ脑神经等的关系极为密切。由于蝶窦的气化变异较多，以及其与最后一组筛房的解剖关系亦常有变异，致其与上述诸多结构的毗邻关系并不十分恒定，造成蝶窦区域的手术难度很高，风险甚大。术前详细的影像学检查极有助益。

1. 前壁

稍向前下倾斜，形成鼻腔顶的后段及筛窦后壁。上部骨质较薄，与颅底骨质相接。

前壁下部骨质较厚，逐渐向下向后移行形成蝶窦下壁。前壁外侧为最后筛房之后壁，内侧界为蝶骨嵴，连接鼻中隔后上缘。翼管开口于蝶窦前壁的外下方。

蝶窦开口位于前壁上方近鼻中隔处，两侧基本对称，引流入蝶筛隐窝的后部。此开口一般高于窦底3～20 mm，平均为14 mm，不利于窦腔分泌物引流。蝶窦骨性窦口的直径为10 mm，由于窦内外黏膜在骨孔处相遇吻合，使骨性窦口缩小成为一个直径仅2～3 mm的黏膜孔。蝶窦开口以椭圆形（34.91%）、圆形或肾形（31.89%）为多见，也有月牙形和弓弦形（17.24%），或三角形、棱形和裂隙者（15.94%）。施行蝶窦开口扩大术时，不仅需切除窦口处黏膜，尚需将前壁骨质咬除一部分，以防新窦口在术后缩小。

2. 后壁

甚厚，其后为颅后窝的脑桥及基底动脉。但发育极佳的枕鞍型蝶窦的后壁较薄，手术时应避免损伤此壁，以免导致严重后果。若经术前CT检查发现，即应予以注意。

3. 上壁

是颅中窝底的一部分，上有蝶鞍，承托垂体。气化良好的蝶窦，其上壁与整个鞍底毗邻，故上壁即为鞍底。上壁前方有视交叉，视神经孔位于上壁和外壁的交界处。

4. 下壁

为鼻后孔上缘及鼻咽顶部。与前壁交界处有蝶腭动脉的鼻后中隔动脉经此到鼻中隔。与外壁交界处，有颈外动脉的腭升动脉经过。在下壁外侧部分，有一骨管即翼管，其中有翼管神经通过。开放蝶窦前壁的手术中，扩大开口的下界至少应距后鼻孔后缘10 mm，以免损伤蝶腭动脉。

5. 内壁

即骨性蝶窦中隔，常偏向一侧，可致一侧窦腔容积超出对侧数倍。也可位于中间，使两侧窦腔基本相等。有时蝶窦中隔亦可缺如，使两窦合而为一，窦口亦仅一个，但极为罕见。

6. 外壁

亦为颅中窝底的一部分，与海绵窦、颈内动脉、眼动脉及第Ⅱ、Ⅲ、Ⅳ、Ⅴ、Ⅵ对颅神经关系极为密切。外侧壁亦甚薄，有时可出现先天性缺损，并有众多小孔，有小静脉经此与海绵窦通连，故蝶窦感染可沿此传入颅内，引起海绵窦栓塞或脑膜炎等并发病。

第三节 鼻、鼻窦与眼眶和颅底的相关解剖

一、鼻、鼻窦与眼眶的相关解剖

眼眶位于面部两侧，为容纳眼球及与其相关的肌肉、血管、神经和筋膜等的骨腔。由上颌骨、腭骨、额骨、蝶骨、颧骨、筛骨及泪骨7块颅面骨所构成，略呈四棱锥体形。尖端向后，即视神经孔，基底朝前下，并略向外下方。眼眶有上、下、内、外四壁，除坚厚的外壁与鼻窦无关外，其余三壁均为鼻窦所环绕。上有额窦，下有上颌窦，内有筛窦。内壁后方及眶上裂和视神经孔则与后组筛窦及蝶窦毗邻。临床上鼻窦的炎症和肿瘤等常可侵及眶内，而眶内的病变有时亦可影响鼻窦和鼻腔，故二者的关系极为密切。

1. 眶上壁

又称眶顶。前方大部由额骨的三角形眶板组成，厚度仅1 mm。后方一小部分由蝶骨小翼参与眶尖的形成，厚度不及3 mm。若有骨质缺损，则眶顶骨膜即与颅前窝的硬脑膜直接相连。眶上缘内1/3与外2/3交界处有眶上切迹或眶上孔，供给额部皮肤的眶上神经及血管经此通过。额窦底部多位于眶顶内侧部分，但发育良好的额窦窦底可涉及眶顶的大部范围，此时眼眶与额窦的关系亦更为密切。眶顶深处即眶尖，为视神经孔（视神经管）所在处。此孔内侧以薄骨板与后组筛窦及蝶窦相隔，外、侧即眶顶与外壁的交界处为眶上裂，有动眼神经、滑车神经、展神经、三叉神经第一支及眼上静脉通过。后组鼻窦的炎症有时可波及眼眶，引起眶内炎性并发病，如球后视神经炎、视神经乳头炎等，个别严重者以及蝶筛窦癌等可同时累及视神经孔及眶上裂处的诸神经，出现第Ⅱ、Ⅲ、Ⅳ、Ⅴ、Ⅵ脑神经的麻痹症状，如眼球固定、瞳孔散大、角膜反射消失等，称眶尖综合征。

2. 眶下壁

又称眶底。主要由上颌骨的眶面（上颌窦顶壁）构成，眶底前外侧的一部分为颧骨眶板，其后方的一小部分为腭骨眶突。上颌骨眶面的后缘游离，与蝶骨大翼眶面的下缘形成眶下裂，有眶下神经、颧神经、蝶腭神经节的眶支以及眶下动脉与静脉由此通过。从眶下裂起有一眶下沟于上颌骨眶面的浅表前行，渐向深部进入骨质内成为眶下管，其于上颌骨前面上方的开口称眶下孔。眶下神经及眶下动脉等经眶下管出眶下孔。一些由于眶下神经被肿瘤侵犯而引起面部疼痛的患者，可经上颌窦内沿眶底解剖出眶下神经的全长，以除去肿瘤或获取活检标本。经下颌窦径路切除骨性眶底，必要时尚可切除筛骨纸板，以便眼眶内容物疝入上颌窦，从而使恶性眼球突出患者得以减轻眶内压，并保持正常的外形。眶下壁前内缘近鼻泪管口处有一浅窝，为下斜肌的起始部位。为眶底击出性骨折施行复位术或行眶内减压术时，切忌损伤此肌，以免影响眼球的转动功能。

3. 眶内壁

此壁自前向后由上颌骨额突、泪骨、筛骨纸板（眶板）及蝶骨体的一小部分构成。筛骨纸板为内壁的主要部分，是各眶壁中最薄者，眶内的鼻源性感染大多由此壁进入。内壁上界以额筛缝和额骨眶板连接，下界以颌筛缝移行到眶底，前界为上颌骨额突与泪前嵴，后界为视神经管眶口。内壁前方有上颌骨额突和泪骨的泪沟形成的泪囊窝。此窝为椭圆形，下接鼻泪管，窝的前后界为泪前嵴与泪后嵴，系泪囊及鼻泪管手术的重要标志。内壁上界的额筛缝中，前后各有一孔，分别称筛前孔和筛后孔。此二孔均位于眶内缘点即Dacryon点（额骨、泪骨和上颌骨额突交接处）和视神经管眶口内侧缘中点的连线上。该二孔95%位于额筛缝，4%位于额筛缝之上，1%位于额筛缝之下。从Dacryon点至筛前孔前缘的距离平均为15.5 mm，筛前孔前缘至筛后孔后缘的距离平均为16.7 mm，筛后孔后缘至视神经管眶口内侧缘中点的

距离平均为5.2 mm。筛前孔、筛后孔和视神经管眶口为筛前动脉结扎术和经眶筛蝶窦进路行视神经管减压术的重要解剖标志。筛前孔几乎都只有1孔（98%），但筛后孔仅1孔者占58%，还有2孔（38%），3孔（2%），4孔（1%），甚至无筛后孔者（1%）。7岁后，鼻及鼻窦和眼眶的解剖关系即发育成熟。若因发育异常、老年性骨质退变或某些病变而造成眶壁骨质缺损时，则鼻腔和鼻窦疾患即更易影响眶内。如鼻窦的急慢性炎症、黏液囊肿、良性或恶性肿瘤等可致眶内受压，导致眼球移位或突出产生复视和视力减退等。

二、鼻、鼻窦与颅底的相关解剖

鼻腔、鼻窦和颅脑极为邻近，关系十分密切。与鼻腔、鼻窦相关者，主要为颅前窝及颅中窝。鼻腔和筛窦顶壁即为颅前窝底壁，额窦后壁为颅前窝前壁，蝶窦顶壁及侧壁为颅中窝底壁。

鼻腔顶壁即筛骨筛板，薄脆而多孔，有由硬脑膜延续的鞘膜包绕的嗅神经，由鼻腔的嗅区通过筛板的筛孔进入嗅球。筛板常较筛窦顶壁略低，鼻腔上部和筛窦手术时较易损伤筛板，导致鼻源性颅内感染。筛骨骨折时，若损伤嗅神经、嗅球或嗅束，可引起嗅觉障碍。如同时发生脑膜撕裂，则沿筛板外侧缘走行的眼动脉筛支或脑膜前动脉亦可受损出血，血液可经筛板或损伤的筛窦流入鼻腔，亦可引起脑脊液鼻漏。筛板外侧与额骨眶部之间的额筛缝，可因先天性缺陷，致使脑膜与脑组织经此膨出于鼻眶之间。筛板若有先天性缺损，则颅内蛛网膜憩室可经此而进入鼻腔，故易引起鼻源性颅内感染。若颅内压升高时，尚可导致自发性脑脊液鼻漏。

当额窦发育异常扩大时，可占据额骨的大部分同，而额窦黏膜与硬脑膜之间仅隔以薄层骨板，硬脑膜与蛛网膜的静脉与额窦黏膜静脉相互通连．额窦板障层的板障静脉行向颅内并汇入上矢状窦。因而额窦的感染亦可引起颅内并发症。

颅中窝的中央部即蝶骨体，形状甚似马鞍，故称蝶鞍。垂体窝即位于蝶鞍中部凹陷内，仅以薄层骨板与蝶窦隔开。垂体窝内容纳脑垂体，其两旁有颈内动脉沟。此沟之前端与视神经孔相距1.5 cm，后端即为颈内动脉管内口，海绵窦底位于此沟内。蝶窦黏膜静脉一部分流入眼静脉，一部分汇入海绵窦。蝶窦手术或蝶窦进路施行垂体瘤切除术时应保持无菌操作，并避免损伤颈内动脉沟及海绵窦，以免导致严重的颅内感染或出血。颅底骨折多见于颅中窝，尤以蝶骨体和颞骨岩部（颅中窝后界）较为多见。蝶骨体骨折时若损伤其旁侧的颈内动脉和海绵窦，除可引起严重的鼻出血外，还可发生动静脉瘘，导致眼静脉瘀血和搏动性眼球突出。若脑膜和蝶窦黏膜损伤，则可使蛛网膜下腔与蝶窦直接相通，易引起脑脊液鼻漏或鼻源性颅内感染。

过度气化的筛窦和蝶窦，其顶壁或可缺如，此时硬脑膜和窦腔黏膜直接相贴，窦内感染尤其是急性炎症时甚易侵及颅内。蝶窦发育较大者，其上方可向两旁发展而达海绵窦或颅中窝底部，因此，急性蝶窦炎有时可引起海绵窦血栓。颅前窝底壁尚可遗留某些先天性孔道，脑膜和脑组织可经形成先天性脑膜脑膨出。

近年来的研究表明，鼻颅之间还存在一些肉眼难以见到的细微交通联系。如Jackson等经过研究后认为，脑炎和灰白质炎等病毒可经嗅神经的神经外膜进到嗅球及蛛网膜间隙内。曾[198]Au颗粒放置于松鼠猴鼻腔内，用电子显微镜观察示踪情况，发现其以每小时2.5 mm的速度自鼻向颅内移动，于30～60 min到达嗅球。神经膜下间隙中存在着顺行的和逆行的轴浆流动，可以阐明鼻颅之间的细微交通。此亦为鼻源性颅内感染的原因之一。总之，鼻颅之间极为密切的解剖关系，是导致鼻源性颅内并发症、鼻颅先天性疾病、鼻部手术损伤颅脑和鼻颅外伤所致鼻出血、脑脊液鼻漏以及失明等症状的解剖学因素，也是新兴的现代鼻神经外科学的解剖学基础。

第四节　鼻内泪囊应用解剖

泪囊位于眼眶内侧壁的泪囊窝内，为一膜性囊。顶部为盲端，下部移行为鼻泪管。慢性泪囊炎为临床常见的泪器疾病，手术是治疗慢性泪囊炎最有效的手段。手术方法是畅通原有阻塞的泪道或另建泪液流出的替代旁路。既往多采用经鼻外内眦部行泪囊鼻腔吻合术，随着鼻内镜的发展和广泛应用，由于其良好的照明和清晰的视野，使得鼻内进路的鼻腔泪囊造口术优点突出而成为主流，手术成功的关键在于熟悉和掌握泪囊解剖结构及其毗邻关系，正确判定泪囊窝在鼻腔外侧壁上的位置，准确无误地去除泪囊窝骨质而不损伤鼻泪管、眶纸样板、前组筛窦等结构。

一、泪囊解剖学研究及其临床应用

（一）泪囊的应用解剖研究

泪囊窝位于眼眶前部内下方，是由上颌骨额突在前、泪骨在后所形成的一个凹陷，泪囊位于其中，外有骨衣包裹。骨衣分为两层，深层在泪骨上形成其骨衣，泪囊卧于其上。浅层覆盖于前后泪嵴上，形成泪筋膜。

泪囊紧贴泪囊窝骨壁呈卵圆形。国人泪囊长度（泪囊顶部至下端狭窄处）为（13.3 ± 2.2）mm。

内侧壁宽（泪囊内侧壁前后最宽的距离）为（6.0 ± 1.1）mm。横径（泪囊长轴左右方向最宽处）为（4.9 ± 0.9）mm。容积为（0.33 ± 0.07）mm。

泪囊前界在鼻腔外侧壁上的投影标志为鼻腔外侧壁中鼻道前房的后部（相当于中鼻道前方）的一垂直走行的骨棱，它与上颌骨额突构成的前泪嵴相对应，骨质较厚且坚硬；泪囊后界在鼻腔外侧壁上的投影标志可视为后泪嵴与纸样板交界处在鼻腔外侧壁上相对应的钩突基部，骨质较薄弱。故泪囊窝骨质由前向后、自上向下由厚变薄，钩突的后方为半月裂孔，该裂孔前部有额窦、前组筛窦开口，后部有上颌窦开口。在中鼻道前方黏膜内有较粗大的筛前动脉走行，后泪嵴之后为眶纸样板，纸样板外侧为眶骨膜及眶脂体。泪囊下半部隔上颌骨额突及泪骨隔好与中鼻甲为邻，其上半部则与前组筛窦接近。以泪囊窝与前组筛窦的解剖学关系分类，分为以下 3 型。Ⅰ 型（31.2%），为前组筛房前界达泪囊的后泪嵴。Ⅱ 型（50%），为前组筛房前界达泪囊的泪颌缝。

Ⅲ型（18.8%），为前组筛房前界超过泪颌缝达前泪嵴。与国外数据Ⅰ型 6%，Ⅱ型 53%，Ⅲ型 41% 有一定差距。泪囊上界为泪囊顶。泪囊窝向下向前止于钩子形的钩状突，此突与上颌骨泪切迹相遇构成骨性鼻泪管上口。泪囊下界在此处向下延续为鼻泪管，开口于下鼻道前部。

（二）泪囊解剖学的临床应用。

1. 解剖定位

（1）以前鼻嵴垂直于鼻腔底的假想线（M）为标志线：测量其与泪囊前后壁的距离分别为（6.8 ± 4.0）mm 和（11.0 ± 2.2）mm。

（2）以泪总管口为基准点：泪囊的一小半体积位于泪总管口之上，一大半位于其下，上下之比为5∶7。因此，术前用泪道探针或激光光纤行泪道探查时，将其沿水平方向经泪总管口进入泪囊，探针所抵骨壁或激光光斑所在位置即为泪囊中上部在鼻腔外侧壁上的投影，此法较简便且精确，但应注意泪道探查时方向准确、手法轻柔，避免假道形成。此外，如果在术中通过开放的泪囊能够看到泪总管口，就可以肯定造口的位置已足够高，骨窗面积已足够大，泪囊已充分开放。

（3）以鼻小柱基部为基准点：鼻小柱基部作为术中鼻外定位标志较明确直观，它至泪囊顶部和下部的距离及分别与鼻腔底的夹角可作为鼻内镜进入深度及倾斜度的参考。使用带刻度的筛窦开放钳，可在术中较直观地估计泪囊的位置，此法因在术中系目测夹角，带有一定的人为因素，故实际操作可能存在误差。

（4）以中鼻甲为基准点：泪囊后界（泪后嵴后缘）至中鼻甲前缘的距离为（0 ~ 4.46）mm，泪囊前界至中鼻甲附着处前缘的距离为（11.32 ± 1.84）mm。中鼻甲前缘覆盖泪囊窝后界的占 20%，不覆盖的占80%。大多数既往国外解剖图谱或文字描述均认为泪囊仅有 0.20%，位于中鼻甲附着处之上。至今国内研究亦认为，泪囊窝上界平中鼻甲前端附着处平面甚至位于其下。近年来，有国外学者提出"中鼻甲腋"（即中鼻甲前端位于鼻腔外侧壁的附着处）的概念来准确描述中鼻甲腋与泪囊的解剖关系。并使用泪囊造影高分辨 CT 扫描来观测中鼻甲腋与泪囊顶、底的关系，沿泪囊长轴其顶、底距中鼻甲腋分别为：8.8 mm（SD=0.2，95% CI=1.3）和 4.1 mm（SD=2.3，95% CI=1.1）。因此，得出结论为，泪囊的大部分位于中鼻甲腋之上，小部分位于其下，推翻了传统的结论。

（5）影像学定位：泪囊造影CT扫描不失为一种简便且准确的无创检查手段，能使手术医师对患者的泪囊大小、形态、定位、毗邻结构、鼻腔及鼻窦情况有一个较全面的了解。国人泪囊容积正常值可供造影时注入造影剂提供参考，泪囊容积的正常值为（0.3±0.07）mL，可作为读片及手术时判断泪囊扩张程度的形态学依据，提示术中造口的大小。

2. 毗邻结构

鼻内镜下鼻腔泪囊造口术存在鼻内定位及定向困难的缺点，因此，熟悉泪囊毗邻结构对于避免手术并发症，提高手术成功率具有重要临床意义。

（1）中鼻甲。术中如遇中鼻甲肥大且覆盖泪囊内侧壁（占1/5），必须切除部分覆盖泪囊的中鼻甲，否则将不利于术后引流，影响手术成功率。术前可根据中鼻甲向前延伸的情况判断泪囊内侧壁是否被覆盖，如中鼻甲距M线（鼻嵴垂直于鼻腔底的假想线）较近，其覆盖泪囊的可能性较大，反之则较小。同时应考虑泪囊宽度增加等其他因素存在的可能性。

（2）前组筛窦。国人前组筛窦向前气化达到泪囊窝上半部内侧者占总数的70%左右，因此，术中向上扩大骨窗开放泪囊时，常常遇到筛房，此时会加大泪囊到鼻腔的距离，不利于泪囊与鼻腔黏膜吻合及术腔引流，甚至将前筛气房误认为泪囊。在这种情况下应切除泪囊内侧的筛房，采用鼻外定位方法（如泪道探查）再次准确定位泪囊窝。

（3）眶纸样板。后泪嵴之后为眶纸样板，纸样板外侧为眶骨膜及眶脂体。因此与后泪嵴相对应的钩突基部是手术的后上界标志，术中应不超越此标志，否则会损伤眶纸样板进入眶脂体内，导致眶内感染。

（4）鼻旁窦开口。钩突的后方为半月裂孔，该裂孔前部有额窦、前组筛窦开口，后部有上颌窦开口。若手术从钩突向后下操作，则可能伤及这些开口，造成窦口阻塞。

（5）筛前动脉。筛前动脉走行于中鼻道前方黏膜内。术中若损伤了筛窦和较粗大的筛前动脉，则有可能引起大出血。因此应严格控制鼻内镜进入的深度和角度，向后不超过钩突基部，向前不超过"骨棱"，就可避免损伤筛窦和筛前动脉。

二、研究现状

（一）泪囊在鼻腔外侧壁上的定位与中鼻甲腋的关系

泪囊在鼻腔外侧壁上的投影，及其顶、底与中鼻甲附着处（中鼻甲腋）的解剖关系，国内外数据存在较大差距，给术中判明造口位置及所打开的骨窗大小是否既能充分引流又不伤及周围重要结构带来困难。如果造口位置过高，泪囊下端未完全打开，易形成盲袋，手术引流不彻底，使排除物滞留，术后挤压泪囊时仍有分泌物从上下泪小点溢出。如果造孔位置过低，甚至错误地开放了鼻泪管，而使大部分泪囊未能开放，则不能从根本上解决因泪囊炎症导致的泪道梗阻问题。

回顾分析208例失败的鼻腔泪囊造口术，发现手术失败的主要原因在于造口定位和所开骨窗面积不足。造口面积过小会形成贮槽，进而形成黏液囊肿，结果使临床症状反复出现。导致鼻腔泪囊造口术失败的主要原因之一即泪囊开放面积过小，尤其是中鼻甲腋以上的部分未能充分开放，同时这部分的泪囊骨质坚硬也增加了开放难度。国内杂志及有关鼻内镜的专业书籍中标定泪囊的鼻腔表面投影位置可能过低，认为泪囊手术的上界应平中鼻甲附着处，可能会使鼻内镜医生在做鼻腔泪囊造口术时定位偏下，甚至开放了鼻泪管，加大了手术的难度，增加了手术失败率。

（二）泪囊鼻外定位与泪总管、内眦韧带的关系

上下泪小管起自泪小点，垂直于眼睑后呈水平方向走行，向内于眼睑直趋内眦部，在相当于眼内眦部水平，上下泪小管相遇汇合成泪总管进入泪囊，泪总管位于泪囊的开口即泪总管口。使用泪囊造影高分辨CT扫描以了解泪总管口与泪囊顶、底的关系，测量数据显示沿泪囊长轴泪囊顶距泪总管为5.3 mm（SD=1.7，95% CI=0.56），泪囊底距泪总管为7.7 mm（SD=2.95% CI=1.3），泪囊的大部分实际上是位于前后两部内眦韧带之间，而内眦韧带前部位置表浅，在体表极易触及，因此有临床医生用一把枪状镊子将其一脚尖置于患者内眦韧带水平，另一脚沿鼻腔外侧壁经前鼻孔深入鼻腔，脚尖所指即为泪囊中上部

在鼻腔外侧壁上的投影位置。此法简便易行，但受人为因素影响，精确性有待进一步验证。

第五节　咽部解剖要点

咽是呼吸道和消化道上端的共同通道，上宽下窄略呈漏斗状。上起颅底，下至第6颈椎，成人全长12 cm。前方与鼻腔、口腔和喉相通，后壁邻接椎前筋膜，两侧与颈部大血管和神经毗邻。

（一）咽的分部

咽自上而下分为鼻咽、口咽和喉咽3部分（图1-1）。

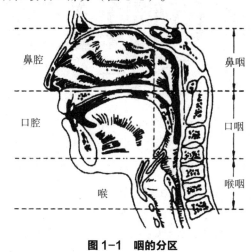

图1-1　咽的分区

1. 鼻咽

又称上咽，位于颅底与软腭游离缘平面之间。前方经后鼻孔与鼻腔相通，后壁平对第1、第2颈椎，下方与口咽相通。顶部黏膜下有丰富的淋巴组织集聚，呈橘瓣状，称咽扁桃体，又称腺样体。两侧壁有咽鼓管咽口，此管与中耳腔相通。咽鼓管咽口周围有散在的淋巴组织，称咽鼓管扁桃体。咽口后上方有一半环形隆起，称咽鼓管圆枕。咽鼓管圆枕后上方有一凹陷区，称咽隐窝，较隐蔽，为鼻咽癌好发部位。若腺样体肥大，可堵塞鼻咽腔影响鼻呼吸，若阻塞咽鼓管咽口可引起听力减退。

2. 口咽

又称中咽，为口腔向后方的延续，介于软腭与会厌上缘平面之间，通常所谓咽部即指此区。向前经咽峡与口腔相通。咽峡是指由腭垂，又称悬雍垂和软腭游离缘、舌背、两侧腭舌弓和腭咽弓共同构成的一个环形狭窄部分。腭舌弓和腭咽弓之间为腭扁桃体，在每侧腭咽弓的后方有条状淋巴组织，名咽侧索。咽后壁黏膜下有散在淋巴滤泡。舌根上面有舌扁桃体（图1-2）。

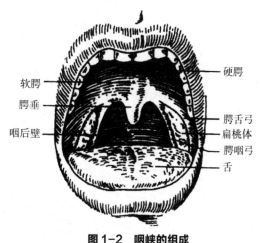

图1-2　咽峡的组成

3. 喉咽

又称下咽，位于会厌上缘与环状软骨板下缘平面之间，上接口咽，下连食管入口，该处有环咽肌环绕，前面与喉腔相通，前面自上而下有会厌、杓会厌皱襞和杓状软骨所围成的入口，称喉口。在喉口两侧各有一较深的隐窝名为梨状窝，是异物常嵌顿之处。舌根与会厌之间左右各有一浅窝，称会厌谷，是异物易存留之处。两侧梨状窝之间、环状软骨板之后称环后隙（图1-3）。

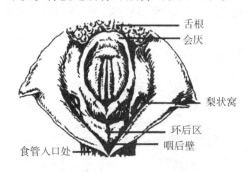

图1-3 喉咽

（二）咽壁的构造

咽壁由内向外有4层，即黏膜层、纤维层、肌肉层和外膜层。咽壁的肌肉按其功能分为3组，包括咽缩肌组、提咽肌组和腭帆肌组。这些肌肉相互协调，完成吞咽动作并保持咽鼓管正常功能。外膜层即筋膜层，位于咽肌的外层，包绕颈部的肌肉、血管、神经等重要器官和组织。在咽筋膜与邻近的筋膜之间的疏松组织间隙中，较重要的有咽后隙、咽旁隙（图1-4）。这些间隙的存在，有利于咽腔在吞咽时的运动，协调头颈部的自由活动，获得正常的生理功能。咽间隙的存在既可将病变局限于一定范围之内，又为病变的扩散提供了途径。

1. 咽后间隙

位于椎前筋膜和颊咽筋膜之间，上起颅底、下达上纵隔，相当于第1、2胸椎平面，咽缝将此间隙分为左右两部分。间隙内有淋巴组织，婴幼儿期有数个淋巴结，儿童期逐渐萎缩，至成人仅有极少淋巴结，引流扁桃体、口腔、鼻腔后部、鼻咽、咽鼓管等部位的淋巴，因此，这些部位的炎症可引起咽后间隙感染，甚至于形成咽后间隙脓肿。

2. 咽旁间隙

位于咽后间隙的两侧，左右各一，底向上、尖向下，形如锥体。锥底向上至颅底，锥尖向下达舌骨。咽旁间隙可再细分为前隙和后隙，前隙较小，内侧与腭扁桃体毗邻，腭扁桃体炎症可扩散到此间隙。后隙较大，有颈动脉鞘和舌咽神经、迷走神经、舌下神经、副神经及交感神经干通过。

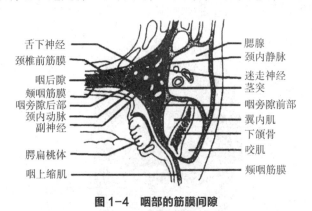

图1-4 咽部的筋膜间隙

（三）咽的淋巴组织

咽黏膜下淋巴组织丰富，较大淋巴组织团块呈环状排列，称为内环淋巴，又称Waldeyer淋巴环，主要由咽扁桃体（腺样体）、腭扁桃体、舌扁桃体、咽鼓管扁桃体、咽后壁淋巴滤泡及咽侧索等组成。淋巴外环包括下颌角淋巴结、下颌下淋巴结、颏下淋巴结、咽后淋巴结等（图1-5）。内环淋巴可引流到外环淋巴，因此，若咽部的感染或肿瘤不能为内环的淋巴组织所局限，可扩散或转移至相应的外环淋巴结。内环的淋巴组织在儿童期处于增生状态，一般在10岁以后开始萎缩退化。

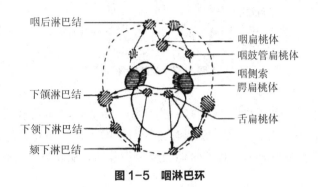

图1-5　咽淋巴环

1. 腭扁桃体

习惯称为扁桃体，位于腭舌弓和腭咽弓之间的扁桃体窝内，是一对扁卵圆形的淋巴上皮器官，为咽淋巴组织中最大者。其内侧游离面黏膜上皮为鳞状上皮，上皮向扁桃体实质内陷入形成一些分支状盲管，深浅不一，盲管开口在扁桃体表面的隐窝。细菌易在盲管和陷窝内存留繁殖，形成感染"病灶"。

2. 咽扁桃体

又称腺样体，位于鼻咽顶与后壁交界处，形似橘瓣，表面不平，有5～6条纵行沟裂，细菌易存留于此；在其下端有时可见胚胎期残余的凹陷，称咽囊。腺样体于出生后即已发育，6～7岁时最大，通常10岁以后逐渐萎缩。腺样体肥大可引起鼻阻塞、打鼾等症状，也可影响咽鼓管功能，引发中耳炎。

第六节　喉部解剖要点

喉是呼吸道的门户，位于舌骨之下的颈前正中部，上通喉咽腔，下接气管，在成人相当于第3～6颈椎平面之间。喉由软骨、肌肉、韧带、纤维组织和黏膜等构成。其形状呈锥形管腔（图1-6）。

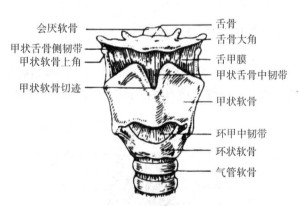

图1-6　喉的前面观

（一）喉软骨

构成喉支架的软骨共有11块（图1-7）。会厌软骨、甲状软骨、环状软骨为单一软骨，杓状软骨、小角软骨、楔状软骨及麦粒软骨左右各一个。喉软骨间由纤维韧带连接。

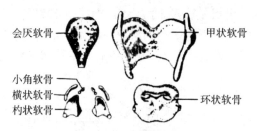

图 1-7 喉的软骨

1. 会厌软骨

通常呈叶片状，上宽下窄，稍卷曲，其上有一些小孔，使会厌喉面和会厌前间隙相连。会厌软骨位于喉的上部，其表面覆盖黏膜，构成会厌。吞咽时会厌盖住喉入口，防止食物进入喉腔。会厌可分为舌面和喉面。舌面组织疏松，易患会厌炎。儿童时期会厌呈卷叶状，质较软。

2. 甲状软骨

为喉部最大软骨。由两块对称的四边形甲状软骨板在前方正中融合而成，和环状软骨共同构成喉支架的主要部分。甲状软骨正中上方呈 V 型陷凹，称甲状软骨切迹，是颈部中线的标志。成年男性此切迹下方向前突出，称为喉结。左右侧软骨板后缘分别向上、向下延伸，形成上角和下角。

3. 环状软骨

位于甲状软骨之下，第一气管环之上，形状如环。前部较窄，称环状软骨弓。

后端宽，称环状软骨板，此软骨是喉气管中唯一完整的环形软骨，对保持喉气管的通畅至关重要。如果外伤或疾病引起环状软骨损伤，常可引起喉狭窄。

4. 杓状软骨

形如三棱锥体，左右各一，位于环状软骨板上缘。其底部和环状软骨之间形成环杓关节，其运动使声带张开或闭合。底部前端有声带突，为声带附着处。底部外侧为肌突，有环杓后肌和环杓侧肌附着其后部及前外侧面。

5. 小角软骨

位于杓状软骨的顶部，居杓会厌襞后端。

6. 楔状软骨

位于两侧杓会厌襞中，在小角软骨之前，可能缺如。

（二）喉肌

分为喉内肌和喉外肌两组（图 1-8）。喉外肌位于喉的外部，将喉与周围结构相连接，有固定喉和牵拉喉体上升或下降的功能。喉内肌是与声带运动有关的肌肉。按其功能分为以下 4 组。

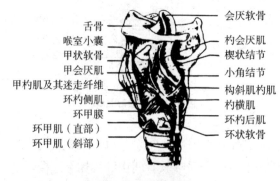

图 1-8 喉的肌肉

1. 使声门张开的肌肉

主要来自环杓后肌，该肌起自环状软骨背面的浅凹，止于杓状软骨肌突的后面。该肌收缩使杓状软骨的声带突向外侧转动，将声门裂的后端分开，开大声门。

2. 使声门关闭的肌肉

其中有环杓侧肌和杓肌。环杓侧肌起于环状软骨弓上缘，止于杓状软骨肌突的前面。杓肌附着在两侧杓状软骨上。环杓侧肌和杓肌收缩使声带内收声门闭合。

3. 使声带紧张和松弛的肌肉

包括甲杓肌和环甲肌。甲杓肌收缩使声带松弛，并且该肌的紧张度与发音的音调相关。环甲肌收缩时以环甲关节为支点，使甲状软骨和环状软骨弓接近，从而拉紧甲杓肌，使声带紧张度增加。

4. 使会厌活动的肌群

包括使喉入口关闭的杓会厌肌和使喉入口开放的甲状会厌肌，会厌游离缘两侧杓会厌皱襞及杓区构成喉入口，杓会厌肌收缩将会厌拉向后下方，使喉入口关闭。甲状会厌肌收缩将会厌拉向前上方使喉入口开放。

（三）喉腔

喉腔上界为喉入口，下界相当于环状软骨下缘。被声带分隔成声门上区、声门区和声门下区（图1-9）。

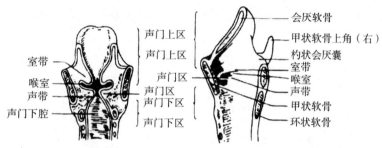

图1-9 喉腔的分区

1. 声门上区

声带上缘以上的喉腔称为声门上区，其上界为由会厌游离缘、杓会厌皱襞及杓状软骨间切迹组成的喉入口。前壁为会厌软骨，后壁为杓状软骨，两侧为杓会厌皱襞。声带上方与之平行的皱襞为室带，亦称假声带，声带和室带之间开口呈椭圆形的腔隙称为喉室，其前端向上向外延展成一小憩室，名喉室小囊，囊内有黏液腺分泌黏液，润滑声带。喉前庭位于喉入口与室带之间。

2. 声门区

两侧声带之间的区域称之为声门区。声带左右各一，在室带下方，由黏膜、声韧带、肌肉构成白色带状组织，边缘整齐。声带张开时，出现一个顶向前的等腰三角形的裂隙称声门裂，简称声门，为喉腔最狭窄处。声门裂的前端称前联合。

3. 声门下区

位于声带下缘和环状软骨下缘之间，声门下区和气管相连。该腔上小下大。

幼儿期该区黏膜下组织疏松，炎症时容易发生水肿，常引起喉阻塞。

（四）喉的淋巴

喉的淋巴以声门区为界，分为声门上区组和声门下区组（图1-10）。声门上区的组织中有丰富的淋巴管，汇集于杓会厌皱襞后形成较粗大的淋巴管，主要进入颈内静脉周围的颈深上淋巴结，有少数淋巴管汇入颈深下淋巴结或副神经淋巴结链。声门区几乎没有深层淋巴组织，故将声门上区和声门下区的淋巴系统隔开。声门下区组织中的淋巴管较少，汇集后通过环甲膜，进入颈深下淋巴结下群及气管前淋巴结。通常喉部的淋巴引流按区分开，左右不交叉。

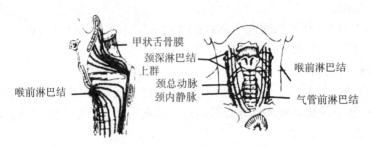

图 1-10　喉的淋巴

（五）喉的神经

有喉上神经和喉返神经，两者均为迷走神经分支（图1-11）。喉上神经于舌骨大角平面分为内、外支。外支主要为运动神经，支配环甲肌和咽下缩肌，内支主要为感觉神经。喉返神经是喉的主要运动神经。左侧喉返神经绕主动脉弓，右侧喉返神经绕锁骨下动脉，继而上行，支配除环甲肌外的喉内各肌的运动。同时也有一些感觉支支配声门下区黏膜的感觉。左侧喉返神经的径路较右侧长，故临床上受累机会也较多。

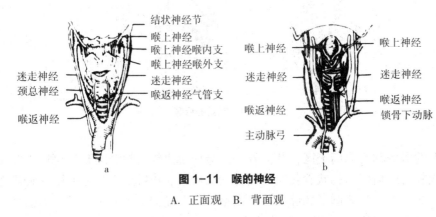

图 1-11　喉的神经

A. 正面观　　B. 背面观

第二章
耳鼻咽喉外科手术常规

第一节　耳部手术常规

一、化脓性耳郭软骨膜炎的手术

（一）适应证

手术适应证：①耳郭外伤、耳郭血肿继发感染；②耳郭整形术及耳部针灸治疗者继发感染；③中耳乳突手术误伤耳郭软骨或使软骨膜暴露术后感染化脓；④耳郭软骨膜炎已形成脓肿者。

（二）术前准备

术前准备：①耳郭脓液细菌培养及药敏试验；②术前血常规、心肺透视；③抗生素应用。

（三）术后处理

1. 引流通畅

每日用药液冲洗术腔，保持引流通畅，冲洗至无脓液为止，方可抽出引流条管。

2. 抗感染

术后使用抗生素加强抗感染。

（四）并发症

耳郭畸形。

二、耳前瘘管摘除术

（一）适应证

手术适应证：耳前瘘管反复感染者或伴脓肿切开引流炎症控制后。

（二）术前准备

术前准备：①儿童可行全身麻醉，成人局部麻醉；②血常规，出、凝血时间；③耳前瘘管感染急性炎症已控制。

（三）术前准备

术前准备：①术中注意勿使瘘管内亚甲蓝外流污染周围组织，影响寻找瘘管；②对瘘管每一细小分支均仔细分离，完整摘除；③瘘管穿至软骨时应切除软骨。

（四）术后处理

1. 抗感染

应用抗生素，控制和预防感染。

2. 引流通畅

术中引流条于术后第2天抽出。

3. 拆线

术后 5～7 d 拆线。

（五）并发症

术后伤口感染。若累及耳郭软骨引起化脓性耳郭软骨膜炎，可引起耳郭畸形。

三、单纯乳突凿开术

（一）适应证

手术适应证：①急性化脓性中耳乳突炎经保守治疗或鼓膜切开等治疗无效，乳突内进行性融合性骨质破坏、脓肿形成者；②急性化脓性中耳乳突炎疑有颅内、外并发症者；③隐蔽性乳突炎；④慢性胆脂瘤型中耳炎并发耳源性颅内、外并发症，但全身情况不允许行乳突根治术，应先做单纯乳突凿开术。

（二）术前准备

术前准备：①术前备皮剃去术侧耳周5～7 cm范围的头发；②清洁外耳道分泌物，若有脓性分泌物，送细菌培养及做药敏试验；③术前阅读乳突X射线片或CT，了解乳突气化的程度、骨质破坏情况及天盖、乙状窦的位置；④术前半小时肌内注射苯巴比妥0.1 g，儿童按全身麻醉常规用药准备。

（三）注意事项

1. 小儿手术

小儿乳突尖未发育，茎乳孔位置表浅，耳后切口下端应距耳郭附着处下端1～5 cm，以免误伤面神经。

2. 明确定位标志

明确鼓窦定位标志，认清颞线、外耳道上棘、筛区（或外耳道上三角）。

3. 仔细操作

清除病变要细致小心，勿损伤周围重要组织及结构，如面神经、乙状窦和颅中窝硬脑膜。

（四）术后处理

术后处理：①术者按常规护理，注意有无呕吐、面瘫、眼震、眩晕，观察体温、脉搏、呼吸及血压等；②注意局部伤口敷料的渗出情况，及时更换；③足量抗生素控制感染；④术后7 d逐渐抽出术腔填塞物；⑤术后7 d拆线；⑥有颅内并发症者，颅内病变痊愈后行乳突根治术。

（五）并发症

1. 术后仍流脓

多由于术中病灶未彻底清除或由术腔遗留物所致，必要时需再次手术。

2. 出血

手术中若损伤乙状窦壁，可严重出血，应立即用纱条加压填塞。如术后仍有出血，可用碘仿纱条塞紧，4～5 d后取出。

3. 面瘫

多由于术者操作不熟练，导致部分或完全面神经麻痹。如是局部麻醉药浸润至面神经，多会自行恢复；如是面神经干受压或水肿，应采取相应的补救性手术（面神经探查、减压术）。

四、乳突根治术

（一）适应证

手术适应证：①胆脂瘤型或骨疡型中耳炎久治不愈，已无重建听力条件者；②胆脂瘤型中耳炎合并耳源性颅内、外并发症，结核性中耳乳突炎伴骨质破坏者或死骨形成；③中耳乳突肿瘤，如颈静脉球体瘤、中耳癌等。

（二）术前准备

术前准备：①术前备皮剃去术侧耳周5～7 cm范围的头发；②清洁外耳道分泌物，若有脓性分泌物，送细菌培养及做药敏试验；③术前阅读乳突X射线片或CT，了解乳突气化的程度、骨质破坏情况及天盖、乙状窦的位置；④术前半小时肌内注射苯巴比妥0.1 g，儿童按全身麻醉常规用药准备。

（三）注意事项

1. 切口部位

耳内切口勿伤及耳轮脚软骨，以免引起软骨感染。病变范围广或有并发症可行耳后切口。

2. 防止面神经损伤

断桥、削低外耳道后壁，达到引流通畅，是手术的关键。使用骨凿或电钻层层仔细削磨，应在显微镜下操作，切勿失电钻或骨凿。清理鼓室病变尤其是面神经隐窝处时，动作应小心。

3. 术中注意

勿损伤鼓窦盖及乙状窦。

（四）术后处理

1. 术后观察

注意术后有无眩晕、呕吐，术后检查瘘管试验有无阳性征象，术中若未损伤半规管，考虑可能为术腔纱条填塞过紧所致，应稍加松动。

2. 换药及拆线

术后每日更换耳外部敷料，观察耳内渗液情况、伤口情况。术后第 7 天拆线。术后第 10 天抽出术腔碘仿纱条，观察外耳道皮瓣及术腔的生长情况，换药至术腔完全上皮化、干耳。

3. 禁忌证

单纯型慢性化脓性中耳炎、急性化脓性中耳炎、分泌性中耳炎、无骨质破坏或死骨的中耳乳突结核。

（五）并发症

1. 面瘫

多发生在面神经水平段及屈曲部，术中因技术不熟练、断桥或磨低外耳道骨部后壁时损伤面神经；清除鼓窦入口及鼓窦病灶时吸引、牵拉暴露的面神经段。亦有术后因炎症或纱条填塞过紧，压迫面神经，导致面神经水肿所致的面瘫。

2. 迷路炎

手术损伤迷路或清理前庭窗病变时镫骨脱位引起。

3. 严重出血

可因损伤乙状窦壁或颈静脉球所致。

4. 术后长期流脓

常为面神经嵴保留过高、乳突及鼓室病变清除不彻底、外耳道狭窄不利于引流所致。

5. 化脓性耳郭软骨膜炎

常因术中伤及软骨或感染所致。

五、改良鼓室乳突根治术

（一）适应证

手术适应证：①鼓膜松弛部穿孔；②胆脂瘤局限于上鼓室或累及鼓室范围较小者；③患者听力较好或保持在应用水平的传导性聋；④咽鼓管通畅无炎症；⑤作为内耳开窗术的先导手术步骤。

（二）术前准备

术前准备：①术前备皮剃去术侧耳周 5 ~ 7 cm 范围的头发；②清洁外耳道分泌物，若有脓性分泌物，送细菌培养及做药敏试验；③术前阅读乳突 X 射线片或 CT，了解乳突气化的程度、骨质破坏情况及天盖、乙状窦的位置；④术前半小时肌内注射苯巴比妥 0.1 g，儿童按全身麻醉常规用药准备。

术前听力检查及咽鼓管功能检查。

（三）注意事项

既彻底清除病变，又避免损失听力（包括听骨链、鼓膜）。胆脂瘤累及鼓室范围较广及咽鼓管有炎性病变者慎行。

（四）术后处理

术前准备：①术前备皮剃去术侧耳周 5 ~ 7 cm 范围的头发；②清洁外耳道分泌物，若有脓性分泌物，送细菌培养及做药敏试验；③术前阅读乳突 X 射线片或 CT，了解乳突气化的程度、骨质破坏情况及天盖、乙状窦的位置；④术前半小时肌内注射苯巴比妥 0.1 g，儿童按全身麻醉常规用药准备。

避免用力擤鼻或打喷嚏。术后 2 周抽出耳内纱条。

六、鼓膜成形术

（一）适应证

手术适应证：①慢性化脓性中耳炎鼓膜紧张部穿孔，干耳 2 个月以上；②外伤性鼓膜穿孔 3 个月不能自愈者；③鼓室内无复层扁平上皮及隐匿胆脂瘤者；④听力检查提示听骨链及两窗功能正常；⑤咽鼓管功能良好。

（二）术前准备

术前准备：①听骨链情况纯音听力检查、棉片试验、圆窗阻塞试验、中耳听骨链薄层 CT 扫描；②咽鼓管功能检查；③术前耳周备皮，清洁外耳道；④应用抗生素；⑤术前全身体检正常。

（三）注意事项

咽鼓管闭塞，但咽鼓管鼓室开口狭窄或阻塞可通过手术重新开放者为手术禁忌。急性上呼吸道感染或较严重的鼻窦炎者应暂缓手术。

（四）术后处理

1. 避免情况

避免感冒，尽量避免咳嗽及 Valsalva 动作，以免增加咽鼓管及中耳的压力。

2. 抗感染

术后应用抗生素。保持外耳道口的棉球干燥，术后 10 ~ 14 d 抽取耳内填塞物。

3. 咽鼓管导管吹张

若发现移植物鼓膜内陷或术前咽鼓管功能不良，取出填塞物后尽早行咽鼓管导管吹张，防止移植物与鼓岬粘连。吹张用力不宜过大。

4. 定期复查

术后定期复查听力。

（五）并发症

1. 鼓膜穿孔

中耳感染、移植物铺放位置不正确（前下纤维鼓环不全以致鼓膜与之脱离）、血供差致愈合差及不正确的用力擤鼻等均可导致鼓膜再次穿孔。

2. 鼓室感染流脓

主要原因为未严格掌握手术适应证、术后感冒、术前未纠正鼻部疾病、术中术腔内遗留异物（如棉花丝）等。

七、人工耳蜗植入术

（一）适应证

手术适应证：①极重度感音神经性双侧听力损失；②年龄在 18 个月以上到 17 岁，成人语后聋；③助听效果不理想，聋儿助听康复没有进步者；④无医学禁忌证（如活动性中耳炎），无耳蜗发育不良等听神经或听觉中枢通路疾病导致的功能障碍；⑤具有强化听说的训练基地和中心；⑥家庭和儿童心理正常和动机适当。

（二）术前准备

术前准备：①术前人工耳蜗植入与成人术前选择；②术前医学、心理评估；③听力学评估（Ⅰ、Ⅱ、Ⅲ级听力学评估）；④仔细阅读 CT 片，了解中耳、内耳的发育状况，有无畸形；⑤术前应用抗生素 1 ~ 2 d。

（三）注意事项

选择适合行人工耳蜗植入的患者。

1. 术者要求

手术医生具有娴熟的手术解剖知识、操作技能和经验。

2. 儿童患者

注意放在儿童乳突腔内的电极缆线应长一些，以补偿颅骨发育变大的需要。

3. 禁忌证

心理状况不正常者，化脓性中耳炎、内耳发育不良、Mendini 成骨不全、听神经或听觉通路疾病等。

（四）术后处理

术后处理：①术后 3 d 抽出橡皮引流条；②术后应用抗生素 7 d，第 8 ~ 10 天拆去缝线；③如有眩晕等症状可以对症处理。

（五）并发症

早期并发症有皮下血肿。

1. 过敏

个别患者对材料橡皮引流过敏，应及时处理。

2. 术后眩晕

可在数月后逐渐消失。

3. 脑脊液鼓室漏

有可能继发迷路炎或脑膜炎。

4. 后期并发症

有中耳炎、乳突炎。

（六）术后康复训练

术后康复训练：①通过提高听视和听语理解来弥补听觉缺陷；②对植入者进行听觉训练（包括听声、辨声、识声、解声、懂声等复杂过程）；③进行说话训练、重复训练和纠正元音、辅音、单词及简单、复杂句型的过程。

（七）植入后效果

极重度患者听到声音：能听到环境声、铃声、喇叭声、开门声等。能清楚区别辅音。讲话音调、辅音清晰度改善，自我音量控制明显改进。提高语言识别能力和方向来源。

第二节　鼻部手术常规

一、中鼻甲部分切除术

（一）适应证

手术适应证：①中鼻甲肥大或息肉样变影响呼吸、嗅觉及鼻窦引流者；②中鼻甲肥大压迫鼻中隔或鼻腔外侧壁，引起反射性头痛者；③某些手术的前预备手术，如鼻内筛窦、蝶窦手术等；④急性筛窦炎或急性额窦炎并发颅内感染，需经中鼻道引流者。

（二）术前准备

术前准备：①修剪鼻毛，男性患者剃胡须；②常规化验检查是否在正常范围，如血常规，出、凝血时间，血小板计数；③术前常规询问及检查有无上呼吸道的急性炎症、严重高血压及出血性疾病或出血倾向，女病员询问月经期；④术前 1 日或术晨酌情给予镇静药。

（三）注意事项

1. 手术操作

应在直视下进行。中鼻甲切除应当以锐剪切除，不宜用钳钳夹或牵拉，以免损伤筛板，引起脑脊液鼻漏或大出血。

2. 禁忌证

（1）有急性上呼吸道感染；

（2）出血性疾病或心血管疾病等不能耐受者；

（3）女性月经期。

（四）术后处理

1. 处理创面

术后妥善处理创面，局部可用吸收性明胶海绵或止血纱布贴附创面，或用凡士林纱条、膨胀性止血海绵、气囊做鼻腔填充。

2. 预防感染

术后应用抗生素预防感染。

3. 填塞物

在 24 ~ 48 h 内抽出。

4. 鼻腔清理

每日清除鼻腔内干稠分泌物和纤维蛋白膜，使黏膜反应性肿胀易于消退，防止鼻腔粘连。

二、下鼻甲骨黏 – 骨膜下切除术

（一）适应证

手术适应证：①慢性单纯性鼻炎长期应用非手术治疗无效者；②慢性肥厚性鼻炎，下鼻甲骨质明显增生者；③鼻中隔偏曲导致一侧下鼻甲代偿性肥大者，施行鼻中隔手术后，宜同时行该侧下鼻甲手术，避免在鼻中隔术后引起该侧通气不良；④变应性鼻炎，下鼻甲持久肿胀妨碍呼吸者。

（二）术前准备

按鼻腔手术准备，同中鼻甲部分切除术。如为过敏性鼻炎，不宜在急性发作期手术。

（三）注意事项

术中保持黏膜完整，避免鼻腔干燥和发生萎缩。黏膜前缘切口可不缝合，但对位需良好；下鼻甲骨切除后下鼻甲黏 – 骨膜之间形成的腔隙必须借填压使之完全闭合，以防血肿引起感染、化脓。下鼻甲后端肥厚的黏膜应予切除，否则通气改善不明显。

（四）术后处理

注意出血，观察前鼻孔的渗出情况。如有鲜血不断流出或后鼻孔有出血，说明填塞不紧，需加压或重新填塞。其他同中鼻甲部分切除术。

三、鼻息肉切除术

（一）适应证

手术适应证：鼻息肉引起鼻腔阻塞，影响呼吸或鼻窦引流。年龄大、不能耐受内镜鼻窦外科（ESS）者。

（二）术前准备

同中鼻甲部分切除术，术前 X 射线摄片或 CT 分析鼻腔、鼻窦情况，了解病变范围。

（三）注意事项

1. 圈套器钢丝

送至息肉根蒂部，用轻的拉力从根蒂部拉断息肉，否则可能残留。若息肉的根蒂在嗅裂，不可牵拉撕扭，以免损伤筛板。

2. 后鼻孔息肉

多由上颌窦生出，单发而较大，有时垂至鼻咽部，须与鼻咽纤维瘤鉴别。后鼻孔息肉可用中鼻甲剪于蒂部剪断，息肉坠入咽部由口吐出。若吐不出，可用弯组织钳从鼻咽部夹出。

3. 术中观察

随时观察息肉表面的性状，尤其是反复多次息肉摘除而复发较快者或老年患者，如发现切除的组织脆且易出血，表面呈乳头状或不光滑者，应将组织送病理检查，以防误诊。

4. 禁忌证

全身有严重疾病（如高血压、心脏病等），在未控制前不能承受手术，或有急性鼻炎时。

（四）术后处理

注意出血。鼻腔填塞物于术后 24 ~ 48 h 内取出。填塞物抽出后，定期清理鼻腔内分泌物、痂皮及纤维膜等，并给予抗生素。应注意患者头痛、发热症状，预防鼻源性颅内感染。

四、鼻中隔矫正术

（一）适应证

1. 鼻中隔偏曲

（1）由于鼻中隔偏曲嵴引起反复出血者；

（2）明显且影响鼻呼吸者；

（3）压迫鼻甲引起头痛，或妨碍鼻窦引流者；

（4）反复鼻窦炎或引起慢性卡他性中耳炎等。

2. 过敏性鼻炎伴鼻中隔偏曲

经非手术疗法无效，可试行鼻中隔矫正术。

（二）术前准备

术前准备：①修剪鼻毛，男性患者剃胡须；②常规化验检查是否在正常范围，如血常规，出、凝血时间，血小板计数；③术前常规询问及检查有无上呼吸道的急性炎症、严重高血压及出血性疾病或出血倾向，女病员询问月经期；④术前 1 日或术晨酌情给予镇静药。

（三）注意事项

1. 在内镜下操作

纠正彻底，损伤少，有其优点。

2. 黏膜分离

在切口处分离黏膜时，必须在软骨膜下分离，否则黏膜下分离易损伤黏膜。分离软骨与骨部交界处的黏膜时，因纤维粘连较紧，应仔细分离。

3. 软骨切开

切开软骨时勿切及对侧黏膜。近鼻背的软骨不宜切除过多，不宜牵拉以防鼻梁塌陷。

4. 禁忌证

鼻腔或鼻窦有急性感染者，梅毒、结核病患者，血友病有严重出血倾向者，年龄未满 16 岁，鼻部发育尚未完全者。

5. 鼻腔填塞

鼻腔各填膨胀海绵一块，注水使其膨胀，均匀压迫，不易形成血肿。

（四）术后处理

1. 体位及饮食

半卧位，半流质饮食。

2. 避免情况

禁止用力擤鼻，尽量避免打喷嚏。

3. 抗感染

酌情使用抗生素。

4. 鼻腔清理及拆线

术后 24 h 抽出鼻腔填塞物，定期清理、收缩鼻腔。术后 5 d 拆线。

（五）并发症

1. 鼻中隔穿孔

多因技术不熟练、操作不细致所致。常见于鼻中隔切口处或鼻中隔距状突、棘突畸形明显处，因黏膜破裂导致穿孔。小心仔细操作可避免穿孔，已发生穿孔应及时修补。

2. 鼻中隔血肿

多发生于鼻腔填塞物取出后。两侧软骨膜或骨膜之间出血，检查鼻中隔两侧黏膜凸向鼻腔侧壁 / 使用麻黄碱亦不收缩，呈色紫，触之较软。如血肿较大，应自原切口处分离吸取血块，再重新填塞鼻腔，给予抗生素及止血药。

3. 鼻中隔脓肿

为鼻中隔血肿感染所致。患者有畏寒、发热、头痛、鼻梁肿痛和鼻阻塞症状。检查鼻中隔红肿、触痛、有波动感，鼻梁、鼻尖有明显压痛。如确诊，应及早自原切口处分离排脓，置入橡皮引流，每日更换至脓液完全停止，同时给予大量抗生素。

4. 鼻梁塌陷

多因术中切除软骨过多；患者年龄在 18 岁以下而鼻骨尚未完全发育，或因鼻中隔脓肿软骨液化所致。

5. 其他

鼻腔粘连。

五、上颌窦根治术

（一）适应证

手术适应证：①慢性上颌窦炎经开窗或非手术治疗无效；②齿源性上颌窦炎在去除病牙及穿刺冲洗后仍未好转；③干酪性或坏死性上颌窦炎；④上颌窦内良性肿瘤、囊肿、异物；⑤可疑上颌窦恶性肿瘤需活检探查者。

（二）术前准备

注意口腔清洁。上颌窦内疑有占位性病变，术前行 X 射线摄片或鼻窦 CT，掌握病变范围。术前一日行上颌窦穿刺冲洗。

（三）注意事项

1. 切口

要稍大，过小术后面颊部瘀血、肿胀明显。

2. 黏膜剥离

剥离上颌窦顶部及后外壁黏膜时操作应轻巧，避免穿破窦壁引起翼腭窝及眶内并发症。

3. 减少出血

切除窦内病变操作迅速，可减少出血量。

（四）术后处理

面颊部术后冰敷。鼻腔内纱条 24 h 后抽出，窦腔内纱条 3 d 后抽出，术后 5 d 拆除伤口缝线。术后全身应用抗生素 3 ~ 5 d，保持口腔清洁。

（五）并发症

并发症：①出血；②面颊部肿胀、疼痛；③术侧上唇及牙齿麻木感；④唇龈切口瘘管形成。

六、鼻侧切开术

（一）适应证

手术适应证：①鼻腔内较大的良性肿瘤；②早期鼻腔恶性肿瘤；③筛窦、蝶窦、上颌窦内比较大的良性肿瘤，鼻内途径不能彻底切除；④筛窦炎伴颅内或眶内并发症，鼻内筛窦切除术不能彻底治疗。

（二）术前准备

术前准备：①术前全面体检，包括肝、肾功能，心、肺检查，鼻腔新生物病理检查；②备血，清洁皮肤，修剪鼻毛。

（三）注意事项

术中注意：①术侧眼内敷眼膏，上下眼睑缝合；②切除中鼻甲以上骨质及病变，范围不宜超过内眦连线，咬骨钳咬骨勿牵拉扭折；③肿瘤迅速、彻底。可辅助降压、输血，术中应彻底。

（四）术后处理

1. 观察内容

注意呼吸、血压、脉搏及伤口渗出。

2. 抗炎及止血

应用抗生素及止血药，注意水、电解质平衡。

3. 清理鼻腔及拆线

术后鼻腔局部滴药，生理盐水冲洗鼻腔。鼻腔填塞物 48 h 后分次抽出，伤口 7 d 间断拆线。

4. 术后

若鼻腔有清水样分泌物滴出，同时并发头痛、发热，需判断是否有脑脊液鼻漏，鼻腔分泌物行生化检查。

七、上颌骨切除术

（一）适应证

手术适应证：①上颌窦癌肿或肉瘤；②原发于鼻腔、筛窦癌肿侵及上颌窦；③上颌骨因炎症、外伤导致上颌骨坏死者。

（二）术前准备

术前准备包括：①术前控制口腔、鼻腔感染，如有龋齿应先拔除；②术前必须做病检以明确诊断，临床表现为巨大良性肿瘤可不做活检；③如有贫血，术前应先输血以纠正贫血，术中备血 800 ~ 1 000 mL；④术前面部、鼻部备皮，备好牙托；⑤全身麻醉手术准备。心、肺、肝、肾功能检查。

（三）注意事项

恶性肿瘤已侵及翼腭窝、颅底或延及咽侧者；上颌窦癌侵及眼眶、皮肤，范围广且有局部或远处转移者；体弱、年老、心肺功能不佳者慎行此手术。

（四）术后处理

1. 一般事项

注意口腔护理，清理术腔痂皮。加强营养，必要时输液、输血，有预制牙托者给予流质饮食。

2. 观察出血情况

术中若止血不当，必要时可再次填塞。观察血压变化。

3. 预防感染

术后应用抗生素预防感染。

4. 清理鼻腔及拆线

填塞物于术后第 3 天逐步抽出，术后 7 d 拆线。

5. 恢复期

患者坚持张口练习，防止翼腭窝瘢痕挛缩导致的张口困难。

（五）并发症

1. 眶内或颅内并发症

因术中除去眶底部分骨板或肿瘤侵及筛窦顶部，术后可能出现眶内或颅内并发症，需用大量抗生素预防。

2. 出血性休克

多因术中止血不彻底，需仔细寻找出血点，彻底止血，同时给予抗休克治疗。

3. 肿瘤复发

较晚期病例，肿瘤不能通过手术彻底切除，应在术前考虑适量放疗以缩小病变的范围。如肿瘤未缩小，局部病变超过手术范围或有广泛转移，可行颅底外科手术切除。

八、内镜鼻窦外科

（一）临床应用解剖

窦口鼻道复合体（ostiomeatal complex，OMC）是指额窦、前筛窦和上颌窦通气、引流的共同通道。这一解剖部位包括中鼻甲、钩突、上半月裂、前筛房、筛泡、额隐窝、上颌窦自然开口和鼻囟区。窦口鼻道复合体的解剖变异和病理改变与鼻窦炎的发生、发展关系密切。

钩突（uncinate process）为一钩状结构，内有一块薄骨片，外覆黏膜。钩突的前上部在鼻丘后下方与筛骨连续，几乎呈矢状位，自前上向后下走行。钩突下部借鼻甲突与下鼻甲相连，后部（尾部）附着于腭骨垂直突。钩突的平均长度为 14 ～ 22 mm，高度约 4 mm。

筛泡（ethmoid bulla）呈半圆形隆起状，位于中鼻甲外侧、钩突和筛漏斗的后方。筛泡平均长 18 mm（9 ～ 28 mm），平均高 5.4 mm（2 ～ 13 mm）。筛泡代表前组筛窦最大和最恒定的气房。

Hailer 气房（Haller cell）是指位于筛泡以下，上颌窦上壁（眶下壁）和筛骨纸样板最下部的筛窦气房，出现率在 10% ～ 45.9%。眶下筛窦气房与筛漏斗关系密切，当气房内有炎症时，可以造成上颌窦开口狭窄而引起上颌窦炎。

Onodi 气房（Onodi cell）又称蝶筛气房（sphenethmoid cell）。按照 Kainz 和 Stammberger 的见解，可以辨认出视神经管隆突的后组筛窦气房称为 Onodi 气房。多由于后组筛窦过度发育，使气房向蝶骨大、小翼，蝶窦前方或前上方扩展而成。视神经和颈内动脉可以暴露在蝶筛气房中，在这种情况下，蝶窦则位于蝶筛气房的内下方，施行蝶筛手术时有误伤视神经和颈内动脉的危险。

筛顶（roof of ethmoid）为筛窦的顶壁，由额骨形成。Keros 根据颅底的最薄处（筛板外侧壁）的长度，将筛板分为 3 型：①1 型，嗅凹深 1 ～ 3 mm，筛板外侧板很短，筛顶和筛板几乎在同一水平上；②2 型，嗅凹深 4 ～ 7 mm，筛板外侧板稍长；③3 型，嗅凹深 8 ～ 16 mm，筛顶明显位于筛板以上。临床上也常见上述分型的混合型。筛顶于筛板之间的高度差异导致两者的连接处骨质菲薄，易引起术中脑脊液漏的发生。

筛小凹又称筛窝。额骨的眶部与筛骨相接处有蜂房突入眶部下方呈凹陷状，实为筛房的顶部。

筛板（cribriform plate）为鼻顶的主要部分，骨质菲薄，有多个小孔（称筛孔），有嗅球的嗅丝穿颅底至鼻顶。

中鼻甲基板为中鼻甲附着处向外下延伸的部分，是术中的重要解剖标志：①为前、后筛房的分界处。②为筛凹、筛板的连接部，提示筛板的位置。③中鼻甲后部附着处为筛板后缘，可引导蝶窦口。此处内侧黏膜内有嗅束，损伤后极易产生脑脊液鼻漏。④中鼻甲中部的水平切面为眶底平面的标志。

额隐窝（frontal recess）是额窦引流的通道。额隐窝的内壁是中鼻甲的最前和最上部，外壁主要由筛骨纸样板构成，后部与筛泡上隐窝相通。在矢状切片上，额漏斗、额窦开口和额隐窝的形状类似一个沙漏（hour-glass，古代计时器）。额漏斗是沙漏的上部，额窦开口（直径 2 ～ 10 mm）是沙漏的颈部，额隐窝是沙漏的下部。

鼻堤气房（agger nasi）旧称鼻丘气房。鼻丘乃筛甲的第一基板，为前筛房的前界标志。鼻腔外侧壁气化导致鼻堤气房的形成，如气化至额隐窝处可导致额窦引流不畅。

（二）手术器械和设备的基本配置

1. 基本手术器材

（1）鼻内镜：直径 4.0 mm 和 2.7 mm（儿童），镜头视野偏角为 0°、30°、45° 和 70°。

（2）基本器械：长柄镰状刀，筛窦咬骨钳（0°、30°、45°、90°），上颌窦开口咬骨钳，上颌窦弯头刮匙，全自动吸割器（Hummer）。

2. 影像监视系统

摄像头，转换头，彩色图片打印系统，录像机，计算机图像处理系统等。

（三）适应证

急性化脓性鼻炎、鼻窦炎合并眶部并发症者。慢性化脓性鼻炎、鼻窦炎，经保守治疗仍复发者。鼻腔和鼻窦息肉、囊肿、各种良性肿瘤（局限性血管瘤、局限性额 – 筛 – 上颌窦窦骨化纤维瘤）和乳头状瘤、脑脊液鼻漏等。非侵袭性鼻炎、鼻窦真菌病和变应性真菌性鼻炎、鼻窦炎。鼻窦异物等。

（四）术前准备

1. 完善常规检查

术前全身检查，如心电图、胸片、肝肾功能和血尿常规等，尤其是对需要行全身麻醉手术者更为重要。

2. 鼻、鼻窦 X 射线体层摄片

最好常规做鼻窦冠状位和（或）轴位、矢状位 CT 扫描检查及术前鼻内镜检查，以了解病变的部位、范围和程度。

3. 术前用药

术前抗生素、糖皮质激素及减充血剂等相关药物的合理使用。

4. 术前谈话

做局部麻醉的配合、麻醉风险、手术并发症和术后换药、定期复查、随访等相关事项的术前谈话。

5. 鼻部准备

术前用鼻腔冲洗器行鼻腔冲洗，修剪鼻毛。

（五）麻醉与体位

常用局部麻醉。儿童、老人、高血压、心脏病、肝肾功能不全、病情复杂、精神紧张或异常者及行鼻眼、鼻颅底相关手术的患者，可采用气管插管全身麻醉。通常患者取仰卧位手术。

（六）手术操作步骤

1. 麻醉

鼻腔黏膜麻醉后，以 2% 利多卡因溶液 10 mL 加肾上腺素 2 ～ 3 滴，呈弧形分四点注入钩突根部黏膜下或息肉组织中，行浸润麻醉和鼻后外侧神经阻滞麻醉。

2. 切口

用长柄镰状刀自中鼻甲附着处稍向前下刺入，有"落空感"即表明进入筛漏斗，将刀锋先向前再向后下呈弓形切开钩突。若需开放额隐窝，可将切口沿中鼻甲附着处稍向上延长。

3. 切除钩突

用直头咬骨钳咬住切开的钩突，轻轻扭拉取出。注意不要损伤中鼻甲和鼻甲窦处黏膜，以免术后粘连。钩突可因炎症侵蚀而缺乏骨质感，或增生肥大，骨质变硬。

4. 切除筛泡

清理病变的筛窦气房，钩突切除后，筛泡清晰可见，呈囊泡状或长筒状。用直头咬骨钳自其内下方压破并咬除筛泡，进而根据术前 CT 提示和镜下所见，逐个细心地清扫位于中鼻甲基板前面的前筛骨病变，尤其要清除侧窦和变异的 Hailer 气房。若后组筛窦气房和蝶窦也有病变，则需在中鼻甲基板造孔，依次进入后筛窦和蝶窦腔。操作时需注意防止损伤筛前动脉、筛顶处颅底骨膜和脑膜。尤其是在清除 Onodi 气房时，要注意防止误伤视神经和颈内动脉海绵窦段，保护纸样板，勿穿破眶骨膜。上述 3 个步骤均在 0° 镜下进行。

5. 清理额隐窝

通畅额窦开口，在 0° 镜和 30° 镜下，用弯头咬骨钳清除额隐窝病变，直至用 30° 或 70° 镜能看清楚额窦窦腔及其病变，细心清除，勿伤及泪囊。

6. 扩大上颌窦自然开口

清除上颌窦自然开口病变并扩大窦口，在 30° 或 70° 镜下，用弯头刮匙轻压钩突下界残端，根据局部有无气泡出现，找到上颌窦自然开口。接着用上颌窦开口咬骨钳向下向前细心扩大窦口前后径至 10 ～ 20 mm、上下径至 8 ～ 10 mm，勿伤及鼻泪管。保持窦口足够通畅及其周围整齐光滑，注意不要造成上颌窦环形损伤创面，以免造成术后环形狭窄。

7. 清理上颌窦腔病变

经扩大后的上颌窦开口观察并清理上颌窦腔病变，用 70° 镜经窦口观察上颌窦腔及其窦腔各壁有无囊肿、息肉、息肉样变、真菌团块和肉芽等。对其不可逆转的病变，可用相应角度和长度的吸引头、各种手术或活检钳、微波热凝探头等彻底清除，不留死角和残余病变。

8. 清除蝶筛隐窝病变

找到蝶窦开口，扩大蝶窦开口并清除蝶窦腔病变。注意要在明视下，尽量靠内、靠下操作；在开放蝶窦前应注意仔细敲击和细听有无空腔声；打开蝶窦后，要识别视神经管和颈内动脉管在蝶窦外壁上的隆起，不要伤及视神经，更不能把疝入蝶窦腔内的颈内动脉误认为病变黏膜而抓破，以免造成致死性大出血。

9. 切除病变组织

切除中鼻泡或息肉样变组织，尽量保留中鼻甲或行中鼻甲成形术。

10. 术后处理

术毕鼻腔冲洗，术野创面一般无须填塞。若创面较大而又渗血，可用抗生素油纱条、碘仿纱条或相关可吸收性止血材料填塞 2 ~ 7 d。术后抗感染治疗 1 周，坚持鼻腔冲洗每日 2 ~ 3 次，每周鼻内镜下清理术腔 1 次，连续 1 ~ 3 个月，以免粘连。

（七）提高内镜鼻窦手术疗效的主要实用技术

1. 镜像清晰技术

（1）清水浸洗：用灭菌生理盐水或蒸馏水浸洗以保持镜面清洁，薄层水面成像防雾。不加热，不上油，不擦镜面。

（2）注意：充分收缩鼻黏膜或先除去手术进路上的病理障碍，以免置镜和进镜时碰脏镜面，影响镜像清晰度。

2. 黏膜麻醉剂的配制

选择 0.05% 羟甲唑啉溶液 10 mL 加 2% 丁卡因溶液 10 mL。羟甲唑啉数分钟起效，作用时间 6 ~ 8 h，局部收缩血管作用强，对心血管的不良反应小。2% 丁卡因溶液中最好不加用传统的麻黄碱和肾上腺素。

3. 彻底清除额隐窝变异气房和相关狭窄病变，通畅额窦开口的技术

（1）选用 30°、45° 镜；

（2）取仰卧、垫肩、伸颈、头后伸体位；

（3）上延钩突切口，充分清理鼻堤气房；

（4）先切除钩突、筛泡及相关病变筛房；

（5）"Graz 早餐蛋"（Graz Frtihstiicks-Ei 与环状咬骨钳和长颈息肉钳）：扩大并通畅额窦开口和额隐窝；

（6）膨胀海绵 - 止血纱布复合填塞物填塞，以防额窦开口和额隐窝粘连、狭窄；

（7）放置引流管防粘连：喇叭状、管状。

4. 上颌窦开口技术

（1）寻找方法：标志有钩突下端、下鼻甲上缘。

（2）不扩大：窦口周缘光滑、窦口已畅通、窦腔又无病变组织需清理。

（3）清理与扩大：病变堵塞、狭窄、闭锁需经扩大后的窦口清理窦腔病变。使用反咬钳、60° 弯头刮匙、直 45° 或 90° 弯头筛窦钳、凿与锤，向前下扩大至前后径为 10 ~ 20 mm、上下径为 10 mm 左右。勿伤及鼻泪管。

（4）防止粘连及再狭窄：彻底清除窦口周围病变，创缘要光滑，尤其是下鼻甲上缘，可不用扩张器或填塞扩张。坚持术后鼻内镜下清理术腔，尤其是窦口相关反应性病变，每周 1 次，连续 1 ~ 3 个月。

5. 术前 CT 检查

眶内下气房、蝶上筛房、上颌窦后筛房清理，术前做 CT 检查，熟悉局部解剖，熟练镜下操作。

6. 蝶窦开口技术

（1）寻找方法：切除中鼻甲后端，切除上鼻甲后端或中鼻甲"造孔"，找到蝶筛隐窝，尽量靠内、靠下，靠近后鼻孔前上方，紧靠鼻中隔。

（2）器材：0°或30°镜；用小号直头钳清理、寻找；用弯头刮匙、45°或90°钳扩大；先向内、向下、向前，紧靠鼻中隔操作，再小心向外、向上、向后扩大。

（3）窦腔病变清理与风险防范：明视无误，有搏动表现，即使不明显也要先细针穿刺，排除颈内动脉后，再轻轻推压，行软剥离，使用钝头可控吸引，外上注意视神经。国内已有颈内动脉和视神经严重损伤的病例出现，应注意术中导航技术的重要性。

7. 上颌窦腔内广泛、不可逆病变清理的困难与对策

（1）充分扩大上颌窦开口；

（2）鼻咽部活检钳、长弯头专用钳、微波或射频技术与相应形状各种弯度的射频头、微波头和吸引头或纱条推压技术；

（3）保留可逆转病变黏膜与病变的彻底清理的权衡。

8. 中鼻甲的去留、中鼻甲成形与器械选择

要清除病变，又不要完全切除中鼻甲。

9. 下鼻甲前端、上缘、后端的相关处理

其关系到筛窦术腔、鼻通气引流和鼻腔粘连的重要部位。

10. 鼻中隔棘或嵴、肥厚结节的处理

高位偏曲、肥厚结节、低位棘或嵴关系到鼻粘连和通气引流、嗅觉等功能。

11. 术毕鼻腔冲洗

术毕即用鼻腔冲洗器冲洗鼻腔和术腔，多可避免术腔填塞。

12. 膨胀海绵 – 止血纱布复合填塞物的应用

（1）止血纱布填塞止血、抗炎、组织相容性好，可吸收，防粘连效果好，局部组织反应轻微或无。缺点：单独使用时易被创面渗血顶托，不利于止血。用量多时，在术腔中易结成块状，费用高。

（2）膨胀海绵填塞吸水膨胀后体积膨胀 10 倍，重量增加 20 倍。压迫止血效果好，易取出，较便宜。缺点：异物刺激性强，单独使用时只能在腔内留置 48 h，否则局部组织的刺激反应重。

（3）膨胀海绵 – 止血纱布复合填塞物填塞用止血纱布包裹膨胀海绵 2 ～ 3 层。两者优势互补，形成创面软压迫填塞。复合填塞物在术腔留置 5 ～ 7 d。取出后术腔的手术创伤急性病理表现基本控制，不再出血，无凝血块和血痂，无纤维蛋白膜堆积和黏膜刺激性反应；5 ～ 7 d 后，复合填塞物表面的止血纱布已分解或呈泥沙状脱落，用膝状敷料钳夹住海绵即可取出。比单用止血纱布的效果好，费用低。

13. 术后鼻腔冲洗

每天 1 ～ 2 次，连续 1 ～ 3 个月。有助于清除鼻腔鼻窦术腔创面和通道上堆积的凝血块、血迹、分泌物、尘粒等，改善局部创面的污染和通气引流，有利于黏膜上皮修复和纤毛功能恢复。

（1）盐水：生理盐水局部组织刺激性小，清洁，湿润作用好。用 3% ～ 3.5% 高渗盐水可减少黏液的黏弹性，提高鼻黏膜的黏液纤毛清除率，也可用中药制剂冲洗。

（2）高渗矿盐盐水：溶液冲洗、喷剂喷鼻湿润鼻黏膜。

14. 局部和全身皮质激素的应用

抗黏膜水肿、水疱及息肉样肿胀，预防息肉复发和粘连。

（1）局部使用氟替卡松或布地奈德喷鼻剂；

（2）全身应用糖皮质激素（表 2-1）。

表 2-1　糖皮质激素应用方案

第……天	1	2	3	4	5	6	7	8	9	10	11……28
泼尼松片 /mg 口服	64	64	48	48	32	32	16	16	12	8	4
布地奈德 /μg·d^{-1} 口服	400	400	400	400	400	400	400	400	400	400	400
Famotidin/mg 口服	20	20	20	20	20	20	20	20	20	20	20

第三节　咽部手术常规

一、扁桃体切除术

（一）适应证

1. 慢性扁桃体炎

反复急性发作或曾有咽旁间隙感染、扁桃体周脓肿者。

2. 扁桃体肥大

妨碍吞咽、呼吸及发声者，或咽鼓管功能不全导致听力下降者。

3. 低热

不明原因的低热及确诊扁桃体为致病灶，导致身体其他器官发生疾病，如风湿病、肾炎、心肌炎等。

4. 扁桃体其他疾病

如角化症、结石、息肉、良性肿瘤及早期扁桃体恶性肿瘤。

5. 其他

茎突过长截短术、腭咽成形术的前期手术。

（二）术前准备

术前准备：①详细询问病史和体格检查，术前胸透，儿童要注意胸腺的大小，术前心电图检查；②术前血常规、凝血酶原时间、红细胞沉降率、抗"O"检查，肝肾功能检查；③术前 3 d 口服抗生素、维生素 C 及维生素 K，含漱复方硼砂溶液清洁口腔；④手术当日禁食、禁水，术前半小时给予适量的阿托品和苯巴比妥；⑤术前做好患者的思想工作，使其解除顾虑，充分配合。

（三）注意事项

1. 局麻药中毒

局部麻醉者，注意丁卡因中毒现象。

2. 止血

术中彻底止血，不留残体。

3. 禁忌证

（1）急性扁桃体炎炎症消退 2 ~ 4 周后手术；

（2）造血系统疾病高血压、心脏病、心功能代偿不全、肾炎、风湿病、肺结核活动期等；

（3）月经期。

（四）术后处理

1. 全身麻醉者

术后宜侧卧或俯卧，头偏向一侧。局部麻醉者取平卧或半卧位均可。

2. 注意出血

观察吐出的分泌物中有无鲜血，估计出血量，观察有无频繁的吞咽动作，如伴有烦躁、面色苍白、脉细、血压下降，应及时处理。

3. 注意饮食

术后 2 ~ 3 h 无出血可进冷流质，次日可进半流质，1 周后进软食，10 d 后恢复正常饮食。

4. 术后发热

术后 1 ~ 2 d 内体温可有反应性升高，一般无须特殊处理。如术后第 3 天仍持续发热，则应查明原因，及时处理。

5. 术后伤口

疼痛可颈部冷敷，必要时可给予止痛药。

6. 口腔卫生

给予复方硼砂溶液漱口，注意口腔清洁。

7. 观察创口

术后 6～12 h 创口白膜形成，1 周后开始脱落，10 d 左右完全脱落。每日检查伤口，若白膜较厚，有污秽、肿胀，说明伤口有感染，应多含漱，加强抗感染治疗。

（五）并发症

1. 出血

扁桃体手术出血分原发性和继发性两种。原发性出血是指在术中或术后 24 h 内的出血。多因手术操作粗鲁、遗留残体或手术止血不彻底，或由于麻醉药中加有肾上腺素，术后因其吸收，血管"反跳性"扩张所致。继发性出血是指术后 24 h 以后的出血，常发生于术后第 5～7 天，与创面感染、假膜脱落有关。

2. 感染

扁桃体窝轻度感染表现为假膜延迟生长、污秽、较厚，腭咽弓充血显著，咽痛较重且持续时间较长。若感染严重，可引起颈深部脓肿或蜂窝织炎，表现为高热、咽下困难、颈痛及咽痛明显，应及早使用抗生素，脓肿及时切开引流。

二、增殖体切除术

（一）适应证

手术适应证：①有增殖体面容，增殖体肥大影响呼吸或听力；②久治不愈的慢性鼻窦炎，可在治疗鼻窦炎的同时切除增殖体；③有增殖体扁桃体切除术适应证者。

（二）术前准备

术前准备：①详细询问病史和体格检查，术前胸透，儿童要注意胸腺的大小，术前心电图检查；②术前血常规、凝血酶原时间、红细胞沉降率、抗"O"检查，肝肾功能检查；③术前 3 d 口服抗生素、维生素 C 及维生素 K，含漱复方硼砂溶液清洁口腔；④手术当日禁食、禁水，术前半小时给予适量的阿托品和苯巴比妥；⑤术前做好患者的思想工作，使其解除顾虑，充分配合。

（三）注意事项

1. 术中注意

保持正确体位，刮除增殖体时，勿伤及咽鼓管圆枕、鼻中隔后缘及腭垂。

2. 禁忌证

急性上呼吸道炎症消退后不足 2 周者，儿童传染病流行期。正在行脊髓灰质炎自动免疫预防的儿童，服药后 6 周内禁忌手术。曾施行腭裂修补术或有黏膜下腭裂的儿童应慎重。

（四）术后处理及并发症

1. 注意术后出血

少量出血多能自止。如出血较多，可经鼻用 1% 麻黄碱溶液滴入止血；出血严重时，鼻内镜下微波或射频准确止血，必要时鼻后孔填塞止血。

2. 手术创伤

常见的创伤多位于咽鼓管圆枕、软腭及腭垂处。此外，开口器使用不当可致上门牙松动或脱落，术中应注意保护。

三、扁桃体周脓肿切开引流术

（一）适应证

手术适应证：脓肿已形成，诊断性穿刺抽出脓液者。

（二）术前准备

术前准备：①详细询问病史和体格检查，术前胸透，儿童要注意胸腺的大小，术前心电图检查；②术前血常规、凝血酶原时间、红细胞沉降率、抗"O"检查，肝肾功能检查；③术前 3 d 口服抗生素、维生素 C 及维生素 K，含漱复方硼砂溶液清洁口腔；④手术当日禁食、禁水，术前半小时给予适量的阿托品和苯巴比妥；⑤术前做好患者的思想工作，使其解除顾虑，充分配合。

（三）注意事项

1. 先穿刺再切开引流

目的在于诊断是否有脓肿，同时可避免切开时脓液突然大量涌出，吸入气道，引起窒息。

2. 穿刺和切开时

针头和刀面均不宜过深。切开黏膜后，以血管钳钝性分离进入脓腔，以免误伤大血管。

3. 体位

取坐位，体弱者取侧卧位。

（四）术后处理

1. 抗感染

给予大剂量抗生素，漱口，注意口腔卫生。

2. 脓液引流

隔日用止血钳在原切口处扩张引流，直至脓液排尽为止。

3. 扁桃体切除

在时机适当时行扁桃体切除。

四、咽部脓肿切开引流术

（一）适应证

手术适应证：咽后间隙、咽侧间隙感染，已有脓肿形成者。

（二）术前准备

1. 详细询问病史

如上呼吸道感染、咽部异物、咽部外伤等，对慢性脓肿要了解有无结核病史。

2. 术前检查

压舌板检查小儿咽部时，动作应轻柔，不宜用手指触诊，穿刺抽脓时也需注意操作及体位，以免发生意外。术前颈侧位 X 射线摄片。

（三）注重事项

1. 术前准备充分

备好照明用品及吸引器，做好气管插管或气管切开的准备。

2. 其他

对于急性颈椎椎体骨髓炎继发咽后壁脓肿的病例，颈部活动受限者，头位切不可过于后仰，以防椎体脱位。对于结核性或颈外侧有明显脓肿，应取颈外径路切开排脓。

（四）术后处理

1. 一般事项

注意口腔卫生，术后注意呼吸。

2. 抗感染

脓液应做细菌培养和药敏试验，选用有效抗生素。

3. 脓液引流

经口腔切开引流者，每日用血管钳分离切口 1 次，至无脓液流出为止。

（五）并发症

术后窒息：脓肿较大，压力甚高，切开后有大量脓液涌出。流入气管可致患者窒息。

五、鼻咽部血管纤维瘤手术

（一）适应证

手术适应证：除侵入颅内的肿瘤已不可能切除或由于全身情况不能承受手术者外，均应施行手术治疗。

（二）术前准备

1. 术前检查

行 X 射线颅底摄片、CT 和 MRI 检查，了解肿瘤与颅底翼腭窝的情况，必要时行血管造影（DSA），了解肿瘤营养血管的分布情况，必要时超选择性血管栓塞，以减少术中出血。

2. 肿瘤定位

详细了解肿瘤情况，确定肿瘤根蒂位置，决定手术路径（内镜或经硬腭进路）。

3. 预防感染

术前抗生素及维生素的应用。

4. 其他

术前做好输血准备。

（三）注意事项

1. 术前充分准备

分离肿瘤前，摸清肿瘤根部和基底、与周围的关系，以及翼腭窝是否有肿瘤侵犯。做好一切准备，迅速分离，完整取出肿瘤，及时止血、输血。

2. 术中精细操作

手术分离不可粗暴，以免损伤颅底脑膜或颈内动脉。

（四）术后处理

1. 监测生命体征

密切注意出血量，观察血压、呼吸及脉搏情况。

2. 抗炎及支持治疗

给予足量抗生素静脉滴注，同时补充水、电解质及热量。

3. 饮食及口腔护理

术后次日进流质饮食，加强口腔护理，进食后漱口。

4. 鼻腔清理及拆线

鼻腔填塞物术后 5 ~ 7 d 逐渐抽出，后鼻孔纱球应最后抽出，术后 7 d 拆除硬腭创口缝线。

（五）并发症

1. 术后出血

术后纱条应分批依次抽出，抽取前应做好再次填塞的准备。出血严重应考虑手术肿瘤残体，必要时需再次手术。

2. 中耳感染

术中小心剥离，术后及时抽取纱条，可预防或控制感染。若出现感染应适当处理。术中及术后后鼻孔填塞损伤咽鼓管圆枕或创面感染延至中耳，可导致中耳感染。

3. 颅内感染

肿瘤已破坏颅底骨质，分离肿瘤基底部时损伤可延及颅内。

4. 其他

创口感染愈合不良，呼吸困难。

第四节　喉部手术常规

一、气管切开术

（一）适应证

手术适应证：①喉梗塞引起的Ⅱ度以上呼吸困难；②各种原因造成下呼吸道分泌物潴留或呼吸功能减退者；③预防性气管切开某些头颅、咽喉部手术，为保持呼吸道通畅，便于插管麻醉，防止血液流入下呼吸道，可先行气管切开术；④下呼吸道异物因病情紧急或条件受限，可经气管切开取出异物。

（二）术前准备

术前准备：①术前充分准备，除危急情况外，术前应尽可能做好手术及抢救的充分准备；②昏迷或病情危重者可先行气管插管；③术前选择合适的气管套管。

（三）注意事项

1. 术中精细操作

体位正确，认清解剖标志。分离气管周组织不要偏离中线，不要分离太深，小儿注意胸膜顶。

2. 切开气管环

要用刀尖从下向上挑开，一般在第2～4环，不得低于第5环。

3. 彻底止血

切断甲状腺峡部者缝扎断端，彻底可靠止血。

（四）术后处理

1. 术后护理

术后专人护理，床边应备有吸痰器、氧气、气管切开包、光源、急救药品等。术后一般取平卧位，注意室内温度及空气湿度。

2. 保持呼吸道通畅

随时吸除套管内的分泌物，每日清洁内套管4～6次。分泌物黏稠不易排出者，可滴入5%糜蛋白酶或1%碘化钾溶液，必要时蒸气吸入。经常检查气管套管固定带的松紧，予以调整。

3. 预防伤口感染

每日至少更换敷料1次，全身应用抗生素，加强支持疗法。

（五）并发症

术后并发症：①伤口出血；②套管脱出；③皮下气肿或气胸、纵隔气肿；④急性肺水肿；⑤呼吸骤停；⑥胸部并发症；⑦气管食管瘘；⑧拔管困难；⑨术后无名动脉大出血，导致生命危险。

二、喉裂开术

（一）适应证

手术适应证：①早期声带癌，尚未扩展至前联合及声带突，且声带活动良好者；②喉内较大良性肿瘤；③喉内异物不能由直接喉镜取出者；④喉外伤、喉狭窄的修复术。

（二）术前准备

1. 详细了解病情

全面体检，喉部X射线摄片，X射线断层、CT及纤维镜检查，活检以明确肿痛性质及范围。

2. 术前准备

术前皮肤清洁消毒，剃毛剃须。术前6 h禁食、禁水。

3. 术前用药

术前半小时内服用苯巴比妥和皮下注射阿托品。

（三）注意事项

1. 彻底止血

切除肿瘤后创面要彻底止血。

2. 仔细缝合

尽量缝合喉腔黏膜创面，减少术后粘连、肉芽组织生长。CO_2 激光气化的创面可不予缝合。甲状软骨板对合复位，否则愈合后影响发音质量。

（四）术后处理

1. 术后护理

按气管切开术后常规护理，尽早拔管。

2. 生活指导

术后 2 周内应尽量少发音；术后 6 h 可进流质饮食和软食，吞咽困难可用鼻饲法。

3. 抗感染

给予抗生素，禁用吗啡或可待因类药物止痛，以免减低咳嗽反射，妨碍排除分泌物。

4. 换药与拆线

术后每日换药，7 d 拆线。

三、半喉切除术

（一）水平半喉切除术

1. 适应证

（1）癌肿局限于会厌喉面，未侵及前联合；

（2）会厌癌已侵犯会厌谷，但未侵及舌根及舌骨；

（3）癌肿已侵及会厌前间隙，但未穿透甲舌膜；

（4）室带癌未侵犯喉室或环杓关节活动正常。

2. 禁忌证

（1）癌肿侵犯喉室、杓状软骨、前联合及梨状隐窝；

（2）会厌前间隙广泛受累，波及甲状软骨板；

（3）年老体弱、严重心肺功能不良者。

（二）垂直半喉切除术

1. 适应证及禁忌证

（1）适应证：①一侧声带癌病变前达前联合，后至杓状软骨，声带运动受限，声门下浸润直径大于 5 mm；②一侧声带癌已超越前联合，侵及对侧声带前端，但未超过其 1/3。

（2）禁忌证：①单侧声门癌向声门下浸润直径超过 10 mm；②声带已固定；③喉软骨受侵犯；④双侧杓状软骨受累，或杓间区有肿瘤病变；⑤环杓关节受侵犯；⑥喉前已有癌瘤穿出。

2. 术前准备

（1）详细了解病情：全面体检，喉部 X 射线摄片，X 射线断层、CT 及纤维镜检查，活检以明确肿瘤性质及范围。

（2）术前准备：术前皮肤清洁消毒，剃毛剃须。术前 6 h 禁食、禁水。

（3）术前用药：术前半小时内服用苯巴比妥和皮下注射阿托品。

3. 术后处理

（1）术后护理：气管切开术后护理。患者取平卧位，少活动，鼻饲流质 7 ～ 10 d。

（2）抗感染：应用抗生素控制感染。

（3）拆线：术后第 2 天更换敷料，第 7 天拆线。

（4）功能训练：术后 1 周起进行吞咽功能训练。

（5）术后放疗：伤口愈合 2 周后可行放疗。

四、全喉切除术

（一）适应证及禁忌证

1. 适应证

（1）喉内癌已超过前联合累及对侧或向上侵及喉室、室带者；

（2）肿瘤侵及杓状软骨、杓间区致一侧声带固定者；

（3）癌肿已侵犯声门下区，或原发于声门下区；

（4）声门上癌已侵及会厌根部，会厌前间隙受侵；

（5）喉癌部分切除或放疗后复发者；

（6）癌肿已侵及甲状软骨或环状软骨。

2. 禁忌证

（1）已有远处转移者；

（2）肿瘤已穿出喉外，颈部皮下扩散，侵犯椎前筋膜者；

（3）全身状况极差、恶病质、严重心肺功能不良者。

（二）术前准备

1. 术前谈话

向患者及其家属详细交代术后丧失发音功能、长期戴管呼吸等问题，争取主动配合。

2. 术前检查

全面检查，详细了解喉部情况，判断肿瘤范围，颈部触诊观察颈部淋巴结有无转移。

（三）注意事项

1. 术中精细操作

游离气管时，不要损伤食管前壁。游离喉体时，尽可能较多地保留双侧梨状隐窝黏膜，避免造成下咽狭窄。

2. 术后伤口

皮下负压引流加压包扎。

（四）术后处理

1. 术后护理

按气管切开术后常规护理。患者取低头、半卧位，少活动，注意休息。术后丧失发音说话能力者，需专人护理，用图片、笔纸表达。

2. 鼻饲饮食

鼻饲流质饮食 7 ~ 10 d，创口愈合良好拔除鼻饲管。如发生咽瘘，应继续鼻饲至创面愈合。

3. 注意引流

术后注意出血，注意引流管引出物。如渗液不多，一般可于 48 h 拔除。

4. 抗感染

更换敷料，保持清洁、干燥。注意抗感染，应用足量抗生素。

（五）并发症

1. 创面感染

原因多由于下咽部分泌物感染伤口、术中止血不彻底、出现无效腔未及时引流所致。术中除注意上述因素外，术后负压引流可减少感染的机会。

2. 咽瘘

咽腔缝合不良，术前放疗手术创口组织不易愈合，术后较易形成瘘管。较小者可自行闭合，或碘仿纱条填塞自行愈合；较大者则需再次缝合。

3. 其他

出血、管口狭窄、气管软骨坏死、气管脱垂、肺部感染。

第三章

耳鼻咽喉的特殊检查

第一节　纤维喉镜检查

一、适应证

纤维喉镜检查适应证：①间接喉镜检查有困难者，如咽部极度敏感、上切牙较突出、张口困难、舌体厚、牙关紧闭、颈椎强直、短颈等；②对喉部隐蔽病变或早期微小的喉肿瘤检查，以及观察声带活动等；③进行活检或较小的声带息肉或小结的手术治疗。

二、检查方法

在表面麻醉下进行，1%丁卡因液经口咽、喉咽部表面喷雾麻醉。患者取坐位，检查者左手握镜的操作体，右手指持镜杆末端不远处，轻轻送入鼻腔，沿鼻底经鼻咽部进入口咽，再调整远端。伸至喉部时，可依次观察会厌、杓状会厌襞、室带、喉室、声带、前连合、后连合和声门下区，并能分清直接喉镜下不能检查的部位，如会厌喉面、喉室等处。对颈部活动和张口受限者、年老体弱者均能顺利检查。也可在有环状牙托的情况下，经口腔将纤维镜末端轻送入口咽，而后依次检查各部。需注药通气、钳取组织时，可选用有钳腔的镜体。

三、观察内容

观察舌根、会厌（舌面及喉面）、会厌谷、梨状窝、杓状黏膜及杓间区、室带、声带、前联合及声门下黏膜组织，注意喉部黏膜的颜色、形态、有无溃疡、充血及新生物，注意观察声门裂的大小，声室带的活动及对称性。如需要观察喉咽部，可嘱患者紧闭口唇做鼓气动作，待食管入口开放的瞬间，可观察到梨状窝及环后区的情况。

四、注意事项

纤维喉镜检查注意事项：①喉部黏膜麻醉不充分，或患者紧张恐惧，可使检查失败；②物镜镜面小，镜管较长，产生鱼眼效应，图像容易失真变形，颜色保真度低；③检查后注意2 h内禁饮禁食，以防发生误吸性肺炎；④纤维喉镜无明确绝对禁忌证，对于上呼吸道有急性炎症伴有呼吸困难者、心肺有严重病变者、丁卡因过敏者、不明原因的重度喉梗阻者，可视为相对禁忌证。

第二节　纤维鼻咽镜检查

纤维鼻咽镜是可弯曲的软性光导纤维内镜。从鼻腔或口腔经口咽部导入，能全面观察鼻咽部和后鼻孔，以及上、中、下鼻甲的鼻道后段。

一、适应证

纤维鼻咽镜检查的适应证：①鼻咽部肿瘤；②憩室；③后组鼻窦炎；④鼻咽炎、咽囊炎；⑤不明部位的鼻出血；⑥鼻腔畸形、后鼻孔闭锁等。

二、检查方法

患者取坐位，也可仰卧位。检查之前可用1%麻黄碱液及1%丁卡因液鼻腔或鼻腔喷雾麻醉，并做口腔、鼻腔、咽腔的1%丁卡因液喷雾麻醉。将纤维鼻咽镜经一侧鼻孔伸入鼻腔至鼻咽部，仔细检查另一侧鼻咽部的每一处解剖部位。同法检查另一侧。亦可在有环状牙托的保护下，将纤维鼻咽镜经口咽部进入鼻咽部，可仔细检查鼻咽部各部位，并可以检查后鼻孔及鼻腔后段各处。通过纤维鼻咽镜可做活检和摄影。

三、观察内容

详细观察鼻咽顶、鼻中隔后缘、两侧咽隐窝、咽鼓管隆凸及咽鼓管咽口的黏膜是否光滑，色泽是否正常，两侧是否对称，有无新生物，后鼻孔两侧大小是否对称，各鼻道有无分泌物及新生物，各鼻甲是否正常，若为儿童应注意腺样体大小。

四、注意事项

纤维鼻咽镜检查的注意事项：①心肺有严重病变者不宜做此检查；②注意动作要轻巧，忌粗暴操作；③检查后2 h内禁饮、禁食，以防发生误吸性肺炎。

第三节　直接喉镜检查

通过直接喉镜，使口腔与喉腔处于一条直线，进行喉腔内各部的检查。

一、适应证

1. 喉腔检查

间接喉镜不易看见的部位。

2. 喉腔手术

如下咽部及喉部病变的活检、息肉摘除、咽喉异物的取出等。

3. 导入支气管镜

做小儿支气管镜检术以利暴露声门、插入支气管镜。

4. 气管内插管

用于抢救喉阻塞者和做麻醉插管。

二、检查方法

术前禁食水，术前半小时肌内注射阿托品和苯巴比妥（鲁米那）。一般用1%丁卡因液做咽喉部黏膜表面喷雾麻醉，注意将药喷于舌根、口咽、喉咽部，拉出舌头后咽喉部喷药3次，每次喷药间隔3～5 min。受检查者取仰卧位，肩下垫枕，助手配合保持头颈体位。置牙垫保护牙齿，在手持直接喉镜导入挑起会厌后，上喉镜，暴露喉腔。依次检查咽喉腔各解剖部位。并可让患者发"衣"声以观察声带运动状况。

三、观察内容

检查时应注意喉腔各部黏膜色泽和厚度，有无充血、肿胀、瘢痕、异物或肿瘤等病变，并注意声带运动。

四、注意事项

1. 轻柔操作

术中动作必须轻柔，每一步都要在明视下操作，不可盲目粗暴。喉镜越过会厌游离缘后勿推进过深，以免误入环后隙。

2. 喉痉挛

暴露喉腔后如果发生喉痉挛，可将喉镜固定于原位不动，稍待片刻喉痉挛解除后继续下一步操作。

3. 幼儿手术

易发生喉水肿，喉镜尖端也可不压迫会厌，将舌根向前提起，会厌随之竖立即可暴露喉腔。

4. 禁忌证

颈椎病变，如脱位、结核、外伤等，均不适宜施行此检查。

第四节　支撑喉镜检查

支撑喉镜又称支撑直接喉镜，属直接喉镜的一种。在喉镜充分暴露喉腔后，将支撑杆与胸垫板固定，以机械代替人力固定喉镜，便可实施纤维镜手术和复杂的显微喉镜手术。

一、适应证

1. 喉及喉咽部的活检

支撑喉镜可较好的暴露喉部和喉咽部，所以位于该部位的疾病需要活检，特别是黏膜下的病变，可以使用此法。

2. 普通支撑喉镜手术

对位于该部位的比较局限性的良、恶性增生性疾病如声带息肉、声带小结、喉乳头状瘤、声带白斑等。对经间接喉镜和纤维喉镜不能完成检查或手术者，对发音要求高的患者所患的声带息肉和小结者。

3. 喉显微激光手术

$T_1 \sim T_2$ 早期喉癌，喉乳头状瘤、血管瘤、局限性喉狭窄、声门粘连、杓状软骨切除等，配合激光、微波、电凝治疗等。

4. 喉显微注射术

声带麻痹、声带萎缩、声带沟、声门闭合不全、声带慢性炎性疾病、喉异物、特殊的喉部注入等。

二、检查方法

患者取平卧仰头位，肩下可垫物。术者左手持镜，放一层厚纱布保护上列牙齿。以右手示指推开上唇，以免被镜压在牙上受伤。将喉镜沿门齿中央送入口腔，将舌根轻轻向上压，缓慢的向内进镜，当从喉镜中看到会厌时，继续深入 1 cm，越过会厌游离缘后，左手以平行向上的力量挑起会厌，即可暴露声门，理想的结果是能很好地暴露前联合和病变范围。此时可接上支撑器，放置胸垫板，固定支撑喉镜，再适当按焦距调节手术显微镜的位置，通过目镜看清喉腔结构，双手进行操作。

三、观察内容

注意观察喉腔各部黏膜色泽、形态，有无溃疡、充血及新生物等病变；室带、声带、前联合及声门下黏膜组织；声门裂的大小，声室带的活动及对称性。

四、注意事项

1. 暴露时

不可以上列门齿作为支点，应用双手的合力抬举会厌。不可将喉过分上提，因太过分会损害喉镜和拉伤患者咽部，术后患者感到咽痛。应部分暴露后先固定支撑架，等片刻后再调整螺旋使喉镜前部上抬。暴露声门的同时由助手轻压甲状软骨，或者调整患者的体位。

2. 暴露困难时

更换合适的喉镜，可借用30°、70°鼻内窥镜观察声门及声门下。

第五节 动态喉镜检查

动态喉镜又称频闪喉镜，能发出不同频率的闪动光线，用于观察声带运动时，可将高速的声带连续运动变慢或使之呈相对静止状态，从而看清声带的细微变化，如振动方式、振幅和声带边缘黏膜的游走或运动等。可用于检查声带早期病变。

一、适应证

1. 声带癌

如一侧声带振动消失或振动异常，常表示有早期声带癌。

2. 鉴别声带麻痹与环杓关节固定

如为神经性声带麻痹，则显示病侧声带振动消失，环杓关节固定时声带振动正常。

3. 疾病诊断

诊断功能性失音。

二、检查方法

局部黏膜表面喷雾麻醉。患者取坐位，自行拉舌伸向检查者，检查者在直视下或荧光屏图像下操作检查及录像。

三、观察内容

1. 声带振动的频率

频闪喉镜仪上均能显示基频的数值。基频与年龄、性别有关，儿童的基频值高于女性，女性的基频值高于男性。声带关闭特征：在声带振动周期中最大关闭时声带接近的程度。正常声带在关闭相时闭合良好，声门不完全闭合时会出现漏气而产生气息声。对于声带关闭的描述主要为：完全关闭、梭形裂隙、沙漏样裂隙、前（后）部裂隙、不规则裂隙等。

2. 声门上活动

正常状态下，发音时声门上结构并未涉及振动，保持相对固定的状态。病理状态下部分声门上结构可出现振动。包括室带振动、杓状软骨区域振动、会厌根部振动、整个声门上结构震颤或声门上结构同时产生"挤压"动作。

3. 声带振动幅度

振动幅度为声带振动时水平相的位移。正常状态下与声带的大小有关。声带振动部分越短、声带组织越僵硬、声带质量越大、声门下压力越小及声门关闭过紧时声带振动幅度越小。

4. 黏膜波

发音时声带黏膜的波动，自下而上跨越声带垂直断面，并由内向外传播，是声带振动的重要特征。黏膜波可由以下4种方式描述：①黏膜波缺乏：未发现黏膜波；②小黏膜波：黏膜波小于正常范围，并可根据其减弱程度分为轻、中、重3级；③正常：在习惯的基频及响度下发音时黏膜波的程度及大小正常；④大黏膜波：黏膜波异常增大。同时应比较两侧黏膜波间的相对位移：左<右、左>右、左=右。发音时每侧声带的黏膜波从有到无，说明病变由轻到重；波动消失到声带振动减低或消失，说明病变从黏膜层向深层组织浸润的征象。声带浅表黏膜损害多影响黏膜波动，深部组织损害可引起声带振动异常。

5. 非振动部位

即发音时声带的任何一部位未振动的现象。可发生于部分或全部声带。

6. 声带振动的对称性及周期性

正常声带振动时双侧对称，当双声带开放、关闭位移相同时运动为对称；反之亦然。非对称性声带运动可因声带的位置、形状、质量、张力、弹力及黏质性的差异而异。一声带的非周期性振动产生噪声。

四、注意事项

1. 检查环境

检查时环境应安静、光线较暗，患者坐位，嘱患者放松。

2. 防止镜头起雾

可通过气体吹张、加热及涂固体防雾剂等方法。

第六节　鼻内镜检查

鼻内镜包括 0°、30°、45°、70° 及 120° 多种视角镜。内镜检查和手术的目的是除去不可逆的病变组织，重建和恢复鼻窦通气引流及黏膜纤毛功能。检查者应熟悉鼻腔、鼻窦解剖，熟悉鼻腔、鼻窦及其黏膜的生理功能。

一、适应证

慢性和复发性鼻窦炎经传统治疗无效，CT 和鼻内镜检查证实窦口阻塞或有慢性炎症者。术前均需行鼻腔、鼻窦冠状位 CT 扫描，有时加做轴位或侧位扫描。

二、检查方法

用 1% 丁卡因液和麻黄碱或 1% 肾上腺素液鼻腔黏膜表面麻醉。

1. 鼻内镜检查

利用其不同的角度及图像清晰的特点，使检查者能看清鼻窦口的细微病变，多层次和精细清楚的鼻腔解剖结构关系的镜像。尤其是能清晰显示中鼻道及周围的结构，鉴别中鼻甲及鼻腔外侧壁的病变。

以 1% 麻黄碱液和 1% 丁卡因液纱条做鼻腔黏膜麻醉及收缩，用 30° 角鼻内镜经鼻底进入，越过鼻中隔后缘，转动镜窗检查鼻咽各壁情况，然后逐渐退出指向鼻腔要检查的部位。因鼻腔后部宽大一些，故自后方开始检查较易。鼻部检查以用 90° 或 130° 角镜为宜。鼻内镜附有吸引管、照相及录像装置。

2. 功能性鼻内镜检术

此手术近年逐渐发展取得较好疗效。其目的是仅切除病变的不可逆的组织，重建和恢复鼻腔及鼻窦的生理功能，是对传统鼻窦炎手术的再认识。

三、观察内容

1. 正常鼻黏膜

为淡红色，表面光滑湿润而有光泽。鼻腔与鼻咽黏膜无充血、水肿，无干燥、溃疡，无出血、血管扩张及新生物等；无脓性分泌物。

2. 正常上颌窦

黏膜薄而透明，可看到黏膜下黄色骨壁，细小血管清晰可见，在内侧壁上方可看到自然开口，有时还可看到副口。在自然口的后方有一凹陷，略呈蓝色，是上颌窦与后组筛窦之间的薄壁。

四、注意事项

1. 禁忌证

高血压、严重心肺功能不全及有出血倾向者。

2. 并发症

有出血、脑脊液鼻漏、眶内损伤及视力障碍，颅内感染、眼睑血肿、窦口闭锁及术后粘连等。

第七节　听功能检查

临床听功能检查法分为两类：一类为主观测听法（subjective audiometry），包括秒表试验、音叉试验、各种纯音测听及言语测听等。另一类为客观测听法（objective audiometry），包括非条件反射和条件反射测听、阻抗测听、电反应测听和耳声发射测试等。

一、音叉试验

音叉试验（tuning fork test）是鉴别耳聋性质的常用方法之一。常用 C 调倍频程音叉，其振动频率分别为 128 Hz、256 Hz、512 Hz、1 024 Hz 和 2 048 Hz；其中以 256 Hz、512 Hz 的音叉最常用。

（一）林纳试验

林纳试验（Rinne test，RT），又称气骨导对比试验，是比较同侧受试耳气导和骨导的检查方法。

1. 检查方法

取 C256 音叉，振动后置于受试耳乳突鼓窦区测试其骨导听力，待听不到声音时记录时间，并立即将音叉移置于外耳道口外侧 1 cm 外，测试其气导听力，待听不到声音时记录时间（图 3-1）。

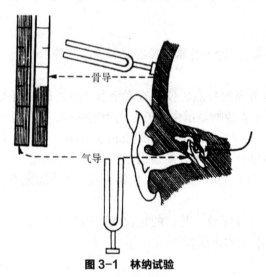

骨导

气导

图 3-1　林纳试验

2. 结果判断

气导比骨导时间长（AC > BC），为 RT "+"，见于正常人或感音神经性聋者。骨导比气导时间长（BC > AC），为 RT "-1"，或骨导、气导时间相等（BC= AC），为 RT "±"，均见于传音性聋者。

（二）韦伯试验

韦伯试验（Weber test，WT），又称骨导偏向试验，是比较两耳骨导听力强弱的方法。

1. 检查方法

取 C256 或 C512 音叉，振动后置于前额或头顶正中，让受检者比较哪一侧耳听到的声音较响。记录时用 "→" 表示偏向侧，用 "=" 表示无偏向（图 3-2）。

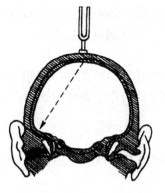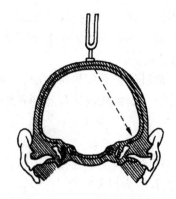

A. 示骨导偏向试验偏患侧　　　　　　　　　B. 示骨导偏向试验偏健侧

图 3-2　韦伯试验

2. 结果判断

若两耳听力正常或两耳听力损害的性质和程度相同，为 WT＝无偏向；传音性聋时，患耳骨导比健耳强，为 WT →患耳；感音神经性聋时，健耳听到的声音较强，为 WT →健耳。

（三）施瓦巴赫试验

施瓦巴赫试验（Schwabach test，ST），又称骨导对比试验，为比较正常人与受检者骨导时间的方法。

1. 检查方法

将振动的 C256 音叉交替置于受检者和检查者的乳突部鼓窦区进行测试，比较两者骨导时间的长短。

2. 结果判断

正常者两者骨导时间相等，为 ST "±"；若受检者骨导时间较正常人延长，为 ST "+"，为传导性聋；若受检者骨导，时间较正常人短，则为 ST "–"，为感音神经性聋。

音叉试验结果比较见表 3-1。

表 3-1　音叉试验结果比较

试验方法	正常	传导性聋	感音神经性聋
林纳试验 (RT)	+	– 或出	+
韦伯试验 (WT)	=	→患耳	→健耳
施瓦巴赫试验 (ST)	±	+	–

（四）盖莱试验

盖莱试验（Gelle test，GT）为检查鼓膜完整者镫骨有无固定的试验方法。

1. 检查方法

将振动的 C256 音叉放在鼓窦区，同时以鼓气耳镜向外耳道交替加压和减压。

2. 结果判断

若受检者能感觉到声音的强弱波动，即加压时骨导声音减低，减压时恢复，为 GT "+"，表明镫骨活动正常；若加压、减压时声音无变化时，则为 GT "–"，表示镫骨底板固定。

二、纯音听阈测试

纯音听阈测试（pure tone audiometry）为测定耳聋性质及程度的常用方法。纯音听力计（pure tone audiometer）利用电声学原理，通过电子振荡装置和放大线路产生各种不同频率和强度的纯音，经过耳机传输给受检耳，分别测试各频率的听阈。检查记录到的听力曲线称为纯音听力图（audiogram）。听力计以正常人的平均听阈为标准零级（standard zero level），即正常青年人的听阈在听力计上为 0 dB。

1. 检查方法

纯音听阈测试检查方法包括气导和骨导测试。

（1）气导测试：先从 1 kHz 开始，患者听到声音后，每 5 dB 逐挡下降，直至听不到时为止，然后再逐挡增加声强（每挡升 5 dB），如此反复测试，直至确定该频率纯音的听阈为止。再以同样方法依次测试 2 kHz、4 kHz、8 kHz、500 Hz、250 Hz 频率的听阈。骨导测试的操作方法与气导测试相同。检查时用间断音，以免发生听觉疲劳。

（2）骨导测试：测试较差耳气导听阈时，如与较佳耳气导或骨导听阈相差 40 dB 以上，应于较佳耳加噪声掩蔽，以免受检者误将从较佳耳经颅骨传来的声音当作较差耳听到的声音。测试骨导听阈时，对侧耳应加噪声掩蔽。

2. 结果判断

（1）传导性聋：骨导曲线正常或接近正常，气导及骨导曲线听力损失为 30 ~ 60 dB，气导及骨导差一般不大于 60 dB，低频听力损失较重。

（2）感音神经性聋：听力曲线呈渐降型或陡降型，骨气导曲线一致性下降，基本无气骨导差，高频听力损失较重。

（3）混合性聋：骨导曲线下降，气导曲线又低于骨导曲线。

三、言语测听法

言语测听法（speech audiometry）是指用言语信号作为声刺激来检查受试者对言语的听阈和识别言语能力的测听方法。检查内容包括言语听阈（speech thresholds）和言语识别率（speech recognition score）。前者又包括言语察觉阈（speech detection threshold）和言语识别阈（speech recognition thresholds）。言语察觉阈指能察觉 50% 测试言语信号的言语听力级（hearing level of speech）；言语识别阈指能听懂 50% 测试言语信号的言语听力级；言语识别率则为对测听材料中的言语信号能正确听清的百分率。把不同言语级的言语识别率绘成曲线，即成言语听力图（speech audiogram）。

1. 检查方法

在一长度 6 m 以上的静室内进行，受检者闭目立于距检查者 6 m 处，受检耳朝向检查者，另耳用湿棉球堵塞。检查者用平静呼气之末的肺内残余气体发声，说出一些常用词汇让受检者复诵。一次不能复诵者，可重复 1 ~ 2 次；仍不能复诵时，再改用其他词汇测试；若还不能复诵，检查者逐步移近受检者再进行测试，直到能听清、复诵为止。记录此距离。如受检者 3 m 处听清耳语，则记录为 3/6，正常为 6/6。同法检查另一耳。

2. 结果判断

在蜗后（听神经）病变时，纯音听力虽较好，言语识别率却极低（图 3-3）。

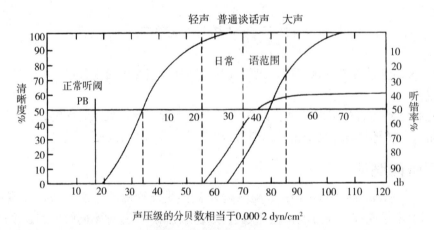

图 3-3　言语听力图

声压级的分贝数相当于 0.000 2 dyn/cm²

四、声导抗 - 导纳测试

声导抗 - 导纳测试（acoustic impedance admittance mea-surements）是客观测试中耳传音系统和脑干听

觉通路功能的方法。国际上已逐渐采用声抗纳（immittance）一词代替声导抗 – 导纳之称。基本检查项目有鼓室导抗图、静态声顺值及镫骨肌声反射。

（一）鼓室导抗图

鼓室导抗图（tympanogram）是测定在外耳道压力变化影响下鼓膜及听骨链对探测音顺应性的变化。

1. 检查方法

将耳塞探头塞入受试耳外耳道内，压力高速增加至 +1.96 kPa（+200 mmH$_2$O），鼓膜被向内压紧，声顺变小，然后将外耳道压力逐渐减低，鼓膜渐回原位而变松弛，声顺值增大，至外耳道与鼓室内压相等时，声顺最大，此后，外耳道变成负压，鼓膜又被向外吸紧，声顺变小。声顺随外耳道压力改变而发生的变化呈峰形曲线，即为鼓室导抗图或鼓室功能曲线。

2. 结果判断

Jerger 将鼓室导抗图分为 5 型（图 3-4）。

（1）A 型（正常型）：峰型曲线，最大声顺点在 0 daPa 附近（–100 ～ +50 daPa），见于正常中耳或感音神经性聋耳。

（2）As 型（低峰型）：峰压点正常，声顺值较低，示中耳传音系统活动性降低，见于耳感化症、鼓室硬化、听骨链固定及鼓膜增厚、瘢痕等。

（3）Ad 型（超限型）：峰压点正常，声顺值较高，示中耳传音系统活动性增高，见于鼓膜萎缩、愈合性鼓膜穿孔、听骨链中断及咽鼓管异常开放等。

（4）B 型（平坦型）：曲线平坦无峰，常见于中耳积液、中耳粘连，也见于鼓膜穿孔、中耳通气管通畅、外耳道耵聍阻塞等情况。

（5）C 型（鼓室负压型）：峰压点低于 –100 daPa，见于咽鼓管功能不良、中耳负压。

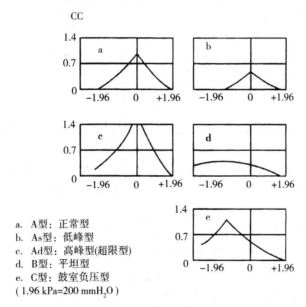

a. A型：正常型
b. As型：低峰型
c. Ad型：高峰型(超限型)
d. B型：平坦型
e. C型：鼓室负压型
（1.96 kPa=200 mmH$_2$O）

图 3-4　鼓室导抗图

（二）静态声顺值

静态声顺值（static compliance value）为外耳道与鼓室压力相等时的最大声顺，即鼓室导抗图峰顶与基线的差距。

1. 检查方法

同声导抗 – 导纳测试法，静态声顺值以声阻抗等效容积表示。

2. 结果判断

正常静态声顺值分布范围在 0.30 ～ 1.60，个体差异较大，受各种中耳疾病影响较多，不宜单独作为诊断指标。

（三）镫骨肌声反射

1. 检查方法

一定强度（阈上 70 ~ 100 dB）的声刺激可引起双侧镫骨肌反射性收缩，从而增加听骨链和鼓膜的劲度而使中耳声顺发生变化。镫骨肌声反射（acoustic stapedial reflex）测试可用来鉴别该反射通路上的各种病变，临床上可用于鼓室功能状态的客观检测、脑干病变的定位、听神经瘤诊断、非器质性耳聋的鉴别、面神经瘫痪的定位诊断与预后评价，以及听阈的客观估计等。Metz 重振试验和声反射衰减试验用于耳蜗性聋和蜗后性聋的鉴别。在选配助听器时，声反射阈还可作为确定合理增益和饱和声压级的参考。

2. 结果判断

5 种声反射类型见（表 3-2）。

表 3-2　5 种声反射类型

反射类型	说明	意义		
正常	交叉		右□□左	两耳正常
	非交叉		□□	
对角型	交叉		■□	声音输至患耳时异常
	非交叉		□■	示左耳神经性聋
水平型	交叉		■■	两耳交叉时异常
	非交叉		□□	示脑干病变
倒 L 型	交叉		■■	两耳交叉和患耳非交叉异常
	非交叉		□■	示左耳传导性聋
垂直型	交叉		□□	患耳交叉及非交叉异常
	非交叉		□■	示左侧面神经疾病

五、咽鼓管功能检查

1. 检查方法

主要检查咽鼓管是否通畅。当鼻咽部有大量脓性分泌物或急性炎症时，不宜进行此项检查。常用的检查方法有如下几种。

（1）吞咽法：将两端带橄榄头的听诊管分别置入检查者和受检者外耳道内，嘱受检者做吞咽动作。咽鼓管功能正常时，检查者可听到一轻柔的"咯哒"声。亦可在受检者做吞咽动作时，直接观察鼓膜，功能正常时，可见鼓膜闪动。

（2）捏鼻鼓气法：受检者捏鼻闭口，用力鼓气，使呼出的气体通过鼻咽部迅速经咽鼓管进入鼓室；检查者用听诊管可听到鼓膜振动声，或用耳镜看到鼓膜向外运动，此时患者诉说耳内有胀满感或有"咯哒"声，鼓膜穿孔者诉说有气流向外耳道漏出，表示咽鼓管通畅。若咽鼓管狭窄或闭锁则不出现上述征象。

（3）波利策法（Politzer method）：受检者先擤净鼻涕，含一口水，检查者将波利策球（图 3-5A）的橄榄头塞入一侧鼻孔（图 3-5B），闭塞另一侧鼻孔，嘱受检者将水咽下，与此同时检查者迅速捏波利策球。咽鼓管功能正常者，球内空气经鼻腔和鼻咽部压入咽鼓管至鼓室（图 3-5C）。受检者咽鼓管是否通畅的判断标准与捏鼻鼓气法相同。

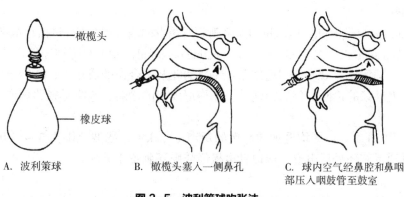

A. 波利策球　　　B. 橄榄头塞入一侧鼻孔　　　C. 球内空气经鼻腔和鼻咽
部压入咽鼓管至鼓室

图 3-5　波利策球吹张法

（4）导管吹张法：先用 1% 麻黄碱和 1% 丁卡因收缩、麻醉鼻腔黏膜，然后取合适的咽鼓管导管，使弯头向下送入鼻腔，贴鼻中隔沿鼻底缓缓送入直达鼻咽后壁（图 3-6 A），将弯头外转 90°（图 3-6B），缓缓拉出少许，使弯头越过咽鼓管圆枕，滑入咽鼓管咽口。亦可于导管达咽后壁后，将弯头向内旋转 90°，再向前轻拉，当感到弯头受阻于鼻中隔后缘时，再向下向外旋转 180°，即进入咽鼓管咽口（图 3-6C），然后固定，用橡皮球打气，借听诊管判断咽鼓管是否通畅。咽鼓管通畅者，可闻及吹风声和鼓膜振动声；咽鼓管狭窄者，可听到断续的"吱吱"声或尖锐的吹风声；咽鼓管完全阻塞或导管未插入咽鼓管咽口内者，则无声；鼓室积液时可听到气过水声。吹张完毕，将导管沿原路轻轻退出。

使用导管法吹张时应注意事项：①吹张时不可用力过猛，以免吹破鼓膜；②操作要轻柔，避免损伤鼻腔和咽鼓管口黏膜；③鼻腔或鼻咽部有脓液、痂皮时，吹张前应清除。

2. 结果判断

（1）鼓膜完整时：分别在受检者做 Valsalva 吹张及吞咽动作前后，动态观察鼓室功能曲线峰压点的变化，可了解咽鼓管的功能状况。

（2）鼓膜穿孔时：用声导抗计的压力系统测试咽鼓管对正负压的平衡能力，可以了解咽鼓管管口的开闭功能。

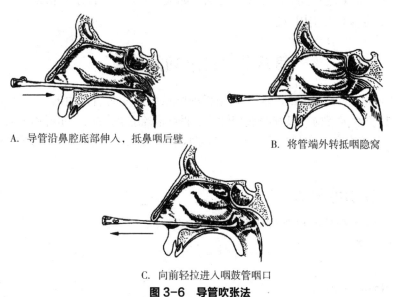

A. 导管沿鼻腔底部伸入，抵鼻咽后壁　　　B. 将管端外转抵咽隐窝

C. 向前轻拉进入咽鼓管咽口

图 3-6　导管吹张法

六、电反应测听法

电反应测听法（electric response audiometry，ERA）是利用现代电子技术记录声刺激诱发的听觉系统电位变化的方法。适用于婴幼儿及不能配合检查的成年人的听阈测定、功能性聋与器质性聋的鉴别、耳蜗及蜗后病变的鉴别、听神经瘤及某些中枢病变的定位诊断。常用的电反应测听法有耳蜗电图描记和听性脑干反应测试。

（一）耳蜗电图

耳蜗电图（electrocochleography，ECochG）为声刺激所诱发的内耳电反应，包括耳蜗微音电位（co-cochlear microphonic potential potential，CM）和电位（summating potential，SP）及听神经复合动作电位（com-pound action potential，AP）。测定客观听阈，适用于：①婴幼儿及不合作的成年人；②传导性聋、非器质性聋、伪聋的鉴别；③突发性聋的诊断、预后的估计；④梅尼埃病的诊断；⑤听觉径路病变的定位。

1. 检查方法

刺激声信号常用 10 次 /s、平均叠加 500 次的短声（click），滤波范围为 3 ~ 3 000 Hz，记录电极置于鼓膜表面或外耳道近鼓环处后下壁，或以针电极经鼓膜穿刺置于鼓岬。

2. 结果判断

CM 消失示耳蜗病变；如 CM 正常而 AP 消失，则为听神经病变，如 AP 反应阈值明显优于主观纯音听阈，则示病变在脑干或更高中枢，多为小脑脑桥角病变。

SP/AP 比值大于 0.27 者，预后多较好。

（二）听性脑干反应

听性脑干反应（auditory brainstem response，ABR）为声刺激所诱发的脑干电反应，主要包括 I ~ V 波，分别由蜗神经（同侧）、蜗核（同侧）、上橄榄核（双侧）、外侧丘系核（双侧）和下丘核（双侧）等 5 个不同部位所产生。ABR 测试临床可用于：①客观听阈的测定，ABR 反应阈可间接反映 2 ~ 4 kHz 听阈，因 V 波出现最恒定，与主观听阈相差 10 ~ 20 dB，故可用作测定客观听阈的指标；②新生儿和婴幼儿听力筛选；③器质性聋和功能性聋的鉴别；④感音神经性聋的定位诊断；⑤神经系统疾病诊断。

1. 检查方法

刺激声常用短声（click），滤波范围 100 ~ 3 000 Hz，给声频率每秒 10 ~ 20 次，平均叠加 1 000 ~ 2 000 次。一般在电屏蔽和隔音室进行。记录电极置于颅顶正中、前额发际或乳突表面。

2. 结果判断

双耳波 V 间期差（ILD）是一重要参数，一般认为 ILD 大于 0.4 ms 者，则示潜伏期延长的一侧有脑干病变。目前强调双耳波 I ~ V 波间期差的重要性更大，如大于 0.4 ms，提示潜伏期较长的一侧有脑干病变，尤其对小脑脑桥角肿瘤的诊断有实用价值。

第八节　前庭功能检查

前庭功能检查法（vestibular function test）是根据前庭系统病变时所产生的一系列症状，或以某些方法刺激前庭系统，观察其诱发的反应，以查明病变性质、程度和部位的方法。亦可用来协助诊断颅内的病变，或用于特殊从业者的选择或锻炼前的参考。前庭功能检查主要分为平衡及协调功能检查与眼动检查两个方面。

一、平衡及协调功能检查

平衡功能检查包括静平衡功能检查与动平衡功能检查。

（一）静平衡功能检查

1. 闭目直立试验

又称昂白试验（Romberg test）。

（1）检查方法：受检者直立，两脚并拢，双上肢下垂，或两手于胸前互扣，并向两侧牵拉，闭目直立，维持 30 s。观察受检者有无站立不稳或倾倒。

（2）结果判断：前庭周围性病变时，躯干倾倒方向朝向前庭破坏的一侧，与眼震慢相方向一致；中枢性病变时，躯干倾倒方向与眼震慢相不一致。

2. Mann 试验

为强化 Romberg 试验。

（1）检查方法：受检者一脚在前，另一脚在后，前脚跟与后脚趾接触。

（2）结果判断：观察与结果评价同 Romberg 试验。

3. 静态姿势描记法（static posturography）

为客观而精确的静平衡功能检查方法。

（1）检查方法：将人体睁眼和闭眼站立时姿势摆动产生的重心移位信息，通过脚底的压力平板中的压力传感器传递到计算机进行分析。通过重心移位的轨迹定量 Romberg 实验。

（2）结果判断：上述静态平衡功能检查法均凭主观判断，结果不够精确。静态姿势描记法（又称静态平衡仪检查法）则可取得客观而精确的检查结果，但由于该法不能去除体感信息，提取的前庭功能信息有一定限制，临床价值有限。

（二）动平衡功能检查

1. 星形足迹行走试验（Babinski–Weil walking test）

（1）检查方法：受检者蒙眼后向前行走 5 步，继之后退 5 步，如此反复 5 次。

（2）结果判断：起点与终点的偏差角大于 90° 者示两侧前庭功能有差异。

2. 动态姿势描记法（dynanic posturography）

为客观而精确的动平衡功能检查方法。

（1）运动协调试验（movement coordination test，MCT）：当平板移动和转动时，检查肢体重力拮抗肌肌电的振幅和潜伏期。

（2）感觉组织试验（sensory organization test，SOT）：检查时平衡台前竖一块可调节倾角的视野板，测试睁眼与闭眼、平台倾角改变和视野版倾角改变等条件下的 SOT，用以消除踝、膝、髋关节的本体感觉的影响，以睁眼和闭眼的方式消除视觉的影响，所提取的信息比较准确地反映了前庭对平衡功能的影响。

3. 肢体试验

（1）过指试验（past–pointing test）①检查方法：受检者与检查者相对而坐，两人上肢向前平伸，示指相互接触。受检者抬高伸直的上肢，然后再恢复水平位，以示指再接触检查者的示指，上下臂均应在肩关节矢状面上运动，避免内收和外展，连续 3 次偏斜为异常。正常人无过指现象。②结果判断：前庭周围性病变过指的特点是双手同时偏向前庭功能较低侧，方向与倾倒一致，与自发性眼震的方向相反。小脑病变过指的特点是患侧单手向患侧偏斜。

（2）书写试验①检查方法：受检者正坐于桌前，右手握笔，悬腕，自上而下书写一行文字或简单符号，长为 15 ~ 20 cm。先睁眼后闭眼各书写一次，两行并列。②结果判断：两行文字偏斜不超过 5，为正常；超过 10，示两侧前庭功能有差异。

4. 协调功能检查

协调功能检查常用方法包括指鼻试验、跟–膝–胫试验、轮替动作、闭目难立征等，用于检测小脑功能。

（1）指鼻试验：嘱患者先将手臂伸直、外展、外旋，以示指尖触自己的鼻尖，然后以不同的方向、速度、睁眼、闭眼重复进行，并两侧比较。小脑半球病变时可看到同侧指鼻不准，接近鼻尖时动作变慢，或出现动作性震颤（意向性震颤），且常见超过目标（辨距不良）。感觉性共济失调时睁眼做无困难，闭眼时则发生障碍。

（2）跟–膝–胫试验：患者仰卧，上抬一侧下肢用足跟碰对侧膝盖，再沿胫骨前缘向下移动。小脑损害时抬腿触膝易出现辨距不良和意向性震颤，下移时常摇晃不稳。感觉性共济失调时，患者足跟于闭目时难寻到膝盖。

（3）轮替动作：评定交互动作。嘱患者以前臂向前伸平并快速反复地做旋前旋后动作；或以一侧手快速连续拍打对侧手背；或足跟着地以前脚掌敲击地面等。小脑性共济失调患者的这些动作笨拙，节律慢而不匀，称轮替动作不能。

（4）闭目难立征（Romberg 征）：嘱患者双足并拢站立，两手向前平伸，闭目。如出现身体摇晃或倾斜则为阳性。仅闭目不稳提示两下肢有感觉障碍（感觉性共济失调），闭目睁目皆不稳提示小脑蚓部病变(小脑性共济失调）。蚓部病变易向后倾，一侧小脑半球病变或一侧前庭损害则向病侧倾倒。

二、眼动检查

眼动检查是指通过观察眼球运动（包括眼球震颤）检测前庭眼反射径路、视眼反射径路和视前庭联系功能的方法。

眼球震颤（nystagmus）简称眼震，是眼球的一种不随意的节律性运动。前庭系周围性病变、中枢性病变和某些眼病均可引起眼震。

眼震的观察方式包括裸眼检查法、Frenzel眼镜检查法、眼震电图描记法（electronystag-mography，ENG）以及红外电视眼震电图描记法（video nystagmus graph，VNG）等。ENG是利用皮肤电极和电子技术记录眼球运动的描记方法，其大致原理是：角膜（正电位）与视网膜（负电位）之间存在的电位差在眼球周围形成电场，眼球运动时其周围的电场随之发生变化。用置于眼球周围的皮肤电极导出这种电场的变化，通过放大器传给记录装置，即可记录到眼震电图。眼震电图的主要参数是眼震的慢相角速度和持续时间。VNC则是近年来应用于眼震检测的新方法，检查时受检者佩戴特制的Frenzel眼镜，通过眼镜上的红外摄像头将眼动情况记录并传送到计算机及显示器，可直观观察眼震。

1. 自发性眼震检查法

自发性眼球震颤（spontaneous nystagmus）（简称眼震）是指在无诱发因素的情况下，眼球出现持续性不随意的节律性往返运动。前庭性眼震由慢相和快相组成，以快相作为眼震方向。

（1）检查方法：检查时受检者固定头部，两眼注视眼前60 cm处检查者的手指，并随之向前（正中）、上、下、左、右5个方向注视，但以距中线45°～50°为限。以眼震电图描记仪检查时，嘱受试者向前正视即可。观察眼震的类型、方向、振幅、频率和持续时间等（图3-7）。

（2）结果判断：根据眼震的方向可分为水平性、旋转性、水平旋转性、垂直性和斜性眼震。根据轻重程度，眼震可分为3度。Ⅰ度：仅向眼震快相方向注视时出现眼震。Ⅱ度：向眼震快相和向前注视时均出现眼震。Ⅲ度：向各个方向注视均出现眼震。各种眼震的特点如下。

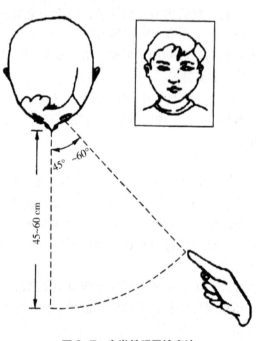

图3-7 自发性眼震检查法

①前庭性自发性眼震：常为水平性或水平旋转性，振幅小，频率中等。常呈单同性，具有快、慢相，同时常伴有眩晕、听力减退、耳鸣及恶心、呕吐等反应，其程度又与眼震相一致，持续时间短，可持续数分钟、数日或数周。倾倒或错指都偏向于眼震的慢相方向。

②中枢性自发性眼震：方向不一，常为水平性、旋转性、垂直性或斜性，振幅或细小或粗大，持续时间较长，可持续数周、数月或更长。多无耳蜗症状，常伴有其他神经症状和体征，一般以后颅窝病变

引起者居多。

③眼性眼震：大多为水平摆动性，无快、慢相之分，持续时间长，可为永久性。不伴眩晕，闭眼或停止凝视后眼震消失或减轻。

2. 视眼动系统检查法

视眼动系统检查法是检测视眼反射径路和视前庭联系功能的方法，包括扫视试验、平稳跟踪试验、视动性眼震检查和凝视试验等。

（1）扫视试验：又称视辨距不良试验（ocular dysmetria test）或称定标试验。请受试者注视并随视跟踪仪的灯标亮点移动，其速度为350°～600°/s。以电眼震描记仪记录眼球运动的速度和精确度。脑干或小脑病变时结果异常。

（2）平稳跟踪试验：又称平稳跟随试验（smooth pursuit test）。受试者头部固定于正中位，注视距眼前50～100 cm处的视标，该视标通常做水平向匀速的正弦波摆动，速度为40°/S。视线跟随视标运动而移动，并以电眼震描绘仪记录眼动曲线，临床上眼动曲线分4型，正常曲线光滑（Ⅰ型、Ⅱ型），曲线异常（Ⅲ型、Ⅳ型）主要见于脑干或小脑病变。

（3）视动性眼震检查：视动性眼震（optokinetic nystagmus，OKN）是当注视眼前不断向同一方向移动而过的物体时出现的一种眼震。检查时请受试者注视眼前做等速运动或等加、减速度运动的、黑白条纹相间的转鼓或光条屏幕，记录当转鼓正转和逆转时出现的眼震。正常人可引出水平性视动性眼震，其方向与转鼓运动的方向相反，两侧对称，速度随转鼓运动速度而改变。眼震不对称、眼震减弱或消失，或方向逆反，主要提示中枢病变。自发性眼震或某些眼病可影响结果。

（4）凝视试验：当眼球向一侧偏移时方出现的眼震称为注视性眼震（又称凝视性眼震，gaze-evoked nystagmus）。注视性眼震的快相与眼球偏转的方向一致，强度随偏转角度增大而加强，眼球向前直视时眼震消失，多示中枢性病变。

3. 前庭眼动检查法

前庭眼动检查法主要检查半规管功能。

（1）旋转试验：旋转试验（rotational test）的基本原理是使半规管的内淋巴液发生流动以刺激壶腹嵴而诱发前庭反应。以诱发性眼震的特点作为判断的标准。

①检查方法：检查时受检者坐于旋转椅上，头固定于前倾30°使外半规管呈水平位置，以每2 s/圈的速度做向右（顺时针）或向左（逆时针）方向的旋转，10圈后突然停止，嘱受检者两眼向前凝视，观察眼震。②结果判断：在顺时针方向旋转后发生向左的眼震，而逆时针旋转后则为向右的眼震，两次检查至少间隔5 min。正常者眼震持续时间平均为30 s（15～45 s），两侧相差不超过5 s。

（2）冷热试验：又称变温试验，是通过温度刺激半规管来诱发前庭反应的检查方法。基本原理是外耳道接受冷或热刺激后，温度的改变经鼓膜、鼓室及骨壁影响到外半规管，内淋巴液因热胀冷缩而改变一定密度，造成内淋巴液"热升冷降"的对流现象，终顶随之发生偏斜而刺激壶腹嵴发生眼震。以慢相角速度来分析反应强弱（图3-8）。

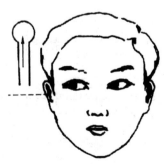

图3-8　冷热试验原理

44℃热水刺激右耳，受检测水平半规管的内淋巴受热膨胀，液体上升流向壶腹，产生强刺激，眼震快相向同侧

①微量冰水试验：①检查方法：受检者仰卧，头偏向一侧，受试耳向上。向外耳道内注冰水0.2 mL，20 s后将冰水倾出，头恢复正中位并抬起30°，使外半规管位于垂直位，观察眼震，出现反应后，休息3～5 min，以后用同样的方法检查对侧。如无眼震则用0.4 mL冰水试验，仍无眼震用0.8 mL冰水试验，仍无眼震可用2 mL冰水试验。②结果判断：正常人0.2～0.4 mL冰水即可引出向对侧的水平性眼震，如果需要0.8 mL或2 mL才能引出眼震，则示前庭功能减退，2 mL以上无反应则为前庭功能丧失。

②交替冷热试验：①检查方法：受检者仰卧，头抬起30°，吊桶悬挂于受检者头部上60 cm处，先将30℃冷水灌注外耳道后40 s即停止（注水量为250～500 mL），同时嘱受检者注视正前上方，观察眼震方向和反应时间。反应时间计算为自灌注开始起到眼震停止时为止。休息5～10 min后再检查对侧。然后用44℃热水如上法测试两耳（图3-9、图3-10）。②结果判断：正常反应：试验两侧外半规管，每侧的眼震持续时间相等。方向相同的眼震持续时间相等。正常眼震持续时间冷水试验约2 mm，热水试验约1 min；半规管轻瘫（canal paresis，CP）：一侧冷、热水两种试验的眼震持续时间之和低于另一侧，差值在20%以上（大于40 s），表示该侧半规管功能低下或消失；优势偏向（directional preponderance，DP）：向某一方向的眼震持续时间长于另一方向，差值在20%以上（大于40 s），即为优势偏向，表示椭圆囊病变（优势偏向多向对侧）或颞叶病变（优势偏向多，向患侧）；联合型：同时有优势偏向及半规管轻瘫，常见于膜迷路积水、第Ⅷ对脑神经病变、前庭神经炎等疾病。可能为半规管与椭圆囊同时存在着病变。

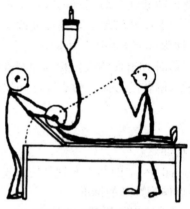

图3-9　交替冷热试验

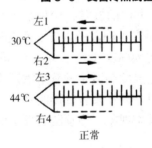

正常

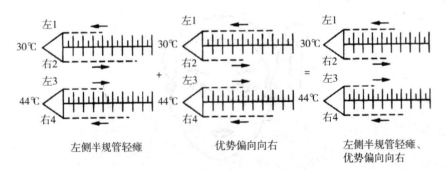

左侧半规管轻瘫　　　优势偏向向右　　　左侧半规管轻瘫、优势偏向向右

图3-10　交替冷热试验记录（每小格代表10 s）

4. 其他诱发性眼震检查法

（1）瘘管试验（fistulat）：用于疑有迷路瘘管者。

①检查方法：将鼓气耳镜紧贴于受试者外耳道内并交替加、减压力，观察眼球运动情况和有无眩晕。

②结果判断：向外耳道加压或减压时，凡出现眼球偏斜、眼震为强阳性，示迷路瘘管存在；无眼球偏斜及眼震而仅有眩晕感者为弱阳性，可疑有瘘管；以上症状均无者为阴性。但瘘管试验阴性者并不能排除瘘管的存在，如瘘管被肉芽、胆脂瘤、机化物等堵塞时。膜迷路积水时，膜迷路与镫骨足板间有粘连带形成，瘘管试验亦呈阳性，称为安纳贝尔征（Hennebert sign）阳性。所以对瘘管试验的检查结果，应结合临床检查和病史进行全面分析。

（2）位置性眼震试验：头部处于某一种或几种特定位置时出现的眼震称为位置性眼震（positional nystagmus）。如同时伴有眩晕，称为位置性眩晕。发生机制不明，一般认为系耳石病变所致。

①检查方法：检查时，先观察受检者在正坐位下有无自发性眼震，然后依次在仰卧位、右侧卧位、左侧卧位和仰卧头后垂30°等4种头位进行观察。每一种位置至少观察30 s，观察变动位置后眼震的潜伏期、类型、方向、程度及持续时间，有无眩晕。②结果判断：如有眼震，则再重复该头位检查2次，如眼震不减弱，属不疲劳型眼震. 如眼震减弱或消失，则为疲劳型眼震。

（3）变位性眼震试验：在头位迅速改变的过程中或其后短时间内出现的眼震称为变位性眼震（positioning nystagmus）。

①检查方法：使受检者按一定顺序依次变换头位，每次变位后观察20～30 s。如有眼震，则记录其特性连续1 min，并注意有无眩晕及恶心、呕吐等，待眼震消失后再变换至下一头位，依次重复检查。

②结果判断：病因系椭圆囊斑耳石脱落后刺激半规管壶腹脊。变位性眼震见于良性阵发性位置性眩晕。

（4）Hennebert 征和 Tullio 现象：膜迷路积水、球囊与镫骨底板有粘连时，向外耳道加减压力可引起眩晕和眼震，称 Hennebert 征（Hennebert sign）阳性；在外淋巴瘘者或正常人，强声刺激可引起头晕或眩晕，称 Tullio 现象（Tullio phenomenon）。

第九节　鼻阻力检查

鼻阻力测压法（nasal resistance manometry，RM）是通过鼻阻力仪测量流量和压力得到鼻阻力数据。

1. 鼻阻力计

又称鼻测压计，用于测量呼吸时气流的阻力，其物理学定义：

$$R = P/V$$

式中，R 为鼻阻力，P 为鼻腔前后两端空气压差，V 为呼吸时空气的流速，鼻阻力的单位为 Pa/（L·s）。

双侧鼻腔总阻力的倒数等于各个鼻腔阻力的倒数和，即 R= R1×R2/（R1+R2），其中 R 为鼻腔的总阻力。正常值不超过 0.196～0.294 kPa（2～3 cmH$_2$O）/（L·8）。

2. 临床意义

①研究鼻腔生理、咽腭功能；②评价药物对鼻腔的作用；③评价鼻腔、鼻窦手术的效果；④作为鼾病治疗前后的呼吸客观指标等。

鼻腔有阻塞性病变时，鼻阻力升高；萎缩性鼻炎或鼻甲切除过大导致空鼻症（nose empty syn-drome）时，鼻阻力明显减少。

微信扫码
◆临床科研
◆医学前沿
◆临床资讯
◆临床笔记

第四章
耳鼻咽喉科常见症状

第一节　耳痛

耳痛为一常见症状，可分为耳原性耳痛、反射性耳痛以及神经性耳痛三种。耳原性耳痛又称原发性耳痛，系指耳部本身病变所引起的耳痛。反射性耳痛又称继发性耳痛，是南于支配耳部的神经同时又支配其他部位的感觉，所以其他部位病变引起的疼痛可通过该神经反射至耳部引起耳痛。神经性耳痛是由于耳部感觉神经本身的病变而引起的疼痛。

一、病因分类

（一）耳原性耳痛

1. 耳郭疾病

耳郭软骨衣炎、耳郭皮炎及湿疹、耳郭丹毒、先天性瘘管伴感染、外耳结核、耳郭血肿、恶性肿瘤。

2. 外耳道疾病

外耳道炎、外耳道疖、恶性外耳道炎、外耳道真菌病、外耳道耵聍栓塞、外耳道胆脂瘤、外耳道外伤、外耳道阻塞性角化症。

3. 中耳疾病

大疱性鼓膜炎、急性化脓性中耳炎、慢性化脓性中耳炎急性发作、鼓膜外伤、气压创伤性中耳炎、急性乳突炎、结核性中耳炎、中耳恶性肿瘤。

（二）反射性耳痛

1. 耳周疾患

耳周急性淋巴结炎、腮腺炎。

2. 鼻部疾患

急性鼻窦炎、上颌窦癌。

3. 口腔、咽部疾患

智齿冠周炎、舌根部溃疡、急性扁桃体炎、扁桃体摘除术后、咽部肿瘤、咽部脓肿、咽部溃疡。

4. 喉部疾病

喉结核、下咽癌、茎突过长。

（三）神经性耳痛

1. 舌咽神经痛。

2. 膝状神经节痛。

3. 喉上神经痛。

4. 颈神经丛痛。

二、机制

耳部有丰富的感觉神经分布，主要感觉神经有三叉神经的下颌神经耳颞支分布于耳屏、部分耳轮皮肤、外耳道前壁、上壁和部分鼓膜表面。耳大神经和枕小神经，均来自颈丛，分布于耳部后面、前面、乳突表面，耳大神经有分支到外耳道。迷走神经的耳支，一支分布于耳甲腔、外耳道后壁和鼓膜，一支分布于耳郭的后内方及邻近乳突皮肤。鼓室神经丛位于中耳鼓岬表面，由吞咽神经鼓室支、面神经的鼓室神经交通支和颈内动脉交感神经丛组成，支配鼓膜内层及鼓室的感觉。这些神经的本身病变或受外耳或中耳病变的压迫和刺激或远处器官的病变都可引起耳痛。

三、诊断方法

（一）病史

对于耳痛的患者首先要询问耳痛的性质，如跳痛、压迫性胀痛、针刺样痛、刀割样痛、撕裂痛、牵拉痛等。疼痛有轻有重，持续的时间有长有短。有自发性痛，也有咀嚼吞咽时痛；有耳内深部痛，也有向同侧头颈部放射等。要充分注意其伴随症状的种种特征，以便进行适当的检查，及早确诊。

（二）检查

检查时，不仅要注意耳部及其周围的改变，也要注意鼻腔、鼻咽腔、鼻窦、咽喉、口腔和头颈部的情况。

四、鉴别诊断

（一）外耳疾病

1. 耳郭外伤

外力作用于耳郭可引起耳郭血肿或裂伤。耳郭血肿常发生在耳郭的背侧，局部微痛，继发感染后，疼痛剧烈。

2. 耳郭软骨衣炎

浆液性软骨衣炎在耳甲腔软骨衣下或软骨内积液，一般不痛或仅有轻微胀痛。化脓性软骨衣炎，局部红肿有波动感，疼痛剧烈。

3. 耳带状疱疹

耳带状疱疹也称 Ramsay Hunt 综合征，为面神经膝状神经节的病毒感染，发病时有剧烈的耳痛。按病情可分三种类型。

（1）单纯疱疹型：先有耳不适或烧灼感，随之发生耳痛，耳郭及外耳道皮肤红肿，3～5天后局部皮肤发生疱疹。疱疹主要出现在耳郭凹面，偶尔出现在外耳道，数天后结痂，约一周后痊愈。

（2）疱疹并发面神经受损型：除有疱疹外，同时有同侧周围性面瘫。面瘫一般出现在疱疹出现后的一周左右。

（3）疱疹并发面神经、听神经受损型：病变除累及膝状神经节外，同时损伤听神经，故有耳鸣、感音神经性耳聋及眩晕。此型比较严重，提示病变位于面神经的迷路段。

舌咽神经疱疹或迷走神经神经节疱疹均可伴有耳痛，但无面瘫。舌咽神经疱疹无耳部病变，疱疹出现在软腭和扁桃体。患迷走神经节神经疱疹时，疱疹位于耳后沟及外耳道后壁。第1、2颈神经疱疹亦可致耳痛，疼痛剧烈，局限于乳突部。疱疹位于耳郭的凸面及颈部皮肤。

4. 外耳道耵聍栓塞或异物

可压迫耳道皮肤或鼓膜，尤遇水膨胀后疼痛剧烈。

5. 耳疖

耳疖是外耳道皮肤毛囊或皮脂腺的急性化脓性炎症，易发生在耳道的软骨部。局部红肿，有触痛。自发性剧烈疼痛，尤在夜间或咀嚼时。

6. 急性弥漫性外耳道炎

急性弥漫性外耳道炎是外耳道皮肤广泛性化脓性感染。有明显的白发性疼痛和耳郭牵拉痛或耳屏压痛。

7. 坏死性外耳道炎

亦称恶性外耳道炎。本病多发生糖尿病患者，所以也有称之为糖尿病性外耳道炎。致病细菌为绿脓杆菌。耳道坏死迅速向周围扩散，可并发乳突炎、颅底骨髓炎、脑膜炎、脓毒败血症等。

（二）中耳疾病

1. 鼓膜外伤

鼓膜外伤最常见的原因是外耳道的压力突然增高，如爆震、打耳光、跳水等。另外，南于咽鼓管吹张过猛、取异物时器械过深，均可使鼓膜损伤。鼓膜破裂时有暂时撕裂痛并有听力减退、头晕、耳鸣。

2. 大疱性鼓膜炎

上感后突然发生持续性刺痛。检查可见外耳道和鼓膜出现血性水疱，数日可自愈。

3. 急性化脓性中耳炎

耳痛是急性化脓性中耳炎的主要症状之一，常为上呼吸道感染的并发症。起病突然. 重者有难以忍受的刺痛、跳痛。待鼓膜穿孔中耳的分泌物流出后，疼痛减轻。因本病常伴有乳突骨膜的炎性反应，故常有乳突区的压痛和叩痛。若中耳出脓后疼痛仍不减轻，应考虑有急性乳突炎的可能。

4. 慢性化脓性中耳炎急性发作

慢性骨疡型或胆脂瘤型中耳炎，如脓液引流不畅、急性发作时，出现耳痛伴头痛、发热，则提示将要出现颅内外并发症。

5. 气压创伤性中耳炎

在高空飞行急速升降或潜水等气压突变的情况下，可出现耳痛、耳鸣和听力减退的气压创伤性中耳炎。

6. 中耳癌

多在慢性化脓性中耳炎的基础上，最初仅有隐痛，晚期持续性钝痛、耳道有血性分泌物并有肉芽突出，质脆易出血，活检可确诊。

7. Bell 面瘫

系原因不明的周围性面瘫。往往在出现面瘫之前数小时，先出现耳后区域的深部钝痛，继而出现面瘫。疼痛一般可持续数日。

（三）反射性耳痛

1. 三叉神经

（1）上颌支：当有急性鼻窦炎时，可以通过该支引起反射性耳痛。

（2）下颌支：可引起反射性耳痛的神经有：

①舌神经。

②下齿槽神经。

③耳颞支。

2. 舌咽神经

舌咽神经供应咽后壁感觉，包括鼻咽顶部，向下至披裂会厌皱襞，扁桃体与舌后 1/3 部。扁桃体的急性炎症、鼻咽癌、舌后 1/3 处的恶性肿瘤、梨状窝癌等，耳部反射性疼痛可能是最初症状。

（四）神经性耳痛

神经性耳痛主要为病毒性神经炎、风湿性神经炎等累及膝状神经节、半月神经节、第二、三颈神经、舌咽神经节及迷走神经等。较常见的为膝状神经节病毒感染引起的耳带状疱疹，受累神经的走行部位发生剧烈疼痛。其次是舌咽神经痛发作时也常伴有耳痛。

第二节　耳聋

耳聋可发生于听觉系统的传音部分、感音部分或其两部分的病变。听力损失称为耳聋。正常听力必须具备外耳道、鼓膜、咽鼓管、听骨链、内耳螺旋器、听神经和颞上回各部结构健全的功能。听力损失较轻者为重听、损失较重者为耳聋。依耳聋性质可分为器质性与功能性，依部位的损害可分为传导性、感音神经性和混合性聋。依其发病时间分先天性、后天性、突发性、进行性和波动性聋。依病因可分为药物性、中毒性、外伤性、噪音性和爆震性聋等。

依病变损害部位可分为以下三类：

一、传导性聋

耳蜗以上感音功能正常，而由于外、中耳的病变引起的耳聋常称为传导性聋。

1. 先天性外耳道闭锁、外耳道骨瘤、外耳畸形、鼓膜或鼓室发育不全、听骨链畸形等。

2. 后天性耵聍阻塞、外耳道异物、炎症所致瘢痕、鼓膜外伤、中耳积脓及积液、中耳息肉、肉芽、胆脂瘤、耳硬化及肿瘤等。

二、感音神经性聋

当耳蜗螺旋器、神经节、听神经、蜗核、脑干、皮质某一部位病变而致的耳聋称为感音神经性聋。

1. 先天性

遗传性聋、内耳发育不全、妊娠期宫内病毒感染或药物中毒、缺氧、分娩时产伤、胎儿红细胞增多症等。

2. 后天性

病毒感染性疾病，如带状疱疹、风疹、腮腺炎、脊髓灰质炎、感冒以及脑膜炎、伤寒、结核等。

3. 药物中毒

氨基糖苷类药物、水杨酸、奎宁、呋塞米、某些抗菌药物（如妥布霉素、万古霉素）、某些抗癌药（如顺铂）、某些元素（如砷、铅、磷、汞）及一氧化碳、二氧化碳等。

4. 突发性

突发性聋可见于感染、血管痉挛和栓塞、自身免疫性内耳疾病、窗膜破裂等。

5. 外伤性

爆震性、噪音性（急、慢性）、迷路震荡、颞骨骨折、气压损伤等。

6. 波动性

多见于噪音性聋、听神经瘤等。

7. 老年性。

8. 精神性

听觉传导及感音部分无器质性病变、听力不稳定。

三、混合性聋

当传音性和感音性部位均有损害而引起（既有传导性又有感音性聋）者称为混合性聋。

第三节　耳鸣

耳鸣是听觉功能的紊乱现象，也是听分析器对适宜的和不适宜的刺激所产生的反应。耳鸣多属噪声，有间歇性，也有持续性。有单一频率窄带噪声或白噪声等多种表现。耳鸣原因很多，常为某些疾病特别是重听的伴随症状。耳鸣一般可分为中枢性及周围性两大类。周围性耳鸣根据是否被别人听见分为主观性或非搏动性耳鸣和客观性或搏动性耳鸣。前者多见，后者少见。耳鸣又可根据其特征分为持续性耳鸣与节律性耳鸣。持续性耳鸣可有单一频率或多频率声调的混合，多为主观性耳鸣。节律性耳鸣多与血管跳动一致，偶尔与呼吸一致，耳鸣的频率较低。如为肌肉收缩引起，则耳鸣的频率较高。节律性耳鸣，多为客观性耳鸣。

一、病因分类

（一）主观性耳鸣

1. 耳部疾病

（1）迷路血循环障碍。

（2）耳毒性药物中毒。

（3）梅尼埃病。

（4）急性中耳炎。

（5）慢性中耳炎。

（6）耳硬化症。

（7）老年性聋。

（8）听神经瘤。

2. 全身性疾病

（1）高血压。

（2）自主神经功能紊乱。

（二）客观性耳鸣

（1）血管性。

（2）肌肉收缩性。

二、机制

外界声音传入耳，最终达到听觉中枢大脑皮质所感知，有赖于以下三个环节：一是中耳传音结构的阻抗匹配作用；二是内耳听觉感受器将声能转变成神经冲动；三是从耳蜗神经核经脑干至颞叶听皮层的神经传导畅通。这三个环节的任何一处发生故障均可产生耳鸣。

从原因和解剖上，可将耳鸣分为主观性耳鸣和客观性耳鸣两大类。

（一）主观性耳鸣

主观性耳鸣系指在无声源的条件下，仅患者本人能听到耳鸣声，检查者听不到，又称自觉性耳鸣或非搏动性耳鸣。

1. 器质性因素

（1）外耳道阻塞病变：中耳急、慢性炎症、镫骨固定等，耳鸣多呈低调，与耳聋程度不一致。

（2）内耳感受器病变和听神经损害：听毛细胞受刺激而引发异常的听觉信号可能是产生耳鸣的最主要的原因。毛细胞的激惹状态（去极化）可因短暂的缺氧而诱发，出现早期或一过性耳鸣。如毛细胞变性以及听纤毛与盖膜接触不良，则可出现持久性耳鸣。如为局限性毛细胞损伤，耳鸣的性质接近于纯音。

耳蜗神经纤维如受到机械性刺激，可直接作用于神经细胞而引发异常的神经脉冲，引起节律性耳鸣。

在正常情况下，耳蜗的传出通路具有调节神经传导的作用，该束的任何障碍亦可引起耳鸣。常见于脑干的缺血性疾病。

2. 神经反射因素

（1）鼓室神经丛反射：由于鼓室神经丛属于中枢神经丛，通过舌咽神经、三叉神经及颈动脉交感神经纤维的联系，接受兴奋刺激后向中枢颞上回传导，形成耳鸣。

（2）内脏慢性病反射：内听动脉的血管运动神经纤维来自颈下神经节与第一神经节融合为星状神经节，通过迷走神经与腹部脏器发生联系，因此内脏产生神经冲动，可引起内耳血管痉挛性收缩或扩张，改变内耳的血液供应，引起耳鸣。

（3）神经精神因素：神经官能症、自主神经功能紊乱等引起的耳鸣产生的机制尚不太清楚。

（二）客观性耳鸣

客观性耳鸣即振动性耳鸣或颤动性耳鸣、外在性耳鸣，是在耳附近有声源，如肌肉痉挛、血管收缩等所引起。此类耳鸣有真正的声音存在，具有声波能量，而不是声音的感觉，故能用仪器检查和记录。腭肌阵挛引起的耳咽管软骨节律性开放，发生咔嗒声是客观性耳鸣的症状之一。颞颌关节弹响，亦可成为客观性耳鸣的原因。

三、诊断方法

（一）病史

详细询问以往耳部及全身各个系统的疾病史，如使用耳毒性药物史、外伤史、中耳炎史等皆对耳鸣的诊断有重要价值。另外，也要注意以下几点。

1. 年龄和性别

小儿发病少，青春期发病率高，30岁以后少，老年人又高。

很显然老年人发病率高是与动脉硬化和神经退变有关。年龄和性别无大差异。

2. 起病方式

发病急骤者，在传导系统中以咽鼓管阻塞、急性中耳炎等多见；在感音系统中以外伤、中毒、爆震、梅尼埃病多见。起病缓慢者，多与全身性疾病有关。

3. 耳鸣音色

一般低音调耳鸣，多为传音系统病变。高音调耳鸣，多在迷路、听神经、中枢病变时发生。但有时也有相反的现象。

4. 耳鸣的持续性和间歇性

持续性耳鸣一般发生在感音神经部分。间歇性多为传音性。

（二）检查

耳鸣多为一种主观感觉，难以检测，但可以用纯音听力计进行频率匹配及响度平衡的方法测出耳鸣的强度和频率。

客观性耳鸣可用助听器或听诊器检查。若怀疑有腭肌阵挛者，可利用肌电图检查，将电极放入肌肉内，记肌肉活动时电位改变与耳鸣的关系。X线血管造影有助诊断血管畸形、动静脉瘘、血管分布等。颈椎X线片可检查有无骨质增生压迫血管。X线断层片、CT头颅扫描以除外颅内病变。

四、鉴别诊断

（一）主观性耳鸣

1. 外耳道疾病

主要是耵聍栓塞、外耳道表皮栓塞症、外耳道胆脂瘤，当洗澡、洗头受水浸湿后，突然引起低调耳鸣和听力减退。

2. 中耳疾病

（1）卡他性中耳炎：常有低音调、不规则的耳鸣，咽鼓管吹张后耳鸣可消失，但易复发。

（2）急、慢性化脓性中耳炎及其后遗症：低音调耳鸣很顽固，治疗困难。

（3）耳硬化症：低音调耳鸣，常由于不适当的吹张治疗、月经、疲劳而加重。

3. 内耳病和听神经损伤

（1）迷路血循环障碍：此系主观性耳鸣中最重的原因，耳鸣为高音调或汽笛声、蝉鸣声。起病突然，可能是由于变态反应、内分泌、贫血等引起的迷路贫血或充血。强度变化大，时强时弱，时有时无，也有为持续性。

（2）耳毒性药物中毒：所有耳毒性药物都可引起耳鸣。耳鸣常出现在耳聋之前。可先一耳发病，逐渐发展成双耳。耳鸣为高音调，约半数患者有头晕。急性中毒者停药后耳鸣症状可缓解或消失。慢性中毒者停药后也不消失。

（3）梅尼埃病：多引起低调吹风样耳鸣，常发生在眩晕发作之前，或与耳聋、眩晕同时出现。在疾病的缓解期，耳鸣可以消失或减轻。反复发作的病例可转为持久性高音调耳鸣。

（4）老年性聋：常见于 60 岁以上的老年人，多为双侧性，高音调耳鸣。耳鸣常常是耳聋的先兆。

（5）听神经瘤：耳鸣的特点为单侧性、高音调如蝉鸣或汽笛声。初期为间歇性，逐渐转为持续性。常同时伴有其他脑神经症状，如头痛、面部麻木等。内听道 X 线拍片、CT 内听道扫描、脑干电反应测听检查可确诊。

4. 全身性疾病

（1）高血压：耳鸣多为双侧性，常与脉搏的节律一致。除耳鸣之外，还可以有头痛、头晕等高血压症状。听力检查正常。服降血压药后耳鸣可减轻或消失。

（2）自主神经功能紊乱：常见于女性青春期或更年期，耳鸣多变，有时高音调、有时低音调，有单耳有双耳交替，有时持续性、有时间断性。另有头晕、失眠多梦等全身症状。

（二）客观性耳鸣

1. 血管性耳鸣

常见于颈静脉球瘤、颈动脉系统动脉瘤、颅内动脉瘤、颅内动静脉瘘等。这种耳鸣的特点是频率常与心跳或脉搏同步，可以用听诊器听到响声，用力压迫相应血管时耳鸣可以减轻或消失。

2. 肌肉收缩性耳鸣

常因腭帆张肌、腭帆提肌、鼓膜肌、镫骨肌的阵挛性收缩而引起的"咔嗒"声。此种响声检查者的耳郭贴近患者的耳部即可听到。

第四节　耳漏

耳漏又称为耳溢液，耳内流水，耳漏可以来自外、中、内耳及迷路，颅内脑脊液也可漏出，为耳科常见症状。耳漏的液体可为水性、浆液性、黏液性、血黏混合性、脂性及脑脊液。

耳漏的原因及性质。

一、脓性

化脓性中耳炎、外耳道疖肿、外耳道炎、湿疹感染。

二、水性

见于颅底骨折、乳突及中耳成形术损伤硬脑膜、外淋巴漏等，水样耳漏为脑脊液。溢液可从耳部和自耳部位经鼻咽管从鼻咽部流出。外伤所致的脑脊液漏常有血性液，脑脊液漏可称为脑脊液耳漏或脑脊液耳鼻漏。

三、血性

鼓膜外耳道或中耳的外伤、颅底骨折、手术损伤均可见血性液体。大疱性鼓膜炎时中耳和外耳的肉芽、息肉均可出现血性耳漏。外耳道和中耳的恶性肿瘤、颈静脉球体瘤均可引起血性耳漏。

四、浆液性

中耳炎时黏膜的浆液炎性渗出。分泌性中耳炎、大疱性鼓膜炎、外耳湿疹均可出现浆液性渗出。

五、黏液性

中耳炎早期，黏液分泌亢进。

六、脂性

油性耵聍分泌增多而成。

第五节 眩晕

眩晕是一种运动错觉，患者因感到自身或外界静止的景物的运动错觉而产生旋转、摇摆或漂浮之感。眩晕是迷路症候群中的主要症状，可单独出现，但常伴耳蜗症状，如耳鸣与耳聋，若与后两者合并出现，称之为眩晕综合征。人体空间定向能力取决于视觉、本体感觉（深感觉）与位觉系统相互之间的协调，任何系统的失调均可引起眩晕。当眩晕时病人感觉自身或四周物体旋转，并失去平衡而有倾倒感。此外，还有眼球震颤、恶心、呕吐、面色苍白、出汗、脉搏加速等自主神经系统征象。外周前庭终器、听神经、脑干病变引起者为旋转性眩晕。凡由视觉、本体感觉障碍出现的眩晕为非旋转性眩晕，又称为昏眩。

引起眩晕的原因：

1. 外耳和中耳疾病

耵聍栓塞、耳道异物、咽鼓管炎，航空性中耳炎等。

2. 前庭性疾病

急性迷路炎、慢性迷路炎、运动病、梅尼埃病、前庭药物中毒、岩部骨折、听神经病变、前庭神经元炎、听神经瘤、前庭神经核病变、脑干病变、脑炎、脑膜炎、脑脓肿、多发性脑脊髓硬化、延髓空洞症、前庭中枢病变、颞叶后部肿瘤等。

3. 颅内病变

颅内占位病变，累及颞叶后部的外伤、出血。

4. 自主神经紊乱

5. 中毒性疾病

耳毒性药物的使用，如链霉素、卡那霉素、庆大霉素、丁卡因、奎宁、水杨酸制剂、砷剂等。

6. 全身性疾病

腮腺炎、带状疱疹、脑膜炎等。血管性疾病，如高低血压、贫血、心脏病、内分泌疾患（糖尿病、甲状腺功能减退）以及妇女月经期、更年期等。

7. 颈源性眩晕

颈椎病、椎管狭窄、椎 – 基动脉供血不足。

8. 良性位置性眩晕

由耳石症所致。

9. 某些眼病

如屈光不正、眼肌不平衡、青光眼等。

10. 本体感觉性疾病

如脊髓疾病等。

第六节 鼻塞

鼻塞是因鼻腔通气道受阻或鼻黏膜丧失了对空气摩擦感而产生的鼻不通气的客观症状和主观感觉，常伴鼻溢液、闭塞性鼻音、嗅觉障碍，有时伴头痛。鼻塞程度有轻有重，有单侧与双侧鼻塞之分，若双侧重度鼻塞者，常伴张口呼吸，夜间打鼾。鼻塞有交替性、间歇性、持续性、渐进性之分。交替性鼻塞是指左右两侧鼻腔阻塞交替出现；间歇性鼻塞是指鼻阻塞症状时有时无；渐进性鼻塞是指在较长的病程中，鼻塞症状不消失，程度逐渐加重；持续性鼻塞是指在一定时间内，鼻塞症状不消失而持续存在，但不排除鼻塞程度时轻时重。鼻塞主要是鼻部病变症状，有时也属于全身性病变症状。

一、新生儿鼻塞

1. 鼻腔先天性闭锁畸形

患儿哺乳困难、呼吸困难。两侧性者出生后即窒息死亡。诊断可用 1 号橡皮导管，若有闭锁，则不能通入鼻咽部。

2. 新生儿急性鼻炎

患儿轻度发热，一般在 38℃以内，伴喷嚏、清水样涕、溢泪等症。

3. 新生儿鼻梅毒

患儿哭声轻微，面如老人。鼻前庭糜烂、皲裂. 鼻分泌物干结成痂，可伴手、足、肛门周围梅毒性皮疹。父母血液梅毒补体结合与沉淀反应可确诊。

4. 新生儿鼻白喉

鼻腔分泌物恶臭，前鼻孔周围及上唇皮肤脱落，见有鼻腔假膜，易出血，颈淋巴结肿大。

二、儿童期鼻塞

1. 增殖体肥大

鼻塞重，张口呼吸，并见营养不良和增殖体面容，如鼻中隔塌陷. 下颌骨及腭横弓发育不良，上切牙前凸错位，胸部发育畸形。

2. 急性传染病

如白喉、麻疹、百日咳等。

3. 鼻腔异物

单侧持续鼻塞，病程久者鼻分泌物有臭气，带血性分泌物。

4. 鼻窦炎

鼻分泌物增多，容易感冒，消化不良. 营养不良，精神不集中。

5. 后鼻孔息肉

渐进性鼻塞，在呼吸时更明显，后鼻孔镜检查可见新生物。

三、成年期鼻塞

1. 急性鼻炎

多有外感症或上呼吸道炎症，鼻黏膜急性充血，鼻分泌物由清水样渐转黏液性或黏脓性。

2. 慢性单纯性鼻炎

交替性或间歇性鼻塞，鼻分泌物量少，稀薄或黏。

3. 慢性肥厚性鼻炎

渐进性或持续性鼻塞，涕少难出，鼻甲肥厚，表面不平或如桑葚状，弹性差，对 1% 麻黄碱收缩反应不敏感。

4. 鼻中隔偏曲或嵴突

鼻塞时轻时重，容易鼻衄，前鼻孔镜检查可确诊。

5. 萎缩性鼻炎

鼻腔宽大、干燥，有痂皮堆积，分泌物腥臭，鼻甲萎缩变小，嗅觉减退或消失。

6. 鼻息肉

渐进性与持续性鼻塞，闭塞性鼻音较重，鼻腔内可见鼻息肉。

7. 急、慢性鼻窦炎

鼻塞，鼻黏膜充血肿胀，中鼻道或嗅裂有脓性分泌物引流，X 线照片可确诊。

8. 鼻腔肿瘤

渐进性与持续性鼻塞，鼻腔内可见新生物，活组织检查可确诊。

第五章
耳部创伤

第一节　耳郭外伤

耳郭外伤是外耳创伤中的常见病，原因有机械性挫伤、锐器或钝器所致撕裂伤、冻伤等。前两种多见，可伴发邻近组织的创伤。

一、临床表现

早期多为血肿、出血、耳郭断裂。大出血常见于耳郭前面的颞浅动脉和耳郭后面的耳后动脉受损。血肿常见于皮下或软骨膜下，呈紫红色半圆形隆起，面积大小不同，处理不及时可形成机化致耳郭增厚，破损之处或大面积血肿易发生感染、软骨坏死，后期多为耳郭缺损或畸形。

二、治疗

治疗原则：及时清创止血，预防和控制感染. 尽可能保留组织以免形成畸形。当耳郭形成血肿时，应早期行抽吸治疗，大面积血肿应尽早手术切开清除积血，清除凝血块后，局部加压包扎一周。缝合时应准确对位，缝合时不应贯穿软骨，缝线采用无损伤性缝线更佳。局部已感染者，伤口处可用生理盐水稀释后的青霉素液、1% 双氧水清洗后再对位缝合。伴软骨暴露者，要植皮或以就近带蒂皮瓣缝合软骨膜和皮肤。耳郭已完全离断者可将断耳以消毒生理盐水洗净后，用抗生素溶液浸泡 15 分钟，并用肝素将其动脉冲洗后对位缝合行断耳再植，但断耳离体时间一般不要超过 24 小时。

第二节　鼓膜外伤

鼓膜外伤常指外伤性鼓膜穿孔，可因直接或间接的外力作用所致，分为器械伤（如用火柴杆、毛线针等挖耳刺伤鼓膜，或矿渣火花等戳伤或烧伤）及气压伤（如用力擤鼻和屏气、掌击耳部、爆破、炮震、燃放鞭炮、高台跳水等）。颞骨骨折累及鼓膜、外耳道异物等也可引起鼓膜外伤。

一、临床表现

1. 鼓膜破裂时，突然出现不同程度的耳痛、耳出血、听力减退、耳鸣和耳闭塞感。患者擤鼻时可感觉耳内有气体溢出，可伴有眩晕、恶心或混合性聋。

2. 耳镜检查可见鼓膜呈裂隙状穿孔，穿孔边缘有少量血迹，外耳道有时可见血迹或血痂。直接外伤一般引起鼓膜后下方穿孔，间接外伤引起者多位于鼓膜前下方。若有清水样液体流出，示有脑脊液耳漏。

3. 听力学检查示耳聋属传导性，如伴有迷路损伤，则为混合性，程度轻重不一。

二、诊断及鉴别诊断

根据病史、上述症状及体征，诊断不难。若疑有颞骨骨折、脑脊液耳漏时，应做颞骨 CT 检查以明确。

三、治疗

1. 外伤性鼓膜穿孔的早期处理原则为干耳疗法，预防感染。用75%乙醇液消毒外耳道皮肤，取出外耳道内盯聍或异物，附着于鼓膜上的未感染血块可不取出。以乙醇再次消毒外耳道后，外耳道口轻塞消毒棉球。禁做外耳道冲洗或耳内滴药，嘱伤者勿用力擤鼻，必要时将鼻涕吸至咽部吐出。并避免感冒。全身应用抗生素预防感染，酌情使用破伤风抗毒素。小的穿孔多于3~4周内自行愈合。

2. 如外伤后3~4周鼓膜穿孔仍未愈合，可贴补棉片促进愈合。方法为以小镰刀搔刮穿孔边缘形成新鲜创面，以复方尿素棉片贴补于鼓膜表面，每周一次，至愈合为止。

3. 经贴补穿孔仍未愈合或穿孔较大者，可行鼓膜修补术。

第三节　颞骨骨折

颞骨骨折常是颅脑外伤的一部分，占颅骨骨折的15%~18%，可单发或并发其他颅脑外伤，颞骨岩部、鳞郁和乳突部中以岩部骨折最常见，各部可单独也可同时骨折。因多为颅脑外伤的一部分，急性期多至脑外科诊治，耳鼻咽喉科的检查和诊治必须在全身情况允许时进行。

一、入院评估

（一）病史询问要点

颞骨骨折病人入院时多有意识障碍，因此无法向病人直接询问，可向陪同的知情人或亲属了解情况。询问要点：①受伤的准确时间；②受伤时的体位，尤应注意头位；③受伤部位；④受伤后意识状态的改变；⑤受伤后做过哪些处置，用过哪些药物；⑥受伤后伤处是否有伤口，出血量多少，除伤口外是否有耳出血或口鼻出血；⑦是否有眩晕、听力下降或耳鸣；⑧病人的既往史。

（二）体格检查要点

检查要迅速、准确，不可过多撤动头部。

1. 全身检查

①检查基本生命体征：呼吸、脉搏、体温及血压；②检查神志是否清楚、精神状态如何；③瞳孔检查：瞳孔是否等大等圆，有无散大，光反射是否存在；④头颅检查：注意有无开放性伤口，伤口的大小、深度，是否仍有活动性出血，耳、鼻、口是否有出血，是否有脑脊液样液体流出；⑤有意识障碍的病人注意是否有合并伤的存在；⑥全身情况检查：生理反射是否存在，病理反射能否引出，有无全身其他部位的损伤。

2. 专科检查

①检查外耳道皮肤是否有撕裂，有无骨壁塌陷；②外耳道有无出血，是否出血不止；③鼓膜是否有外伤性穿孔，若无穿孔注意有无血鼓室（鼓膜呈蓝色）；④听力检查：必须在病人的身体条件允许的情况下进行，包括纯音测听、声导抗、ABR，以检测听力是否有下降、听力下降的性质（传音性、感音神经性或混合性）；⑤有无面瘫，是否为周围性面瘫，将面瘫初步定位。

（三）特殊检查

1. 头颅、乳突高分辨率CT，可确定骨折线的走行，听骨链是否损伤及面神经损伤的部位。

2. 头颅MRI，可确定颅脑损伤的范围，颅内出血的情况。

3. 头颅X线摄片，一般用于无CT拍摄的情况，X线片阴性不能排除骨折。

4. 前庭功能检测，用于伴有眩晕的病人，骨折类型不同，检测结果也不同。

（四）门诊资料分析

根据门诊资料，可将病人分为四类：一类是病情危重，需立即手术、抢救的病人；第二类是病情不稳定，需在严密监护下先行非手术治疗的病人；第三类是需要处理骨折，进行手术的病人；第四类是不需手术，只要保守治疗的病人。

二、病情分析

（一）诊断

根据病史、体格检查、CT及MRI结果，诊断不难做出，需注意其合并颅脑外伤的诊断。

（二）临床类型

根据骨折线与颞骨岩部长轴的关系分为纵行骨折、横行骨折及混合型骨折。

1. 纵行骨折

最多见，占70%~80%。部分病人可累及双侧，骨折可经过听骨链，造成听小骨的骨折；鼓室盖（又称鼓室天盖）骨折，脑膜和鼓膜撕裂而发生脑脊液耳漏。纵行骨折主要损害中耳、鼓室盖、鼓膜和外耳道皮肤、面神经水平段和垂直段，一般不伤及内耳骨迷路。临床表现为：①外耳道流血或血性脑脊液；②外耳道后上壁骨折，乳突水肿，皮下瘀血；③鼓膜不规则穿孔，可见血性脑脊液流出；④传音性耳聋或混合性耳聋为多，亦有听力正常者或感音性聋，听力损失多可恢复；⑤声导抗示镫骨肌反射消失；⑥前庭功能检测多为正常或轻度减退；⑦面神经瘫痪：发生率约15%，损伤较轻，预后好。

2. 横行骨折

约占20%，骨折线经过骨迷路，造成耳蜗、前庭受损，面神经损伤。临床表现为：①外耳道及鼓膜完整，外耳道无出血，可见血鼓室（蓝鼓膜）；②严重感音神经性耳聋，为永久性的；③严重眩晕，且伴自发性眼震，持续时间因损伤程度长短不一；④周围性面瘫，占50%，常为永久性面瘫。

3. 混合性骨折

少见。多见于头颅多发性骨折，外耳、中耳、内耳均有损伤。

三、治疗计划

（一）治疗原则

因常合并颅脑损伤，故首先以脑外科治疗为主。

1. 维持呼吸道通畅，维护循环功能。
2. 控制出血，抗休克治疗，脱水，维持电解质平衡，必要时输血治疗。
3. 严密观察病情变化，注意生命体征。
4. 严格控制及预防感染。
5. 病情稳定后再行耳科治疗。

（二）术前准备

1. 控制、稳定病情。
2. 做好全身麻醉的准备。
3. 向病人或家属交代术中、术后可能出现的情况并签字同意。
4. 耳周备皮。

（三）治疗方案

1. 脑外科治疗

请脑外科医师会诊。

2. 耳科治疗

①全身应用抗生素，注意选择可透过血脑屏障的抗生素；②严格消毒下清理外耳道积血及污物，耳内不得滴药，不得冲洗耳道；③不可行外耳道填塞，以防细菌由中耳逆行进入颅内，引起颅内感染；④若外耳道出血严重，无法控制，在大剂量抗生素的保护下，可行碘仿纱条填塞。

3. 脑脊液耳漏治疗

清洁预防感染。

4. 听力损失的治疗

横行骨折引起的感音神经性聋（多为全聋）多为永久性的，无特效治疗；纵行骨折引起的传音性耳聋，在病情稳定、全身条件允许的情况下可手术探查，听骨损伤需行听骨链整复，单纯鼓膜穿孔行鼓膜成形术，以求恢复听力。

5. 眩晕

时间长短不一，最后多可恢复，只需一般保守治疗，控制症状即可。

6. 面瘫

①应用糖皮质激素减轻面神经水肿，神经营养药促进神经功能恢复；②经 2～6 周保守治疗无效后，行面神经探查，减压或修复手术，但亦有人主张面瘫后 6 日即进行探查手术，而病人多合并颅脑损伤，伤后 6 日身体状况多不宜行探查手术；③手术前需行面神经定位诊断，以确定手术径路。

四、术后处理

1. 体位

头部抬高 15°～30°。

2. 输液

抗生素局部预防感染，糖皮质激素减轻水肿。

3. 伤口换药

同一般耳科手术。

五、住院小结

（一）疗效

神志清楚、听力恢复、眩晕消失、面瘫恢复、耳漏停止为完全治愈。但部分病人听力可不恢复，并有永久性面瘫等后遗症，多见于颞骨横行骨折的病人。

（二）出院医嘱

1. 随访 3～6 个月。

2. 面瘫病人术后 3 个月需进行面部肌肉功能锻炼，促进面神经尽早恢复功能。

第四节　脑脊液耳漏

脑脊液通过颅骨外伤骨折、缺损流入颞骨气化部分，再经外耳道流出称为脑脊液耳漏；经咽鼓管流入鼻咽部，由鼻孔流出者称为脑脊液耳鼻漏。在颅底骨折的病例中，30% 以上有脑脊液耳漏。脑脊液耳漏多见于颞骨骨折、肿瘤、感染和先天性畸形。

一、入院评估

（一）病史询问要点

1. 了解颅脑外伤史；如是急诊，由于病人多有意识障碍，在询问病史时，还应向护送的亲属及了解伤情的护送者详细询问受伤前后的情况。注意询问：①受伤时间；②受伤当时的体位，尤其是头部的位置；③致伤原因及方式；④受伤后意识状态的改变；⑤受伤后头颅有无伤口，伤口的大小、深浅，出血多少，是否被污染；⑥受伤后外耳道是否有血性液体流出，量的多少，是否为持续性；⑦受伤后是否有鼻出血，口腔出血，是否出血不止，是否进行过止血处理；⑧受伤到就诊这段时间里对病人做过哪些处置，用过哪些药物。

2. 是否做过耳部手术，包括中耳乳突手术、经迷路进入的内耳及颅内手术、颞骨切除术等。

3. 是否患有胆脂瘤型中耳炎。

4. 是否患有颅内外肿瘤，如脑膜瘤、颈静脉球体瘤、中耳癌、上皮癌及肉瘤等。

5. 近期是否因头颈部恶性肿瘤进行过或正在进行放射治疗。

6. 局部症状：①是否有透明液体自外耳道流出，如为脑外伤初期可为血性，或经鼻腔、鼻咽部有透明液体流出；②流出液体是持续性的还是间歇性的，流量的多少，是否与头位、用力有关；③是否有头痛、头昏，头痛的性质，与体位是否有关；④是否有恶心、呕吐、发热、神志改变；⑤是否有耳聋、耳鸣、面瘫及其他脑神经病变的表现。

（二）体格检查要点

1. 颅脑外伤

病人要注意检查：①基本生命体征如呼吸、脉搏、体温和血压；②神志、精神状态；③瞳孔大小、是否相等、对光反射是否存在；④头颅伤口的情况，受伤的部位；⑤生理反射是否存在，病理反射有无引出；⑥耳鼻口是否出血或血性液体流出。

2. 耳部检查

首先在严格消毒下将外耳道清理干净，勿冲洗。检查：①外耳道有无破溃、塌陷、肉芽、息肉或瘘管；②鼓膜有无穿孔，有穿孔者注意是否有透明液体或血性液体不断流出，如无穿孔注意鼓膜颜色是否是蓝色（鼓室积血）或淡红色（鼓室积液）。

3. 鼻咽部检查

用于脑脊液耳鼻漏鼓膜完整者，咽鼓管咽口是否有水肿、有无伪膜生长，是否见清水样液体流出。

4. 液体检查

①吸水纸试验：用于血性液体鉴定，检查有无红晕，如有则为脑脊液；②糖定性试验：需新鲜标本，液体中含糖为脑脊液；③试纸法：将液体滴在过氧化酶试纸上，试纸变蓝色为脑脊液；④转铁蛋白的特异性免疫试验阳性。

（三）特殊检查

1. 头颅 CT 及 MRI

对于确定颅脑损伤的部位、范围及严重程度有诊断意义，内耳高分辨率 CT 对先天性脑脊液耳漏及中耳炎有诊断意义。

2. 瘘管定位检查

5% 荧光素或 0.8% 靛胭脂核素钠锝腰穿注入椎管后 CT 扫描用来对硬脑膜瘘管定位。

3. X 线

现用于无条件行 CT 或 MRI 检查的情况下。颅内积气处即为瘘管处，但外伤骨折当时不宜摄片。

（四）门诊资料分析

根据门诊资料确定脑脊液耳漏的部位及大小，以帮助确定治疗方案. 是否需手术治疗以及手术方案。

二、病情分析

（一）诊断

根据病史、体检及实验室检查即可明确诊断。

（二）鉴别诊断

1. 脑脊液鼻漏

易与脑脊液耳鼻漏混淆：①病史不同；②鼓膜穿刺无液体抽出；③声导抗检查正常；①腰穿行瘘管定位检查时注入颜料后检查鼓室内无紫色。

2. 分泌性中耳炎

鼓膜穿刺抽出的液体量少，为淡黄色，稍黏稠；脑脊液量多，一般在 2 mL 以上，清水样无色透明，抽出的液体化验检查即可确诊。

三、治疗计划

（一）治疗原则

脑脊液耳漏确诊后一般先行非手术治疗，保守治疗无效后再行手术。如患有脑膜炎，必须待脑膜炎控制后方可手术修补瘘口。

（二）术前准备

1. 了解病因和病情，确定瘘管位置，制订手术方案。

2. 静脉给予大剂量可通过血脑屏障的广谱抗生素，有脑部受压症状者需先行处理之。

3. 向病人及家属交代术中、术后可能出现的并发症并签字同意。

4. 剃头，头皮脱脂。

（三）治疗方案

1. 非手术治疗

①头高位（床头抬高15°～30°）或半卧位，不可侧卧；②不可擤鼻，避免打喷嚏及咳嗽，防止便秘；③保持外耳道清清通畅，禁止耳内滴药及外耳道冲洗，禁止填塞外耳道；④耳甲腔放置棉花或敷料并经常更换，密切观察脑脊液流速及流量；⑤抗生素控制感染，注意使用可通过血脑屏障的抗生素；⑥有颅内压增高者限制输液并给予脱水剂治疗；⑦低颅压者补充水解蛋白及葡萄糖液；⑧病程较长或较重的病人，应使用调节脑代谢药物（ATP、辅酶A等），适当补充电解质以防止电解质紊乱。经上述治疗，多数病例可治愈。

2. 手术治疗

外伤性脑脊液耳漏或迷路手术致脑脊液耳漏的病人经过1～3周保守治疗无效，可行手术治疗；其他原因所致脑脊液耳漏的病人应尽早手术。手术需在全身麻醉下进行，手术方式需根据致病原因不同而不同。

处理原则：①颞骨骨折：待病情稳定后方可进行手术，需开颅探查，此项手术由神经外科医师进行；②乳突手术引起者：重新打开乳突腔，找到硬脑膜瘘口处进行修补，采用颞肌筋膜覆盖、带蒂颞肌瓣或脂肪填塞，涂上生物胶，外面再填塞碘仿纱条，如果瘘口较大，手术失败，则仍需开颅手术修补；③镫骨手术：将镫骨复位或人工镫骨覆盖前庭窗，镫骨底板开窗者筋膜覆盖窗口；④化脓性中耳炎：乳突根治术，彻底清除胆脂瘤及肉芽组织，找到瘘口，颞肌筋膜覆盖，涂以生物胶，再以碘仿纱条填塞术腔；⑤先天性自发性脑脊液耳漏：听力尚好者，将瘘口边缘黏膜刮出创面，颞肌筋膜覆盖，听力已丧失者，将中耳腔内容全部刮除，再将肌肉组织填塞于鼓室内，然后覆盖颞肌筋膜，最后外耳道皮瓣覆盖，此手术为中耳封闭术。

四、术后处理

（一）一般处理

1. 严密观察病情

注意生命体征，随时注意病情变化。

2. 体位

未清醒时平卧位，头偏向一侧，患侧向上；病人清醒后，床头抬高30°，绝对卧床2周，避免任何使颅内压增高的行为，防止便秘。

3. 饮食

术后当日禁食，次日起流质，逐步过渡到软食。

（二）合理用药

静脉给予广谱抗生素、止血剂，烦躁不安者可给予镇静剂。

（三）伤口

敷料如潮湿随时更换，外耳道填塞的纱条14日后逐步取出，动作忌粗暴。

五、住院小结

（一）疗效

治愈：耳漏停止。

好转：耳漏明显减少，2～3个月后上皮长好后多可愈合。

无效：耳漏无减少甚至更多，需开颅手术再次修补。

（二）出院医嘱

1. 出院后至少随访半年。

2. 注意外耳道保持清洁，出院后每周复诊，清理外耳道及术腔，促使早日上皮化。

3. 半年内勿做重体力劳动；耳漏若复发随时就诊。

微信扫码
◆临床科研
◆医学前沿
◆临床资讯
◆临床笔记

第六章

中耳疾病

第一节 中耳和颞骨损伤

一、外伤性鼓膜穿孔

鼓膜位于外耳道深部,外伤机会相对较少,可因直接或间接的外力作用所致。常见掌击耳部后引起。

1. 临床表现

(1) 外伤时于鼓膜破裂刹那间突然发生耳痛、耳鸣、听力下降,偶有眩晕。

(2) 检查可见外耳道内少许鲜血,鼓膜上有血痂,穿孔多呈不规则裂孔形,位于前下或后下方。

(3) 如合并颅骨骨折、脑脊液耳漏、内耳损伤等则有相应症状。

2. 诊断要点

(1) 有明确外伤史,伴耳鸣,听力下降。

(2) 鼓膜紧张部可不规则穿孔,穿孔周边有时可见血迹。

(3) 纯音测听示传导性耳聋。

3. 治疗方案及原则

(1) 保持外耳道清洁,勿进水或滴药。

(2) 一般不急于采用任何方法修补穿孔,鼓膜小穿孔或裂隙状穿孔多可自行愈合。观察 3 个月以上,穿孔仍不愈合者,可行鼓膜修补术。

(3) 继发感染者,应按中耳炎治疗原则处理。

二、听骨损伤

头部各种直接外伤,如利器或拳头,间接暴力如爆炸气浪,震荡以及颅脑外伤后均可引起砧镫关节脱位、镫骨弓骨折等听骨链中断现象。

1. 临床表现

(1) 外伤后突然出现耳鸣和听力下降、耳痛。

(2) 外伤严重时可出现昏迷、休克。

(3) 鼓膜可完整或穿孔,有血性分泌物或血痂。

2. 诊断要点

(1) 有明确外伤史,伤后即出现听力下降、耳鸣和耳痛。

(2) 听力学检查传导性听力损失,镫骨肌反射消失,鼓室压曲线为 AD 型等。

(3) 颞骨 CT 检查。

3. 治疗方案及原则

(1) 鼓膜完整时可行鼓室探查术。

(2) 鼓膜有穿孔者可同时行鼓膜修补术。

（3）有耳鸣及感音神经性听力损失者，给予改善内耳微循环及促进神经细胞生长的药物。

三、颞骨骨折

颞骨岩部骨折是颅底骨折的一部分，多由车祸、坠跌、颞枕部击打伤、战伤等引起。常有昏迷、头痛等重度颅脑损伤的表现。而中耳或内耳的损伤症状则往往被掩盖。可分横行骨折、纵行骨折和混合性骨折3型。

1. 临床表现

（1）程度不同的颅脑损伤症状。

（2）纵行骨折主要损害中耳，出现外耳道出血、鼓膜撕裂、鼓室积血、耳鸣，传导性听力损失。内耳和面神经损伤少见。

（3）横行骨折多损伤内耳，表现为剧烈的眩晕、眼震、恶心呕吐，重度感音神经性听力损失，以及面瘫等。

（4）脑脊液耳漏、脑脊液耳鼻漏。

2. 诊断要点

（1）外伤史。

（2）血鼓室或耳内出血，听力下降，耳鸣，头晕，面瘫等临床表现。

（3）影像学检查 CT、MRI。

（4）听力学检查。

（5）耳鼻漏出液糖定性和定量检查。

3. 治疗方案及原则

（1）首先由脑外科、ICU 医生紧急处理颅脑损伤。全身情况稳定后，再处理本专科并发症。

（2）耳、鼻出血时，禁用滴药和填塞法止血。

（3）应用抗生素严防颅内及耳部感染。

（4）有脑脊液漏者，经 3 ~ 6 个月保守治疗无效时，可行脑脊液漏修补术。

（5）CT 发现明确面神经管骨折、骨片刺入面神经等征象者应在患者生命体征稳定、能够耐手术后尽快面神经探查术；影像学无明确面神经受损征象，但是面瘫经保守治疗无效者，可根据情况行面神经探查术。

第二节　分泌性中耳炎

分泌性中耳炎是以传导性聋及鼓室积液为主要特征的中耳非化脓性炎性疾病。冬春季多发，是小儿和成人常见的听力下降原因之一。中耳积液可为浆液性或渗出液。有急性和慢性两种，慢性分泌性中耳炎可缓慢起病或由急性分泌性中耳炎反复发作，迁延转化而来。

一、病因和发病机制

目前认为咽鼓管功能障碍、中耳局部感染和变态反应等为其主要病因。

1. 咽鼓管功能障碍包括小儿腺样体肥大、肥厚性鼻炎、鼻咽部肿瘤或淋巴组织增生、长期的鼻咽部填塞、腭裂和头颈部肿瘤放疗后等。

2. 中耳局部感染：细菌产物内毒素在发病机制中，特别是病变迁延为慢性的过程中可能起到一定作用。

3. 可溶性免疫复合物对中耳黏膜的损害（Ⅳ型变态反应）可为慢性分泌性中耳炎的致病原因之一。

二、临床表现

1. 听力下降、自听增强

头位前倾或偏向健侧时，因积液离开蜗窗，听力可暂时改善（变位性听力改善）。积液黏稠时，听力可不因头位变动而改变。

2. 耳痛

急性者可有隐隐耳痛．常为患者的第一症状，可为持续性，亦可为抽痛。慢性者耳痛不明显。本病尚有耳内闭塞或闷胀感，按压耳屏后可暂时减轻。

3. 耳鸣

多为低调间歇性，如"噼啪"声，嗡嗡声及流水声等。当头部运动或打呵欠、擤鼻时，耳内可出现气过水声。

4. 耳部不适

患耳周围皮肤有发"木"感，心理上有烦闷感。

5. 鼓膜

松弛部或全鼓膜内陷，表现为光锥缩短、变形或消失，锤骨柄向后、上移位，锤骨短突明显外突、前后皱襞夹角变小。鼓室积液时鼓膜失去正常光泽，呈淡黄、橙红色，油亮，光锥变形或移位。慢性者可呈灰蓝或乳白色，鼓膜紧张部有扩张的微血管，短突显白垩色，锤骨柄呈浮雕状。若液体为浆液性，且未充满鼓室，可透过鼓膜见到液平面，液面状如弧形发丝，称为发状线，凹面向上，头位变动时，其与地面平行的关系不变。有时尚可见到气泡，咽鼓管吹张后气泡可增多。鼓气耳镜检查鼓膜活动受限。

6. 听力检查

音叉试验及纯音听阈测试结果示传导性聋。听力损失一般以低频为主，但由于传声结构及两窗的阻抗变化，高频气导及骨导听力亦可下降，积液排出后听力即改善。鼓室图对诊断有重要价值，平坦型（B型）为分泌性中耳炎的典型曲线；高负压型（C_3型）示管功能不良，部分有鼓室积液。

三、诊断

根据病史和临床表现，结合听力检查结果，诊断一般不难。诊断性鼓膜穿刺术可确诊。

四、治疗

1. 清除中耳积液改善中耳通气引流及病因治疗为本病的治疗原则。

（1）鼓膜穿刺抽液：成人用局麻。以针尖斜面较短的7号针头，在无菌操作下从鼓膜前下方刺入鼓室，抽吸积液。必要时可于1～2周后重复穿刺，亦可于抽液后注入糖皮质激素类药物。

（2）鼓膜切开术：液体较黏稠，鼓膜穿刺不能吸尽；小儿不合作，局麻下无法做鼓膜穿刺时，应做鼓膜切开术。手术可于局麻（小儿全麻）下进行。

（3）鼓室置管术：病情迁延不愈或反复发作者，中耳积液过于黏稠不易排出者，可考虑做鼓室置管术，以改善通气引流，促使咽鼓管恢复功能。通气管留置时间一般为6～8周，最长可达半年至1年。咽鼓管功能恢复后取出通气管，部分患者的通气管可自行排出于外耳道内。

（4）保持鼻腔及咽鼓管通畅：可用1%麻黄碱液或与鼻内糖皮质激素气雾剂交替滴（喷）鼻。

（5）咽鼓管吹张：慢性期可采用捏鼻鼓气法、波氏球法或导管法。尚可经导管向咽鼓管咽口吹入泼尼松龙，隔日1次，每次每侧1滴，共3～6次。

2. 积极治疗

鼻咽或鼻腔疾病如腺样体切除术、鼻中隔矫正术、鼻息肉摘除术等。扁桃体过度肥大，且与分泌性中耳炎复发有关者，应做扁桃体摘除术。

3. 抗生素应用

急性期可根据病变严重程度选用合适的抗生素。头孢他美酯（头孢美特酯）对流感嗜血杆菌、肺炎链球菌等致病菌抗菌作用较强，可用于对其他抗菌药物不敏感者。

4. 稀化黏素类药

物有利于纤毛的排泄功能，降低咽鼓管黏膜的表面张力和咽鼓管开放的压力。

5. 糖皮质激素类药物

地塞米松或泼尼松等口服，做辅助治疗。

6. 手术治疗

长期反复不愈，CT 值超过 40 者，应怀疑中耳乳突腔有肉芽组织形成，特别是发现有听小骨破坏时，根据病变所在部位，应尽早行单纯乳突凿开术，上鼓室开放术或后鼓室切开术清理病灶。

第三节　急性化脓性中耳炎

急性化脓性中耳炎为中耳黏膜的急性化脓性炎症。

多继发于上呼吸道感染，可能部分病例初起为病毒感染而后细菌侵入。多见于冬春季节，有血液病、营养不良、变态反应及心肺病患者、肾炎、糖尿病患者易于诱发。好发于儿童。

一、病因和发病机制

常见致病菌为溶血型链球菌、金黄色葡萄球菌、第Ⅲ型肺炎球菌和流感嗜血杆菌等。感染主要通过 3 条途径。

1. 咽鼓管途径感染

上呼吸道感染后，细菌经咽鼓管侵入鼓室，造成中耳炎。这是最多见的途径。小儿发病率高的原因：①易患呼吸道急性传染病，如麻疹、猩红热、百日咳和肺炎等，主要表现在上呼吸道发炎；②小儿咽鼓管较成人相对短、平、宽，分泌物易经咽鼓管经此管道进入鼓室；③小儿多仰卧吮乳，特别是人工喂乳时，呕吐物和多余的乳汁甚易流入鼓室；④小儿多患增殖体肥大和管周淋巴组织炎，易阻塞咽鼓管口，妨碍引流而致发炎。

2. 外耳道鼓膜途径感染

比较少见，鼓膜外伤穿孔后细菌可经外耳道感染。严重的外耳道炎，久之鼓膜糜烂溃破亦可引起鼓室感染。

3. 血行感染

最少见，急性重度传染病和脓毒血症，细菌经动脉直接进入鼓室，亦可由静脉血栓感染而进入鼓室。

二、临床表现

1. 耳痛

鼓膜穿孔前患耳深部搏动样跳痛或刺痛，可向同侧头部放射；鼓膜穿孔后耳痛减轻。

2. 耳流脓

鼓膜穿孔后耳内有液体流出，初为血水样脓，后为黏脓和纯脓。

耳道内黏脓性分泌物对中耳炎诊断有重要意义。

3. 听力下降

早期以耳闷为主，逐渐感到耳聋，可伴耳鸣，鼓膜穿孔后听力有改善。

4. 全身症状

可有畏寒、发热、纳差。儿童全身症状重，高热、惊厥，摇头抓耳，哭闹不安，常有呕吐、腹泻等消化道症状。鼓膜穿孔后全身症状明显减轻。

鼓膜穿孔前：开始鼓膜呈辐射状向心性充血，锤骨柄变成红色棒状，继之松弛部红肿外凸，很快整个鼓膜变红凸起。鼓室大量蓄脓，鼓膜极度外凸膨隆，锤骨形消失。外耳道口后壁麦氏三角即乳突窦区可有压痛。鼓膜穿孔后：鼓膜中心黄变坏死，最后穿破流脓。初为血水样，后为黏脓和纯脓。鼓膜紧张部穿孔，搏动性溢脓，呈现闪光跳动点。

5. 并发症

急性化脓性中耳炎治疗不当或周身抵抗力弱，炎症可经鼓窦直接进入乳突形成急性乳突炎，穿过骨皮质形成骨膜下脓肿，亦可经先天颅骨缝隙进入颅内形成颅内并发症，累及面神经而发生面瘫。过去小儿急性中耳炎易并发化脓性脑膜炎，现今广泛使用广谱抗生素后，此类并发症已很少发生。

三、诊断和鉴别诊断

根据病史和体征，成人诊断较易，小儿则较困难，一是缺乏耳症状史，表现为严重的胃肠道反应，二是小儿外耳道狭窄，鼓膜不易查见。

如遇小儿高热，适在上呼吸道感染之后发生，哭闹常有摇头抓耳动作，应想及此病。

四、鉴别诊断

1. 外耳道炎及疖肿

外耳道内弥漫性或局限性肿胀，有渗出浆液性分泌物或脓液，分泌物没有黏液，耳聋不重。按压耳屏或牵拉耳郭耳痛加剧是其特点。

耳后淋巴结可肿大。

2. 急性鼓膜炎

常并发于流行性感冒和耳带状疱疹，鼓膜充血形成大疱，有剧烈耳痛，但无穿孔及流脓现象，听力损失不重，外周血白细胞不增多。

五、治疗

1. 全身治疗

及时应用足量有效抗生素或抗生素药物，首选青霉素类或头孢类抗生素，对以上两类抗生素过敏者，可选用大环内酯类抗生素。鼓膜穿孔后取脓液做细菌培养加药敏试验，根据结果选择抗生素。症状消失后继续应用 1 周。耳痛者可给止痛药。

2. 局部治疗

鼓膜穿孔前：可滴 1% ~ 2% 苯酚（石炭酸）甘油，以消炎止痛。

如全身及局部症状重，鼓膜明显膨隆或穿孔太小，引流不畅者，可行鼓室穿刺抽脓或鼓膜切开，以利引流。

（1）鼓膜穿孔后：先用 3% 过氧化氢溶液清洗外耳道脓液，拭净后再用水溶性滴耳剂如：复方氯霉素滴耳液、泰利必妥滴耳液、氧氟沙星滴耳液等。感染基本控制后，应用乙醇制剂，如 3% 硼酸乙醇或氯霉素乙醇等滴耳，使其尽快干耳。

用药时患耳朝上侧卧，滴药后可按压耳屏向耳道口内，或以手掌按压耳门，促使药液进入鼓室内。同时可做多次吞咽动作，以利药物进入鼓室。一定要坚持一日 2 ~ 3 次清洗滴药。感染完全控制，留有鼓膜穿孔者，可行鼓膜修补术。

（2）病因治疗：1% 麻黄碱滴鼻液滴鼻，每日 3 次，保持耳咽管通畅。积极治疗鼻及鼻咽部病变，如腺样体肥大、慢性鼻窦炎、腺样体炎等。

第四节　慢性化脓性中耳炎

慢性化脓性中耳炎系指中耳黏膜，甚至骨膜或深达骨质的慢性化脓性炎症，多因急性化脓性中耳炎未及时治疗或治疗不当迁延而来，为耳科常见病、多发病。临床上以耳内长期间歇性或持续性流脓、鼓膜穿孔和听力下降为特点，处理不当可引起严重的颅内、外并发症而危及生命。

一、入院评估

（一）病史询问要点

1. 耳漏特征

间歇性或持续性，病程长短。

2. 分泌物性质

黏液性、黏液脓性或脓性，是否带有血丝或"豆渣样物"，有无异味。

3. 听力状况

轻度下降或严重下降。

4. 临床表现

近期临床表现有无特别变化。

5. 既往治疗史

用药情况或手术治疗情况。

（二）体格检查要点

1. 外耳道观察

仔细观察外耳道和中耳腔分泌物的性质，以及分泌物引流情况。

2. 鼓膜穿孔的观察

包括穿孔大小及部位。如因分泌物较多妨碍观察，应彻底清理后再做检查；外耳道狭窄者可借助电耳镜或显微镜观察。注意：松弛部或紧张部边缘性穿孔多提示为胆脂瘤型中耳炎。

3. 中耳腔病变的观察

重点观察鼓室内是否存在肉芽组织、胆脂瘤或钙化灶，以及听骨链形态。

（三）门诊资料分析

根据耳内长期流脓病史以及存在鼓膜穿孔，可做出慢性化脓性中耳炎的临床诊断。如鼓室内发现息肉或肉芽组织、"豆渣样物"，则有助于病变类型的判断。

（四）继续检查项目

1. 纯音测听

单纯鼓膜穿孔者，表现为轻度传导性听力损失；合并听骨链病变者，听力损失较重；病程较长或长期使用具有耳毒性抗生素滴耳剂者，可为混合性听力损失。

2. 分泌物细菌培养和药物敏感试验

了解引起感染的细菌种类和帮助选择治疗用药，应常规做厌氧菌培养。

3. 影像学检查

包括乳突 X 线片及颞骨高分辨率 CT 检查，了解病变范围、性质以及与周围组织结构的关系。乳突 X 线片可见乳突气化不良、气房模糊或骨质破坏。颞骨高分辨率 CT 检查则有助于进一步观察鼓室、鼓窦、乳突等处的细微病变，以及乙状窦、颈静脉球、面神经的解剖关系。

4. 耳窥镜检查

对常规耳镜检查的补充，用于进一步评估中耳病变程度、范围和性质，观察常规体检难以发现的鼓室内病变以及各解剖结构之间的关系，为选择手术术式提供依据。

5. 鼓膜贴补试验

适合于单纯型中耳炎，拟行鼓膜修补术者，贴补前后分别做纯音测听检查。

6. 咽鼓管功能检查

了解咽鼓管是否狭窄等。

7. 病理检查

鼓室内肉芽组织病理检查，有助于与中耳癌鉴别。

二、病情分析

（一）诊断

根据耳内长期间歇性或持续性流脓病史，检查存在鼓膜穿孔和不同程度的听力下降，诊断慢性化脓性中耳炎并不难。由于不同类型慢性化脓性中耳炎在预后及处理原则上存在很大区别，因此，临床上不可仅满足于慢性化脓性中耳炎的诊断，而必须在结合局部检查和颞骨影像学检查的基础上，对病变类型做出明确判断。

临床上如遇下列任一情况，应高度警惕并发症的发生：①急性感染持续2周以上；②慢性感染突然恶化，尤其是流恶臭分泌物；③治疗过程中分泌物带恶臭；④耳道流脓突然停止；⑤乙型流感嗜血杆菌或厌氧菌所致的中耳炎。病人如有恶心、呕吐、剧烈头痛、寒战、高热（尤其呈弛张热型）等表现，则发生颅内并发症的可能性较大。在耳源性并发症的诊断中，一方面需要通过详细的病史询问，仔细的耳部检查，并配合影像学资料，做出耳部疾病的诊断；另一方面，应根据病人的临床表现，配合必要的检查，明确并发症的种类。

（二）临床类型

按照病理变化及临床表现的差异，将慢性化脓性中耳炎分为三型：单纯型、骨疡型和胆脂瘤型。骨疡型和胆脂瘤型常合并存在，两者又称为危险型中耳炎。

1. 单纯型

最常见。炎症主要局限于鼓室黏膜层，一般无肉芽或息肉。

临床特征为：耳内间歇性流脓，量不多，分泌物为黏液性或黏液脓性；鼓膜穿孔位于紧张部，多呈中央性穿孔；听骨链大都完好或仅有部分槌骨柄坏死；一般有轻度传导性听力损失。影像学检查乳突为气化型或板障型，无骨质破坏。

2. 骨疡型或肉芽型

炎症除累及黏膜层外，尚有听小骨坏死以及鼓室骨壁、鼓环或鼓窦骨质的破坏。临床特点：耳内持续流稠脓性分泌物，间混血丝，常有臭味；鼓膜多为紧张部大穿孔或边缘性穿孔，鼓室内有肉芽或息肉；听小骨可有轻重不等的坏死；病人多有较重的传导性或混合性听力损失。影像学检查乳突多为板障型，鼓室、鼓窦入口及乳突内有软组织影，可有轻微骨质破坏。

3. 胆脂瘤型

鼓膜及外耳道的鳞状上皮在中耳腔生长并堆积成团块。

临床特点：持续性或间歇性流脓，可混有"豆腐渣样物"，恶臭；鼓膜多为松弛部或紧张部后上边缘性穿孔，可见灰白色豆腐渣样物；外耳道骨部后上壁可塌陷；纯音测听示轻重不一的传导性或混合性听力损失。影像学检查可见上鼓室、鼓窦或乳突有骨质破坏区，听小骨可部分或完全破坏。

（三）鉴别诊断

1. 慢性肉芽性鼓膜炎

发病率相对较低，但极易误诊为慢性化脓性中耳炎。临床上以耳内反复发作的流黏液脓性分泌物和鼓膜紧张部肉芽为主要特征，病史长短不一，鼓膜肉芽呈细颗粒状，酷似杨梅．但鼓膜无穿孔。颞骨CT扫描显示鼓膜处有软组织影，鼓室、鼓窦及乳突正常。

2. 中耳癌

好发于40岁以上成人。主要症状为耳深部跳痛或刺痛、耳流脓或脓血性分泌物、听力减退、眩晕、张口困难和周围性面瘫等，晚期可有其他脑神经受累表现。病人多有长期慢性化脓性中耳炎病史，外耳道或鼓室内有易出血之肉芽样或菜花样新生物。影像学检查显示局限性或广泛骨破坏，新生物活检可确诊。

3. 结核性中耳炎

多继发于肺结核或身体其他部位的结核。起病隐袭，耳内流脓稀薄，听力损害明显，可早期出现面瘫。鼓膜穿孔可为中央性或边缘性，鼓室内有时可见苍白肉芽。影像学检查示颞骨有骨破坏或死骨形成。肉芽组织活检或分泌物涂片、培养发现抗酸杆菌可明确诊断。

此外，本病还应注意与隐匿性乳突炎、外耳道炎等鉴别，并对可能同时存在的鼻及鼻咽部病变做出诊断，尤其是鼻咽癌。

三、治疗计划

（一）治疗原则

消除病因，控制感染，清除病灶，通畅引流，恢复听力。

1. 非手术治疗

①中耳炎急性发作时的抗生素治疗：宜根据细菌培养和药物敏感试验结果选择口服或静脉使用抗生素；无细菌培养结果时，根据中耳炎常见致病菌选择治疗药物。

②耳内用药：鼓室黏膜充血、水肿，有黏脓或脓性分泌物时，应用3%过氧化氢溶液清理分泌物，抗生素药液滴耳；黏膜炎症已基本消退，中耳潮湿者，可用乙醇或甘油制剂滴耳，如3%硼酸乙醇、3%硼酸甘油等；粉剂如硼酸粉、水杨酸粉等，仅可用于鼓膜大穿孔且分泌物很少者，有助于干耳。耳内干燥后，少部分病人穿孔可能自行愈合。

③局部病变的清理：鼓室内小的肉芽可用10% ~ 20%硝酸银烧灼，较大肉芽可用刮匙刮除或用圈套器套除；局限于中、上鼓室的小胆脂瘤可在门诊用温生理盐水冲洗或用吸引器吸除。

循证医学研究结果表明，在慢性化脓性中耳炎的治疗药物中，局部使用抗生素或防腐剂的效果优于全身使用抗生素，全身和局部同时使用抗生素的效果并不比单纯局部用药更为有效，而喹诺酮类抗生素滴耳液的效果优于非喹诺酮类药物。

2. 手术治疗

适合于几乎所有慢性化脓性中耳炎病人，手术时机以及术式因病变类型的不同而有所差异。治疗本病的手术按其目的可分为两类：

（1）以清理中耳病灶为目的的手术，如单纯乳突凿开术、乳突根治术。

（2）以重建中耳传音结构、提高听力为主要目的的手术，即鼓室成形术。

其中又分为：鼓膜成形术（鼓膜修补术），不伴乳突凿开术的鼓室成形术，伴乳突凿开术的鼓室成形术。

（二）术前准备

1. 术前1日耳周剃发，范围至少达耳郭周围5 cm。

2. 拟行鼓膜修补术或鼓室成形术者，术前1日耳道内应做清洁与消毒。

3. 鼓膜移植材料的设计与准备。

4. 听骨链重建材料的准备。

5. 手术显微镜与电钻的准备。

（三）治疗方案

除合并急性感染者需全身应用抗生素外，本病以局部治疗为主，后者包括药物治疗和手术治疗。但临床上宜根据不同类型的病变，采用不同治疗方法。

1. 单纯型

以局部用药为主。鼓室黏膜有明显炎症时，应用抗生素药液滴耳；黏膜炎症基本消退后，可用乙醇或甘油制剂滴耳；耳内干燥后穿孔不愈合者可行鼓膜成形术。

2. 骨疡型

引流通畅者，可先局部用药控制感染，但应注意定期复查；中耳腔肉芽可在门诊进行清理。对中耳乳突引流不畅，保守治疗无效，或疑有并发症者，应行乳突手术。

3. 胆脂瘤型

原则上一旦确诊，应尽早施行乳突手术。

乳突手术的目的：①彻底清除病灶；②保存或增进听力，术中尽量保留健康的组织，在此基础上进行听力重建（鼓室成形术）；③获得干耳。

四、术后处理

（一）一般处理

1. 全麻者按全麻术后常规处理。

2. 听骨链重建者，术后患耳朝上侧卧 7 ~ 10 日。

3. 注意观察体温，有无耳鸣、眩晕和面瘫。

4. 注意观察局部渗出情况及耳郭有无红肿。

5. 术后 5 ~ 7 日拆线，10 ~ 14 日抽出耳道及乳突腔内填塞物。疑有颅内并发症者，术后第二日更换术腔纱条，观察术腔情况。

6. 鼓室成形术后可鼓励病人多做吞咽动作，但应避免用力擤鼻，2 周后方可小心地进行咽鼓管吹张。

（二）并发症处理

采用不同术式，并发症可有所不同，几种术式同时应用时，并发症发生的概率增加。乳突根治术常见并发症有周围性面瘫、脑脊液耳漏、迷路瘘管或迷路炎、化脓性耳郭软骨膜炎、术腔出血、不干耳等。鼓室成形术常见并发症有：中耳感染、鼓室粘连、鼓膜位置异常、周围性面瘫、继发性胆脂瘤、耳鸣、感音神经性聋等。

几种主要并发症处理方法如下：

1. 周围性面瘫

可见于手术前麻醉药物的浸润、术中对鼓索神经的牵拉以及面神经直接损伤。

处理：麻醉药物浸润引起的面瘫一般可在 1 ~ 2 小时内逐渐自行恢复。

术中出现并非由麻醉剂引起的面瘫时，应立刻进行面神经探查，找出损伤部位，根据神经受损情况选择神经减压术、神经吻合术或神经移植术。术后立即出现的面瘫，在排除麻醉剂影响后，应尽早行面神经探查术。对手术后数日逐渐出现的不完全性面瘫，应提前抽出术腔填塞物，同时全身使用糖皮质激素和神经营养剂等药物，面瘫多能逐渐恢复；长时间不恢复或发展为完全性面瘫者，应行神经电图和面肌电图等检查，必要时施行面神经探查术。

2. 脑脊液耳漏

多因手术操作不慎，损伤颅中窝底脑膜所致。术中一旦发现，可用颞肌筋膜（或乳突骨膜）加乳突皮质骨片等修补，术后应用抗生素预防颅内感染，必要时合并应用脱水剂。

3. 化脓性耳郭软骨膜炎

多因耳郭软骨膜受绿脓杆菌感染所致，发生率很低。

4. 耳内长期流脓

多因术中未将乳突轮廓化，病灶清理不彻底等所致。

经加强术后换药，局部使用抗生素滴耳剂等治疗，可望使部分病人获得干耳。

长期不愈者可再次施行手术治疗。

5. 胆脂瘤复发或继发性胆脂瘤

胆脂瘤复发见于术中病灶清理不彻底或术腔通气、引流障碍；继发性胆脂瘤多见于鼓室成形术中残余鼓膜上皮未彻底清除，遗留于鼓膜与移植物之间或鼓室内。上述情况除少数可在门诊定期清理和观察外，一般需再次手术治疗。

6. 鼓膜位置异常

术后早期出现的鼓膜内陷，一般可自行恢复。如考虑与咽鼓管功能不良有关，经咽鼓管吹张和病因治疗后也可望逐渐改善。鼓膜内陷如为中耳粘连所致或出现鼓膜外侧愈合，除非再次手术，否则无特效治疗。

五、住院小结

（一）疗效

不同类型慢性化脓性中耳炎由于其病变程度存在较大差异，预后也不相同。

单纯型中耳炎病人，经积极药物治疗一般可获得暂时性干耳，但易反复发作，永久性鼓膜穿孔和听力下降常难避免。骨疡型和胆脂瘤型中耳炎保守治疗效果较差，并易引起各种严重并发症。各类型中耳炎手术治疗效果良好。

（二）出院医嘱

1. 定期门诊复查，观察鼓膜形态或进行术腔清理。
2. 行鼓室成形术者，术后半个月可小心进行咽鼓管吹张。
3. 定期复查听力。
4. 预防上呼吸道感染。

第五节　中耳乳突胆脂瘤

中耳乳突胆脂瘤是临床上常见的耳部疾病之一。具有慢性进行性、破坏性和难治性等特点。由于病变具有侵袭性，常常破坏听小骨，引起不同程度的听力障碍，而且还可引起各种颅内、外并发症，如眩晕、面神经瘫痪、脑脓肿等。严重者可能导致死亡。"胆脂瘤"的概念于1838年由德国生理学家Johannes Mfieller 首次提出，此后关于中耳乳突胆脂瘤的报道越来越多。

中耳乳突胆脂瘤的组织病理学特征是中耳乳突内存在高度增殖的角化鳞状上皮和邻近骨质的吸收、破坏。显微光镜下的胆脂瘤呈一种复层鳞状上皮，由基底层、棘层、颗粒层和角质层组成，后者占95%，从基底层到角质层是角质细胞增殖、分化、移动和脱落的过程，并处于过度增殖状态，这与正常皮肤表皮增殖完全不同。

非常遗憾的是，尽管历经百余年的研究，但迄今为止，中耳乳突胆脂瘤的发病机制仍存在诸多不明确的问题。仅关于胆脂瘤形成这一问题，目前就有多种假说，例如先天性胚胎上皮残留学说、袋装内陷学说、上皮移行学说和基质细胞增殖学说等。随着20世纪末各种免疫学技术的不断发展并应用于中耳乳突胆脂瘤病因机制的研究，免疫学因素在中耳胆脂瘤发生、发展中的作用越来越受到各国学者的重视。目前已有较多的证据支持中耳乳突胆脂瘤的发生和发展是机体防御慢性炎症反应所引起的一系列免疫应答反应的结果，表现为中耳腔内存在高度增殖的角化鳞状上皮、程序性角质细胞凋亡、腔内角化碎屑堆积和继之的周围骨质破坏。

最近，Welkoborsky HJ 从免疫学角度对中耳乳突胆脂瘤的发病机制作了如下表述：首先是咽鼓管功能障碍引起局部内陷袋形成，继之局部感染导致黏膜自洁功能障碍，使细胞碎片和角化细胞在内陷袋中逐渐积聚，后者进而引起多种免疫细胞（包含朗格汉斯细胞、T淋巴细胞和巨噬细胞）迁徙，导致上皮细胞的增殖、角化和成熟循环失衡，以及细胞凋亡延长，上述病理改变均导致自洁功能进一步紊乱。此外，炎症刺激在引起上皮增殖的同时，还引起组织溶解酶和细胞因子的分泌增加，加之，内陷袋中的细菌产生的一些抗原，也继而活化各种不同的组织溶解酶和细胞因子，如ICAM、RANKL、IL-1、IL-2、IL-6、MMP-2 和 MMP-9 等，这些酶及细胞因子刺激和活化破骨细胞，引起细胞外骨基质退化和增殖，使疾病侵袭进展。

本文从胆脂瘤上皮细胞过度增殖、骨质破坏吸收机制、细胞凋亡基因和信号转导的调控，以及胆脂瘤与中耳和全身炎症反应的关系等方面阐述中耳乳突胆脂瘤的免疫学机制。

一、胆脂瘤上皮细胞过度增殖的免疫学机制

细胞增殖在中耳胆脂瘤形成的过程中起着重要作用。近20年来，通过对细胞增殖标志物及细胞生长因子等在中耳胆脂瘤上皮的研究从免疫学的角度进一步证实其具有过度增殖的特性。然而需要指出，中

耳胆脂瘤上皮细胞的过度增殖与恶性肿瘤不同。中耳胆脂瘤的增殖并不是无限制的，其细胞仍具有正常凋亡的能力，这与肿瘤细胞的增殖有着本质的区别。在某些基因、蛋白或细胞因子等调控下，胆脂瘤上皮细胞的凋亡能力会显著增强，并导致了上皮细胞的异常增殖被增强的细胞凋亡所抑制。国内有学者应用免疫组化染色、链球菌抗生物素蛋白—生物素复合物（SABC）技术及 DNA 末端转移酶介导的 dUTP 缺口末端标记法（TUNEL），对 20 例胆脂瘤上皮组织及 10 例正常外耳道皮肤组织样本进行研究发现，尽管胆脂瘤上皮和正常外耳道上皮中凋亡细胞均出现于颗粒层和棘细胞层，但前者的凋亡率明显高于后者，说明胆脂瘤上皮具有很强的增生能力，也同样具有很强的凋亡能力。另外，从染色体水平来看，胆脂瘤也无明显的染色体变异，无恶变倾向。

（一）细胞增殖标志物的研究

反映细胞增殖状态的度量指标如细胞角蛋白、细胞增生核抗原 67 和增殖细胞核抗原等，在胆脂瘤上皮中的表达均显著增加。

1. 细胞角蛋白

细胞角蛋白（CK）是一类由细胞角蛋白基因编码的水溶性聚合多肽，分布于大多数上皮和间皮细胞源性的细胞中，是上皮分化、增殖的重要标志物。CK 的表达与上皮细胞的紊乱、上皮增殖性疾病和肿瘤相关。在胆脂瘤上皮活跃增殖中，CK5、CK6 是基底细胞增殖的标志，CK13 是上皮分化的标志，CK16 是上皮增殖的标志。早有研究发现胆脂瘤上皮有 CK16 和 CK13 的表达，而外耳道上皮仅有 CK13 表达。CK16 的表达主要位于邻近外耳道的胆脂瘤复层上皮、外耳道复层上皮和鼓膜，而 CK13 的表达则位于胆脂瘤的基底层。利用凝胶电泳技术也证实 CK13，CK16 存在于中耳胆脂瘤上皮。免疫组化方法亦证明 CK16 表达于胆脂瘤上皮的基底上层细胞，且在胆脂瘤上皮厚的区域明显强于上皮薄的区域，而 CK13 只出现在没有 CK16 表达区域的基底细胞层。利用三种中耳胆脂瘤动物模型（外耳道结扎组、袋状内陷组、炎症组）研究 CK 在胆脂瘤形成中的作用，发现 CK1、CK5、CK6、CK10 在外耳道结扎组表达增强·而作为细胞增殖标志的 CK13、CK16 则在袋状内陷组表达增强，同时还显示 CK5、CK6、CK13、CK16 的表达增强与胆脂瘤的进程相关。上述研究结果说明 CK 的表达与胆脂瘤上皮的增殖、迁移有密切的关系。

2. 细胞增生核抗原 67

细胞增生核抗原 67 是一种与细胞密切相关的核抗原。用免疫组化方法观察 Ki-67 的抗原表达已经证实其存在于细胞周期的 G_1 后期、S 期、G_2 期、M 期，而不存在于静止期的 G0 细胞，其功能与染色质和细胞有丝分裂有关。

Kuczkowski 等通过 51 例胆脂瘤及 6 例正常皮肤进行免疫组化及聚合酶链反应（PCR）等方法，发现 Ki-67 在中耳胆脂瘤中有高表达。

针对 Ki-67 抗原决定簇的单克隆抗体 MIB1 是目前最好的细胞增殖标记。有研究采用单克隆抗体 MIB1 免疫染色，对比观察了胆脂瘤和正常外耳道皮肤上皮细胞，结果发现正常外耳道皮肤标本的 MIB1 阳性增殖细胞主要见于基底层，图像分析表明其平均 MIB1 积分（MIB1 阳性细胞数与总细胞数的比值）是 7.6% ± 2.2%；而在中耳胆脂瘤标本则均在上皮基底细胞层角朊细胞中显示细胞增殖标志物的阳性免疫活性，其 MIB1 积分是 17.4% ± 8.9%，且在增殖上皮区表现出不均匀性，是正常外耳道上皮的 2.3 倍。MIB1 阳性细胞不仅出现于中耳胆脂瘤上皮的基底层，在基底层以上的细胞层也存在，证实中耳胆脂瘤是一种过度增殖性疾病。

3. 增殖细胞核抗原

增殖细胞核抗原（PCNA）是出现于细胞周期 G1 ~ S 期的细胞核中的蛋白质，参与细胞核 DNA 合成与细胞增殖，可用于评价细胞的增殖能力。研究发现，胆脂瘤组织中 PCNA 阳性细胞数显著高于正常皮肤。应用抗 PCNA 抗体的免疫组化方法观察外耳道骨部皮肤和胆脂瘤表皮 PCNA 染色差异性，以及胆脂瘤表皮下炎性细胞浸润对 PCNA 染色的影响，结果显示在胆脂瘤上皮中，不但在基底细胞层和基底上细胞层，而且更靠近表面的细胞层，均发现高水平的 PCNA 染色，炎症越重，阳性细胞的位置也越靠上，且纤维细胞增殖越活跃，PCNA 阳性率越高。

表明上皮下炎性细胞浸润严重的区域，细胞增殖能力越高。这种微环境差异可能明显影响胆脂瘤上皮的增殖能力。

（二）细胞生长因子的研究

通过对胆脂瘤的组织病理学研究发现，胆脂瘤的增殖是血管生成依赖性的，与微血管供养作用的内皮细胞分泌的多种促生长因子有关。其中肝细胞生长因子、血管内皮生长因子和角质细胞生长因子在诱导血管形成中有很重要的作用。

1. 肝细胞生长因子（HGF）

HGF 阳性产物定位于细胞的胞质，胞核无着色。健康人外耳道皮肤上皮层中，HGF 阳性表达主要位于基底层的棘细胞、颗粒细胞层中，密度低，淡棕色。而在胆脂瘤上皮中 HGF 表达位于上皮全层，胆脂瘤上皮下的淋巴细胞、间质中的纤维细胞和血管内皮细胞亦有阳性表达，表达密度高，呈棕色强阳性。近年国内有研究采用免疫组化 SP 法检测 34 例中耳胆脂瘤标本的 HGF 表达，结果显示 HGF 主要表达于胆脂瘤上皮层和上皮下基质细胞。在正常外耳道皮肤中仅表达于上皮基底层。胆脂瘤基质周围微血管计数均数高于正常外耳道皮肤，提示 HGF 诱导的新生血管形成可能是中耳胆脂瘤侵蚀性行为的主要原因之一。

2. 血管内皮生长因子（VEGF）

VEGF 阳性产物也定位于细胞的胞质，胞核无着色。健康人外耳道皮肤上皮下和血管基底膜可见 VEGF 弱阳性表达，而在胆脂瘤上皮基底部和超过基底部胆脂瘤角质细胞中，VEGF 表达呈强阳性。在内皮细胞和邻近的炎性上皮下结缔组织基质细胞中 VEGF 染色强度增加。大量免疫浸润细胞、假单核细胞、巨噬细胞和肥大细胞的胞质内可见抗 VEGF 抗体的弱阳性表达。

3. 角质细胞生长因子（KGF）

KGF 为中胚层细胞衍生的旁分泌生长因子，其可特异性地刺激上皮细胞增生。KGF 在胆脂瘤上皮中呈强阳性表达，且从基底层向角质层染色有逐渐增强的趋势，间质中可见散在的阳性细胞。在正常外耳道皮肤标本，KGF 主要表现为间质中稀疏不均的弱阳性表达，在上皮细胞则不表达。胆脂瘤上皮和正常外耳道皮肤的 KGF 阳性表达率之间差异有显著性意义，且在胆脂瘤上皮中 KGF 与 Ki-67 表达呈正相关。

4. 表皮生长因子

早年已通过对表皮生长因子受体（EGFR）的研究发现，表皮生长因子受体在胆脂瘤中亦有异常表达，表明了胆脂瘤上皮的高度增殖性。

5. 炎症调节因子及细胞间通信分子

近年来对炎症调节因子及细胞间通信分子的研究也提供了一些有关胆脂瘤生长的免疫因素的资料。细胞分裂素及细胞黏附分子在白细胞通过末梢血管及组织的游走过程中起中心作用，并可导致淋巴细胞和角质细胞的增殖。有研究表明细胞间黏附分子 -1（ICAM-1）和内皮细胞起源的白细胞黏附分子 -1（ELAM-1）在胆脂瘤周边基质的内皮细胞呈明显表达，ICAM-1 在胆脂瘤基质底层的表达提示在胆脂瘤的上皮 - 基质连接处可能是免疫反应源，干扰素 - γ 受体（IFN-γR）在胆脂瘤基质的底层表达. 表皮生长因子受体（EGFR）在胆脂瘤基质的所有层表达，胆脂瘤周边基质中可测到 T 细胞和 B 细胞，这些均提示胆脂瘤上皮细胞处于激活状态，它们的增殖受细胞分裂素及细胞黏附分子调节。有研究表明多种细胞分裂素（如 IL-1α、TGF-α、KGF）参与了这些物质的积聚性表达，和正常外耳道皮肤相比，中耳胆脂瘤上皮中 cdk2 和 cdk4 的表达明显增加，而且在有严重炎症的上皮下，这种趋势更加明显，推测该处的炎症刺激可导致炎症细胞加速表达 IL-1α、KGF，而这些细胞分裂素又提高上皮细胞对 cdk2 和 cdk4 的表达，细胞易通过 G_1-S 的限制，导致细胞增殖加速。

二、骨质破坏的免疫学机制

目前认为，中耳乳突胆脂瘤引起骨质破坏除了主要与局部压迫、破骨细胞浸润密切相关外，炎性细胞因子和多种酶引起的免疫学反应在骨质破坏机制中亦发挥重要的作用。

胆脂瘤上皮的堆积一方面对周围骨质产生压迫，同时胆脂瘤基质及基质下方的炎性肉芽组织还可产生多种酶如溶酶体酶、胶原酶等，以及前列腺素和细胞因子等，可引起周围骨质脱钙和骨壁破坏，同时，胆脂瘤也在不断地向周围扩大。胆脂瘤基质是胆脂瘤外周部分，由肉芽组织、炎症侵犯的上皮下结缔组织组成，含有淋巴细胞、组织细胞、血浆细胞和少数的中性粒细胞，有时在胆脂瘤基质和邻近的骨质之间可以见到破骨细胞。有学者通过电镜观察胆脂瘤周围的破坏骨片，发现在破坏的听小骨骨小梁的表面有活性破骨细胞存在．并见大量波纹状蓝染的骨质黏合线，提示破骨细胞参与了骨质破坏。

上述骨质破坏的免疫学机制并非相互独立，而是彼此联系、相互影响。如细胞因子不但能激活破骨细胞活性，还能激活炎性细胞和上皮细胞释放一系列生物酶，引起骨组织脱钙，骨基质、骨蛋白的溶解，最终导致骨吸收。

（一）组织酶学

已经证实胆脂瘤组织中含有诸多酶类，例如碳酸酐酶、胶原酶、溶酶体酶类、非溶酶体酶类、基质金属蛋白酶（MMPs）和纤溶酶等多种酶类。这些酶类在中耳乳突胆脂瘤组织过度增殖、凋亡和骨质破坏的机制中可能发挥着重要作用。

按照它们在发病机制中的作用，这些酶分为参与脱矿物质的酶和参与基质降解的酶两类。参与脱矿物质的酶有碳酸酐酶和透明质酸酶等，它们在中耳乳突胆脂瘤致骨质吸收破坏的脱矿物质阶段发挥作用，碳酸酐酶参与氢离子的形成，大量氢离子的产生改变了胆脂瘤组织的 pH，不仅直接参与骨质矿物质的溶解过程，而且为溶酶体酶破坏胶原作用提供了合适的酸性环境。参与基质降解的酶比较多，其中胶原酶是有机基质降解的主要因素，它主要是由成纤维细胞产生，巨噬细胞和成骨细胞也能产生胶原酶。胶原酶的产生可受多种细胞因子和其他一些因素的影响。

基质金属蛋白酶（MMPs）是一类能有效降解细胞外基质的锌离子依赖型蛋白质家族，在正常的生命过程中，它们参与结缔组织包括骨组织的重建。其基因表达和活性的异常在牙周病、肿瘤浸润及转移、骨代谢和器官硬化性疾病的发生发展中起重要作用。20世纪90年代即有对人类胆脂瘤组织中 MMPs 家族表达的研究，发现 MMP-2、MMP-9、MMP-3 在胆脂瘤上皮的基底和基底上细胞层有表达，MMP-8 在上皮和肉芽组织中也有稀疏分布。21世纪初的研究显示 MMP-1 在胆脂瘤上皮的角质层到基底层均有较高的表达，且明显高于外耳道上皮。之后在胆脂瘤周围骨组织结构变化的研究中发现，胆脂瘤上皮附近的乳突骨组织的骨膜连续性中断、骨小梁紊乱，以及骨组织内存在 MMP-2、MMP-9 的表达，并与胆脂瘤组织中 MMP-2、MMP-9 表达密切相关。由此可见，MMPs 家族平衡紊乱导致的蛋白水解在中耳乳突胆脂瘤致骨吸收及细胞增殖的发病机制中起重要作用。MMPs 的活性可受到许多因素的调控，如酶基因表达水平、酶原激活水平以及酶活性抑制和炎性介质等。进一步研究其调控机制，有助于了解胆脂瘤发病的免疫学机制，并进而为胆脂瘤的防治寻找新的途径。目前，一些 MMPs 抑制剂类药物已经处于临床药物试验阶段。另外，MMPs/TIMPs 作为预测胆脂瘤骨浸润能力的指标及其在 DNA、mRNA、表达蛋白等各水平检测的意义、敏感性、应用价值，以及 TIMPs 作为基因治疗武器等，能否在胆脂瘤组织中发挥作用，均具有巨大的研究前景。

除上述酶类之外，目前已有一些研究表明胆脂瘤组织中溶酶体水解酶、组织蛋白酶 B、酸性磷酸酶、亮氨酰氨基肽酶和溶菌酶等的水平均较正常皮肤明显增高。酸性磷酸酶是破骨细胞的一种特异性酶。组织蛋白酶 B 在酸性介质中降解胶原，通过胞饮作用被摄入细胞内，在胆脂瘤病理条件下，胶原迅速降解。亮氨酰氨基肽酶在胆脂瘤周围的结缔组织中有很强的水解活性。而溶菌酶作为吞噬酶的一种，是与某些细菌细胞壁黏多糖成分聚合作用相关的溶酶体酶，主要存在于单核细胞和粒细胞的特殊颗粒中。

（二）细胞因子

目前已经报道证实与中耳乳突胆脂瘤相关的细胞因子主要有 IL-1、IL-2、IL-6、IL-8、IL-9、TNF-α 和 TGF-β 等。其中 IL-1、IL-6 和 TNF-α 目前已有较深的了解。

1. IL-1

主要存在于正常及变性的上皮细胞内，作为上皮细胞的自分泌生长因子刺激上皮细胞增生，促使骨质降解，是已知的引起骨质降解最有效的诱导因素之一。它有两种分子类型，IL-1α 能诱导未分化的成骨细胞，IL-1β 具有破骨细胞激活因子的活性，主要协同破骨细胞对骨质的吸收及胶原的降解。

IL-1 定位于胆脂瘤上皮及基质，同时胆脂瘤邻近的单核细胞、骨细胞、角化的上皮细胞亦表达明显，虽然正常的外耳道皮肤亦有表达，但胆脂瘤上皮的表达明显高于正常皮肤。另外，胆脂瘤上皮细胞还能产生和分泌 IL-1，在胆脂瘤组织内形成白分泌环路，作用于未成熟的上皮细胞，使其增生、角化。Massuda 和 Oliveira 研究表明，中耳乳突胆脂瘤基底细胞层均出现 IL-1 mRNA 的强表达，而胆脂瘤组织提取物中 IL-2 和 IL-6 也均高于正常外耳道皮肤，呈强表达。

2. 肿瘤坏死因子 α（TNF-α）

是一类能直接造成肿瘤细胞死亡的细胞因子。炎症刺激上皮细胞分泌 TNF-α，进而刺激肉芽组织形成，随之局部浸润增多的多种炎性细胞（如巨噬细胞、单核细胞等），也进一步致 TNF-α 水平再提高，如此正反馈形成恶性循环。20 世纪 90 年代初首次证实 TNF-α 存在于中耳乳突胆脂瘤上皮中，主要分布在胆脂瘤上皮基底层及基底层以上的各层细胞中。之后的研究显示 TNF-α 定位于胆脂瘤上皮及上皮下肉芽组织，中耳的上皮细胞因炎症活化也具有产生 TNF-α 的能力。

且结合临床的研究表明，TNF-α 在广泛的胆脂瘤中含量比局限的胆脂瘤显著增高。事实上，中耳乳突胆脂瘤组织中的 TNF-α 和酸性磷酸酶、溶酶体酶等的含量均明显高于正常外耳道皮肤。

3. IL-6

是一种重要的免疫细胞因子和炎性细胞因子，同 IL-1 和 TNF-α 密切相关，可刺激骨髓粒细胞、巨噬细胞集落形成，继续刺激它们进一步形成破骨细胞的前体细胞，通过刺激破骨细胞的前体细胞的形成和分化，激发破骨细胞的活性，促进骨质吸收，导致骨质破坏。在中耳乳突胆脂瘤，IL-6 主要位于胆脂瘤的上皮和上皮下基质，其在胆脂瘤上皮、基质及外耳道皮肤的阳性率分别为 100%、100% 和 25%，表明 IL-6 在中耳乳突胆脂瘤中的表达明显高于外耳道皮肤。而且发现，IL-6 在中耳乳突胆脂瘤的表达与听骨链的破坏关系极为显著。

IL-1、IL-6 等和 TNIF-α 相互影响、相互作用，共同介导中耳乳突胆脂瘤的骨质破坏。然而，由于细胞因子网络免疫调节的复杂性，很难确切说明具体每一种细胞因子在胆脂瘤发病机制中的作用，因此需要更为深入的研究。

三、细胞凋亡和信号转导的调控

高度增殖的胆脂瘤上皮中，已有越来越多的证据表明其基质中同时存在细胞凋亡现象。如 Ergun 等利用 TUNEL 技术和免疫组化技术检测了凋亡细胞在正常外耳道皮肤、中耳乳突胆脂瘤和中耳鳞状细胞癌中的表达，发现凋亡细胞主要存在于中耳乳突胆脂瘤和中耳鳞状细胞癌中，且中耳乳突胆脂瘤上皮细胞的凋亡现象比中耳鳞状细胞癌更为显著。胆脂瘤细胞的凋亡指数最高，中耳鳞状细胞癌居次，正常外耳道皮肤最低。现在已经证明多种凋亡相关基因以及信号转导径路和调控因子参与了胆脂瘤细胞的凋亡机制。

（一）凋亡相关基因

细胞凋亡受基因控制，但癌基因是否参与中耳乳突胆脂瘤的形成尚无定论。目前已经检测到可能与中耳乳突胆脂瘤有关的癌基因主要有 C-myc、C-jun、RAS 蛋白等，有关的抑癌基因有 p53、p15、p16、p27，凋亡抑制蛋白有 survlvln 和 bcl-2 等。

1. 癌基因

（1）C-mvc：在细胞增殖和凋亡调控中是一个重要的相关基因，具有诱导增殖和凋亡双重作用的基因。它的产物为转录因子，是细胞生长的正性调控物，促进细胞周期进展，尤其驱动细胞从 G_1 期进入 S 期。研究表明 C-mvc 在胆脂瘤上皮的基底层和其他层细胞的胞核均有表达，且表达强度高于正常外耳道上皮，说明 C-myc 在中耳乳突胆脂瘤上皮细胞增殖和凋亡调控中有重要作用。

（2）C-jun 基因：为编码转录活化因子，参与基因表达的调控。胆脂瘤上皮细胞的基底细胞层和棘细胞层有 Jun 的表达，而正常上皮只有基底细胞层有表达，提示 C-jun 参与胆脂瘤上皮的增殖与分化。

（3）RAS 蛋白：由原癌基因 RAS 基因编码，是细胞生长分化信号传递通路上的分子开关蛋白，采用免疫组化方法发现胆脂瘤上皮各层角质细胞均有 RAS 蛋白的表达，正常外耳道皮肤则无表达，提示 RAS 基因参与胆脂瘤上皮的增殖与分化。

2. 抑癌基因

（1）p53：是一种抑制细胞生长和促进细胞凋亡的基因，在细胞凋亡、细胞周期控制分化、角化细胞增殖和新生物形成过程中起基础作用。有研究证实 p53 在胆脂瘤上皮中有高表达，然而也有研究结果显示在胆脂瘤和外耳道皮肤中 p53 的表达极微量甚至无表达。还有研究表明，在中耳乳突胆脂瘤组织中 C-jun 和 p53 均高表达，并认为 p53 抑制转录因子如 C-jun、C-fos 基因的细胞增殖功能可发挥细胞增殖负调节功能从而介导凋亡。H uisman 等的研究很有意思，该研究显示在胆脂瘤上皮中，细胞增殖的标志物 Ki-67 有表达，同时 p53 的表达亦增强，但两者之间无相关性。提示在胆脂瘤上皮形成中，既有 Ki-67 标志的细胞增殖，又有 p53 诱导上皮细胞增殖停滞在 G_1 期或程序细胞死亡导致的细胞凋亡。

（2）p27：是一种新的抑癌蛋白，是一种广谱的细胞周期蛋白依赖性激酶（CDK）的抑制因子（CDKI）。有研究采用免疫组化方法证明 p27 在胆脂瘤上皮中高表达，且主要表达在上皮细胞的胞核，在棘层、颗粒层及基底旁层中有散在表达。研究还证实胆脂瘤上皮细胞的凋亡明显高于耳后皮肤，而且都在基底层以上，基底层中没有发现，这和 p27 在胆脂瘤上皮中的表达部位相一致。因此认为 p27 在胆脂瘤上皮中的高表达，诱导上皮细胞凋亡，促使细胞碎屑堆积，导致胆脂瘤形成。但相反的研究结果是发现 p27 在胆脂瘤上皮中的表达明显低于外耳道皮肤，该研究认为 p27 在胆脂瘤上皮中的表达降低，使胆脂瘤上皮细胞顺利地从 G_1 期进入 S 期，导致的是上皮细胞过度增生，而非细胞凋亡。因此目前对 p27 在胆脂瘤的发病机制中的具体作用尚无定论。

3. 凋亡抑制蛋白

（1）survivin 蛋白：是凋亡抑制蛋白家族（IAP）的一个新成员，具有抗细胞凋亡作用，是迄今发现最强的凋亡抑制蛋白，它是经效应细胞蛋白酶受体 cDNA 在人类基因组库的杂交筛选中分离出来的。survivin 位于染色体的 17q25，长度范围为 75 ~ 130 kb，由 1.9 kb 的 mRNA 转录和编码，是含 142 个氨基酸的蛋白。survivin 蛋白属于一类防止细胞自我破坏（即凋亡）的蛋白质，主要通过抑制凋亡酶的作用来阻碍其把细胞送上自杀的道路。

（2）bcl-2 和 bax 基因：也是受到高度关注的细胞凋亡调控基因。bcl-2 抑制细胞凋亡，bax 促进细胞凋亡。bcl-2/bax 两蛋白的比值是决定细胞接受刺激信号后凋亡抑制作用强弱的关键因素。

不同患者的胆脂瘤标本中 survivin 及 bcl-2 的表达范围基本一致，即在基底层的表达范围较基底上层为广，从基底层至基底上层表达都呈现减低趋势，而且两者在胆脂瘤标本的表达水平都明显高于皮肤对照，同一胆脂瘤标本中，Survivin 表达指数与 bcl-2 表达指数之间有显著的相关性。凋亡抑制蛋白 survivin 和 bcl-2 在中耳乳突胆脂瘤的异常表达，说明在胆脂瘤上皮增殖的同时，伴有 survivin 和 bcl-2 的产生，且细胞增生程度加重，提示 survivin 和 bcl-2 可能参与了胆脂瘤上皮的凋亡调控过程。减少 survivin 和 bcl-2 的产生可能会有效减少中耳乳突胆脂瘤的增殖。

（二）细胞信号转导径路和调控因子

1. caspase

caspase 家族属于半胱氨酸基天冬氨酸基一特异性蛋白水解酶，目前认为 caspase 是一切凋亡信号转导的共同通路，各种 ca spase 被层层激活，最终引发细胞凋亡。

（1）caspase-3：是 Fas 介导细胞凋亡蛋白酶级联反应中的核心蛋白酶，抑制 caspase-3 酶活性或拮抗 caspase-3 功能可抑制 Fas 介导的细胞凋亡，说明 caspase-3 对 Fas 介导的细胞凋亡是必需的。近年国内有研究表明 caspase-3 在胆脂瘤中的表达显著高于正常上皮，并与凋亡呈正相关，该研究还发现胆脂瘤上皮中 XIAP 表达与 caspase-3 表达及凋亡均呈负相关。

（2）caspase-8：在胆脂瘤上皮各层细胞中也均有强表达，而正常外耳道皮肤表达较弱，提示其可能参与了中耳胆脂瘤上皮细胞的过度凋亡及增殖的调控。

2. Fas

又称 APO-1 或 CD95，是分子质量为 44 000 的凋亡受体，属于神经生长因子（NGF）/肿瘤坏死因子（TNF）受体超家族成员，广泛存在于多种组织细胞。Fas 通过两种方式与 JNK/SAPK 通路相互作用，启动细胞凋亡发生。一是通过一个新的结合器 Daxx 与 Fas 的死亡结构域 DD 结合，并通过一个应激 JNK 的上游激酶 SEK-1 活化 JNK；二是通过 caspase-8 分裂出来的 P_2 活化激酶 -2（PAK-2）来活化 JNK/SAPK 通路。Fas 启动的细胞凋亡与线粒体通透性改变有关，Fas 介导的细胞凋亡通常是由 Fas 受体和 Fas 配体来调节的。

对 10 例中耳手术中取得的胆脂瘤和耳后皮肤进行研究，采用 TUNEL 染色技术和基因组 DNA 琼脂糖凝胶电泳检测细胞凋亡. 用免疫组化方法检测 Fas/APO-1 蛋白的表达，结果发现 TUNEL 染色在 9 例胆脂瘤上皮的基底层以上有较多的阳性细胞核，而在耳后皮肤仅有少数阳性细胞出现在颗粒层，免疫印迹分析和免疫组化发现 Fas/APO-1 蛋白在 8 例胆脂瘤上皮表达阳性。Fas/APO-1 蛋白表达部位与 TUNEL 阳性细胞分布基本一致。

3. 蛋白激酶 C（PKC）

蛋白激酶 C 是一族组织相近、磷脂依赖、甘油二酯活化的同工酶，在多种细胞传导通路中发挥关键作用。PKC 广泛参与细胞信号转导、癌基因活化、蛋白质磷酸化和细胞对生长因子应答等多种生理、生化及病理过程。PKC 作为基因转录调节剂，调节许多转录因子的活性。

PKC 持续活化或超表达可导致细胞增殖和形态学方面的改变。

蛋白激酶 C-δ（PKCδ）和蛋白激酶 C-η（PKCη）被认为在分化信号转导过程中起关键作用；细胞角蛋白 1（CK1）和细胞角蛋白 10（CK10）是构成细胞支架的基本蛋白。1999 年 Mivazaki 等用免疫组化染色技术，比较胆脂瘤上皮和正常外耳道皮肤中的 PKCδ、PKCTη、CK1、CK10 和 involucrin 的表达情况，发现胆脂瘤上皮和正常外耳道皮肤的 PKCδ、PKCη）表达模式未见明显差异，主要表达于棘层和粒层，CK1、CK10 和 involucrin 的表达模式也几乎与此完全相同。南此结论，胆脂瘤表皮角朊细胞的最终分化与正常外耳道皮肤组织相同，机制是几种细胞因子水平升高致角朊细胞过度分化导致胆脂瘤上皮的生长，受控于最终分化和凋亡。

4. 其他调控因子

Toll 样受体 2（TLR-2）是一种跨膜受体，在病原体感染机体中可发挥天然免疫作用，并通过其胞内信号转导而连接获得性免疫。基质金属蛋白酶 9（MMP-9）是一种可降解细胞外基质的内肽酶，其作用底物为 Ⅰ、Ⅲ、Ⅳ、Ⅴ型胶原以及明胶等。近年来研究发现，相对于正常外耳道上皮，中耳的胆脂瘤上皮中 TLR-2 和 MMP-9 均为高表达。其他如 NF-KBp65 蛋白在中耳胆脂瘤上皮组织中阳性表达率为 63.3%，明显高于正常外耳道皮肤组的 20.0%。

（三）DNA 和染色体异常

新近有研究报道胆脂瘤细胞中的 humanmicroRNA-21（hsa-m1R-21）比正常外耳道上皮细胞长 4.4 folder，且 hsa-miR-21 的下游目标 PTEN 和程序性死亡因子 4 在大部分胆脂瘤组织中显著减少。其实之前的体外培养研究已经发现，增殖活动活跃的胆脂瘤存在染色体的不稳定性，特别是 7 号染色体三倍体的出现，研究采用 PC10 单克隆抗体免疫组化检查增殖期细胞核抗原（PCNA）以及以特异性 - α 卫星 DNA 为探针进行染色体荧光原位杂交观察 7 号染色体，结果证实 7 号染色体三倍体与高 PCNA 指数有显著相关性。

（四）其他关于细胞凋亡的研究

1. 端粒和端粒酶

端粒是真核细胞线性染色体末端富含 G 的简单重复结构。正常情况下，细胞每分裂一次，将损失端粒 DNA 30 ~ 150 bp，使端粒逐渐缩短。当端粒缩短至一定长度时，细胞即生长停滞、衰老，直至死亡。端粒酶是一种特殊的逆转录酶，能合成端粒 DNA 添加到染色体末端，防止 DNA 复制造成端粒缩短，以维持染色体长度稳定性。端粒酶与细胞衰老、永生及肿瘤的发生密切关系。近年有研究用 TUNEL 技术检测胆脂瘤和鳞癌组织的端粒酶活性及端粒的长度，发现鳞癌组织中，端粒酶的活性为 66%，而在胆脂瘤组织中仅为 3.4%，但是尽管端粒酶活性在两者之间有很大差异，端粒的长度相似。实验发现胆脂瘤上皮的细胞凋亡率为 30%，而鳞癌组织细胞凋亡率仅为 3%，两者存在显著性差异。胆脂瘤上皮中低端粒酶活性与高细胞凋亡相对应，说明端粒酶的激活在胆脂瘤形成中不起重要作用相反，端粒酶活性的缺失可诱导细胞凋亡，限制胆脂瘤上皮的增殖能力。

2. 半乳糖凝集素

即 β-半乳糖苷结合蛋白，有 16 种亚型，在细胞凋亡和对各个组织内的细胞黏附水平起显著的调节作用。应用免疫组化法对 70 例胆脂瘤标本检测均发现 galectin-1 表达显著。

3. 热激蛋白（HSP）

免疫组化研究发现 HSP60 和 HSP70 出现在胆脂瘤各层角质细胞的胞质中，HSP70 在角质细胞的胞核中也有表达。而在正常的外耳道皮肤中一般检测不到 HSPs。HSP70 可以稳定 p53 蛋白从而延长 p53 的作用。用 TUNEL 方法检测胆脂瘤上皮（CE）、正常的外耳道皮肤（NAMS）和胆脂瘤患者的外耳道皮肤（CAMS）的细胞凋亡时发现，NAMS 和 CAMS 中凋亡细胞位于上皮最外层，数量较少，而 CE 中，凋亡细胞分布在颗粒层、棘层，数量较多，进一步说明 CE 中棘层细胞已开始凋亡，且细胞凋亡增强。

四、胆脂瘤与中耳及全身免疫反应

胆脂瘤的免疫反应可以认为是针对隐匿在胆脂瘤囊中的细菌和其他病原体的蛋白质的。在对胆脂瘤组织的培养中，已经证实同时有需氧菌和厌氧菌存在。机体首先启动天然免疫机制，通过补体系统和巨噬细胞等来清除这些微生物和抗原物质。但当不能完全清除病变时，则会进一步启动特异性免疫系统。此时细胞介导的免疫系统被激活，胆脂瘤的基质中有以 T 淋巴细胞为主的多个免疫细胞浸润，后者可分泌 sIgA 及多种生物因子如 IL-I、IL-6、IL-8 及 TNF-α，从而引起结缔组织破坏和骨质吸收等破坏性病变。目前已报道与局部和全身免疫反应密切相关的因素有人 β 防御素和朗格汉斯细胞（LC）。

（一）中耳乳突胆脂瘤与人 β 防御素

人 β 防御素 2（HDB-2）是细菌和前炎性因子刺激下合成表达的抗菌肽，主要分布在感染后的皮肤和黏膜组织中，构成机体抵御微生物的第一道化学屏障，近年来的研究表明其在中耳乳突胆脂瘤的形成和发展的免疫学机制中起一定作用。

已经有通过免疫组织化学技术和 RT-PCR 法检测证实了人类中耳胆脂瘤中 HDB-2 表达高于外耳道皮肤的报道，而 HDB-1 在胆脂瘤与外耳道皮肤中的表达基本相同，指出 β 防御素在中耳乳突胆脂瘤的慢性炎症状态中有重要作用。另一个用 RT-PCR 和 Western blot 法检测胆脂瘤组织中 HDB-2 和 HDB-3 的 RNAs 和蛋白的研究得出了相似的结果，即胆脂瘤上皮的上颗粒层和棘细胞层均表达 HDB-2 和 HDB-3，而正常的外耳道上皮各层均未见表达。HDB-2 和 HDB-3 的增强表达提示胆脂瘤作为中耳角化细胞的慢性炎症状态，可引起机体的免疫应答。

胆脂瘤上皮和皮肤表皮具有相似的结构和功能，HDB-2 在胆脂瘤上皮中的表达及作用值得重视。

近年国内有研究采用免疫组织化学观察 21 例中耳乳突胆脂瘤上皮和 10 例外耳道正常皮肤表皮中 HDB-2 的表达及 H 朗格汉斯细胞（LC）的密度，结果表明胆脂瘤上皮中的 HDB-2 的表达水平及 LC 密度较外耳道皮肤表皮增高，且胆脂瘤上皮中 HDB-2 表达与上皮内 LC 的密度存在正相关。胆脂瘤上皮中 HDB-2 可能是 LC 重要的趋化因子，在连接特异与非特异性免疫中扮演一定角色。胆脂瘤上皮中 HDB-2 表达的明显上调，可能与胆脂瘤组织中细胞因子，隐匿在胆脂瘤中细菌、内毒素等的持续刺激有关。由于 HDB-2 具有天然的抗菌功能，在与病菌感染关系密切的胆脂瘤病变中表达增高，对维持局部抗菌环境具有重要意义。

（二）中耳乳突胆脂瘤中的 Langerhans 细胞

Langerhans 细胞（LC）为抗原提呈细胞（APC），是免疫活性细胞之一。LC 胞质中有特殊的 Birbeck 颗粒，呈棒状或网球拍状，功能尚不明确。LC 外膜有突起，细胞表面有多种免疫标志，对 LC 的鉴定和免疫功能有一定的意义。LC 表面有 MHC Ⅱ级分子表达，实验证明小鼠中只有Ⅰa 阳性细胞才有辅助 T 淋巴细胞的分化、增殖功能，如以Ⅰa 抗体处理则使此功能消失。LC 上有 CD4、CD8 等抗原表达，它们在抗原提呈过程中也起到一些作用。

LC 表面有镁依赖性三磷酸腺苷酶（Mg-ATPase），细胞内存在 S-100 角蛋白，功能尚未知晓。在中耳乳突胆脂瘤以及与其相邻的含有炎性细胞浸润的黏膜中可检出 Mg-ATPase 阳性并带有树突状突起的典型的 LC 体，而健康的鼓膜中几乎看不到 LC，外耳道和耳后皮肤也与身体其他部位的皮肤一样可见 LC。中耳乳突胆脂瘤上皮中 LC 数目较正常外耳道皮肤明显增多。CD1 阳性细胞在有上皮组织的胆脂瘤标本中，可见 CD1 阳性树突状 LC 细胞，按两种方式分布，聚集成团的 CD1 阳性细胞充满整个上皮，从基底层直达顶层，各个细胞借它们的丝状树枝状突起彼此相连。在这些聚集的细胞之外，还可见到散在的 CD1 阳性 DC，位于上皮的基底层以上，这些细胞的树突状突起明显较聚集的细胞团中者少。在炎症严重的情况下，胆脂瘤的基质中也可见 CD1 阳性 DC 位于近上皮处，这些细胞多数集中在上皮组织的 CD1 阳性细胞团边缘。胆脂瘤中见不到脱落的 CD1 阳性细胞。T 淋巴细胞在胆脂瘤的上皮中，CD5 阳性细胞仅见于基底层，连续切片显示它们主要集结于 CD1 阳性 DC 聚集成团的区域。孤立的 CD8 阳性细胞也主要见于上皮中 CD1 阳性细胞聚集成团的区域，其下的基质中可见沿鳞状上皮分布的 CD8 和 CD4 阳性淋巴细胞形成的混合集落，其中 2 种淋巴细胞的数量大致相等。在距离上皮稍远处，CD8 较 CD4 阳性细胞数量为多。胆脂瘤中 CD3 和 CD68 表达明显高于外耳道皮肤。

（三）中耳乳突胆脂瘤与嗜酸性胶体和黏膜免疫共享

嗜酸性胶体是皮肤苔藓样组织反应（LTR）的特征表现，LTR 是移植物抗宿主反应和红斑狼疮常见的组织学表现。嗜酸性胶体的出现是由上皮细胞的细胞毒性免疫应答产生的，说明上皮基底细胞的损害。有研究已经证实在部分胆脂瘤标本的上皮中存在嗜酸性胶体，且电镜下胆脂瘤基底层角化细胞、细胞器退行性变和胞桥小体消失等超微结构改变也见于 LTR，由此表明细胞介导的免疫应答也参与了胆脂瘤的发病机制。

中耳黏膜是全身黏膜防御系统的一部分，它不仅具有强大的天然免疫系统，还可通过特异抗原刺激诱导产生细胞免疫和体液免疫：一个部位黏膜如鼻腔黏膜被抗原刺激激活鼻相关淋巴滤泡的淋巴细胞，激活的淋巴细胞可通过淋巴循环或血液循环进入其他部位的黏膜产生免疫反应，这就是所谓的黏膜免疫共享（CMIS）的概念。在动物实验中，用不可分型流感嗜血杆菌（NTHi）分离的外膜蛋白（OMP）接种鼻黏膜后，鼻咽黏膜 OMP 特定 IgA 及其形成细胞明显增多，NTHi 清除率也提高。近年，用 NTHi 外膜蛋白中的 P6 蛋白结合霍乱毒素鼻内接种，在动物实验中证明是一种比较有效的预防中耳炎的免疫接种手段。HBD2 和 BPI 是存在于人体的天然抗菌蛋白（肽），其对中耳炎的潜在治疗作用正在引起人们的兴趣。

微信扫码
◆ 临床科研
◆ 医学前沿
◆ 临床资讯
◆ 临床笔记

第七章

鼻腔炎性疾病

第一节 急性鼻炎

急性鼻炎是鼻腔黏膜急性病毒感染性炎症，多称为"伤风"或"感冒"，但与流行性感冒有别。故又称为普通感冒。常延及鼻窦或咽部，传染性强，多发于秋冬行季气候变换之际。

一、概述

1. 致病原因

此病先系病毒所致，后继发细菌感染，亦有认为少数病例由支原体引起。在流行季节中，鼻病毒在秋季和春季最为流行，而冠状病毒常见于冬季。至于继发感染的细菌，常见者为溶血性或非溶血性链球菌、肺炎双球菌、葡萄球菌、流行性感冒杆菌及卡他球菌。这些细菌常无害寄生于人体的鼻腔或鼻咽部，当受到病毒感染后，局部防御力减弱，同时全身抵抗力亦减退，使这些病菌易侵入黏膜而引起病变。

2. 常见诱因

（1）身体过劳，烟酒过度以及营养不良或患有全身疾病，常致身体抵抗力减弱而患此病。

（2）受凉受湿后，皮肤及呼吸道黏膜局部缺血，如时间过久，局部抵抗力减弱，于是病毒、细菌乘机侵入而发病。

（3）鼻部疾病如鼻中隔偏曲、慢性鼻咽炎、慢性鼻窦炎、鼻息肉等，均为急性鼻炎诱因。

（4）患腺样体或扁桃体炎者。

另外，鼻部因职业关系常受刺激，如磨粉、制皮、烟厂工人易患此病；受化学药品如碘、溴、氯、氨等刺激。或在战争时遭受过毒气袭击，亦可发生类似急性鼻炎的症状，一次伤风之后，有短暂免疫期，一般仅 1 个月左右，故易得病者，常在 1 年之中有数次感冒。

二、临床表现

为一种单纯炎症变化，当病变开始时，因黏膜血管痉挛，局部缺血，腺体分泌减少继而发生反射性神经兴奋作用，很快使黏膜中血管和淋巴管扩张，腺体及杯状细胞扩大，黏膜水肿，分泌物增多而稀薄似水，黏膜中有单核细胞及多形核白细胞浸润。此后，白细胞浸润加重，大量渗出黏膜表面，上皮细胞和纤毛坏死脱落，鼻分泌物渐成黏液脓性或脓性，若无并发症，炎症逐渐恢复，水肿消除，血管已不扩张，表皮细胞增殖，在 2 周内即恢复至正常状态。

三、症状

1. 潜伏期

一般于感染后 1～3 d 有鼻腔内不适感、全身不适及食欲减退等。

2. 初期

开始有鼻内和鼻咽部瘙痒及干燥感，频发喷嚏，并有畏寒、头胀、食欲减退和全身乏力等。鼻腔检查可见黏膜潮红，但较干燥。

3. 中期

初期持续 2 周后，出现鼻塞，流出多量水样鼻涕，常伴有咽部疼痛、发热；热因人而异，一般在 37 ~ 38℃，小儿多有高热达 39℃以上者。同时头重头痛，头皮部有痛觉过敏及四肢酸软等。此期持续 1 ~ 2 d。鼻腔检查可见黏膜高度红肿，鼻道分泌物较多，为黏脓性。

4. 晚期

鼻塞更重，甚至完全用口呼吸，鼻涕变为黏液脓性或纯脓性。如鼻窦受累，则头痛剧烈，鼻涕量亦多。若侵及咽鼓管，则有耳鸣及听力减退等症。炎症常易向下蔓延，致有咽喉疼痛及咳嗽。此时检查可见下鼻甲红肿如前，但鼻道内有多量脓涕。此期持续 3 ~ 5 d，若无并发症，鼻塞减退，鼻涕减少，逐渐恢复正常。但一般易并发鼻窦炎及咽、喉及气管等部位化脓性炎症，使流脓涕、咳嗽及咳痰等拖延日久。

5. 免疫期

一般在炎症消退后可有 1 个月左右的免疫期，之后免疫力迅速消失。

四、诊断

根据患者病史及鼻部检查，不难确定诊断，但应注意是否为其他传染病的前驱症状。此病应与急性鼻窦炎、鼻部白喉及变态反应性鼻炎相鉴别。

1. 急性鼻窦炎

多位于一侧，白细胞增多，局部疼痛和压痛，前鼻孔镜检有典型发现。

2. 变态反应性鼻炎

有变态反应发作史，无发热，鼻黏膜肿胀苍白，分泌物清水样，其中嗜酸性粒细胞增多。

3. 鼻白喉

具有类似症状，但鼻腔内常流血液，且有假膜形成，不难鉴别。

五、治疗

以支持和对症治疗为主，同时注意预防并发症。

（一）全身治疗

1. 休息、保暖，发热患者需卧床休息，进高热量的饮食，多饮水，使大小便通畅，以排出毒素。
2. 发汗疗法：①生姜、红糖、葱白煎汤热服；②解热镇痛药复方阿司匹林 1 ~ 2 片，每日 3 次，阿司匹林 0.3 ~ 0.5 g，每日 3 次或克感敏 1 ~ 2 片，每日 3 次等。
3. 中西合成药：板蓝根冲剂、吗啉胍等。
4. 并发细菌感染或有并发症可疑时，应用磺胺类及抗生素药物。

（二）局部治疗

1. 对鼻塞者可用 1% 麻黄碱液滴鼻或喷雾，使黏膜消肿，以利引流。对儿童用药须使用低浓度（0.5%）。
2. 针刺迎香、上星、神庭、合谷穴。
3. 急性鼻炎中期，应提倡正确的擤鼻法，切忌用力擤鼻，否则可引起中耳炎或鼻窦炎。

六、预防

患急性鼻炎后，可以产生短期免疫力，1 个月左右后可以再发病，应特别注意预防。预防原则为增强抵抗力、避免传染和加强治疗等几方面。

1. 增强机体抵抗力

经常锻炼身体，提倡冷水洗脸、冷水浴、日光浴，注意劳逸结合与调节饮食，节制烟酒。由于致病病毒种类繁多，而且相互间无交叉免疫，故目前尚无理想的疫苗用于接种。在小儿要供以足够的维生素 A、维生素 C 等，在流行期间，可采用丙种球蛋白或胎盘球蛋白或流感疫苗，有增强抵抗力以及一定的预防感冒之效。

2. 避免传染

患者要卧床休息，可以减少互相传染。应养成打喷嚏及咳嗽时用手帕盖住口鼻的习惯。患者外出时要戴口罩，尽量不去公共场所。流行期间公共场所要适当消毒等。

3. 加强治疗

积极治疗上呼吸道病灶性疾病，如鼻中隔偏曲、慢性鼻窦炎等。

第二节　慢性鼻炎

慢性鼻炎是鼻黏膜和黏膜下层的慢性炎症。临床表现以黏膜肿胀、分泌物增多、无明确致病微生物感染、病程持续4周以上或反复发作为特征，是耳鼻咽喉科的常见病、多发病，也可为全身疾病的局部表现。按照现代观点，慢性炎症反应是体液和细胞介导的免疫机制的表达，依其病理和功能紊乱程度，可分为慢性单纯性鼻炎和慢性肥厚性鼻炎，二者病因相同，且后者多由前者发展而来，病理组织学上没有绝对的界限，常有过渡型存在。

一、概述

（一）病因

慢性鼻炎病因不明，常与下列因素有关。

1. 全身因素

（1）慢性鼻炎常为些全身疾病的局部表现：如贫血、结核、糖尿病、风湿病以及慢性心、肝、肾疾病等，均可引起鼻黏膜长期瘀血或反射性充血。

（2）营养不良：维生素A、维生素C缺乏，烟酒过度等，可使鼻黏膜血管舒缩功能发生障碍或黏膜肥厚，腺体萎缩。

（3）内分泌失调：如甲状腺功能低下可引起鼻黏膜黏液性水肿；月经前期和妊娠期鼻黏膜可发生充血、肿胀，少数可引起鼻黏膜肥厚。同等的条件下，青年女性慢性鼻炎的发病率高于男性，考虑可能与机体内性激素水平尤其是雌激素水平增高有关。

2. 局部因素

（1）急性鼻炎的反复发作或治疗不彻底，演变为慢性鼻炎。

（2）鼻腔或鼻窦慢性炎症可使鼻黏膜长期受到脓性分泌物的刺激，促使慢性鼻炎发生。

（3）慢性扁桃体炎及增殖体肥大，邻近感染病灶的影响。

（4）鼻中隔偏曲或棘突时，鼻腔狭窄妨碍鼻腔通气引流，以致易反复发生炎症。

（5）局部应用药物：长期滴用血管收缩剂，引起黏膜舒缩功能障碍，血管扩张，黏膜肿胀。丁卡因、利多卡因等局部麻药，可损害鼻黏膜纤毛的传输功能。

3. 职业及环境因素

由于职业或生活环境中长期接触各种粉尘如煤、岩石、水泥、面粉、石灰等，各种化学物质及刺激性气体如二氧化硫、甲醛及酒精等，均可引起慢性鼻炎。环境温度和湿度的急剧变化也可导致本病。

4. 其他

（1）免疫功能异常：慢性鼻炎患者存在着局部免疫功能异常，鼻塞可妨碍局部抗体的产生，从而减弱上呼吸道抗感染的能力。此外，全身免疫功能低下，鼻炎容易反复发作。

（2）不良习惯：烟酒嗜好容易损伤黏膜的纤毛功能。

（3）过敏因素：与儿童慢性鼻炎关系密切，随年龄增长，过敏因素对慢性鼻炎的影响逐渐降低。

（二）病理

慢性单纯性鼻炎鼻黏膜深层动脉和静脉，特别是下鼻甲的海绵状血窦呈慢性扩张，通透性增加，血管和腺体周围有以淋巴细胞和浆细胞为主的炎细胞浸润，黏液腺功能活跃，分泌增加。而慢性肥厚性鼻炎，早期表现为黏膜固有层动、静脉扩张，静脉和淋巴管周围淋巴细胞和浆细胞浸润。静脉和淋巴管回流障碍，静脉通透性增加，黏膜固有层水肿；晚期发展为黏膜、黏膜下层，甚至骨膜和骨的局限性或弥漫性纤维组织增生、肥厚，下鼻甲最明显，其前、后端和下缘可呈结节状、桑葚状或分叶状肥厚，或发生息肉样变，中鼻甲前端和鼻中隔黏膜也可发生。二者病因基本相似，病理学上并无明确的界限，且常有过渡型存在，后者常由前者发展、转化而来，但二者临床表现不同，治疗上也有区别。

鼻黏膜的肿胀程度和黏液分泌受自主神经的影响，交感神经系统通过调节容量血管的阻力而调节鼻黏膜的血流，副交感神经系统通过调节毛细血管而调节鼻黏膜的血容量。交感神经兴奋时，鼻黏膜血管阻力增加，进入鼻黏膜的血流减少，导致鼻黏膜收缩，鼻腔脉管系统的交感神经兴奋性部分受颈动脉、主动脉化学感受器感受 CO_2 的压力影响。副交感神经兴奋导致毛细血管扩张，鼻黏膜充血、肿胀，翼管神经由源自岩浅大神经的副交感神经和源自岩深神经的交感神经构成，分布于鼻腔鼻窦的黏膜，支配鼻腔鼻窦黏膜的血液供应，影响鼻黏膜的收缩和舒张。

鼻腔感受鼻腔气流的敏感受体主要位于双侧下鼻甲，这些受体对温度敏感，故临床上有时用薄荷醇治疗鼻塞，这也是下鼻甲切除术后鼻阻力与患者的自觉症状不相符合的原因所在。此外，下鼻甲前部也是组成鼻瓣区的重要结构，鼻瓣区是鼻腔最狭窄的区域，占鼻阻力的50%，下鼻甲前端的处理对鼻塞的改善具有重要作用。

二、临床表现

1. 鼻塞

鼻塞是慢性鼻炎的主要症状。单纯性鼻炎引起的鼻塞呈间歇性和交替性，平卧时较重，侧卧时下侧较重。平卧时鼻黏膜肿胀似与颈内静脉压力有关，斜坡位与水平位呈20°时，静脉压几乎等于0，<20°时静脉压相应增加. 静脉压增加对健康的鼻黏膜无太大影响，但患有鼻炎者则可引起明显的鼻塞症状。侧卧时下侧的鼻腔与同侧邻近的肩臂的自主神经系统有反射性联系。安静时鼻塞加重，劳动时减轻，是因为劳动时交感神经兴奋，鼻黏膜收缩所致。此外，慢性鼻炎患者鼻黏膜较正常鼻黏膜敏感，轻微的刺激使可引起明显的反应而出现鼻塞症状。肥厚性鼻炎的主要症状也为鼻塞，但程度较重，呈持续性，轻重不一，单侧阻塞或两侧阻塞均可发生。鼻黏膜肥厚、增生，呈暗红色，表面不平。呈结节状或桑葚样，有时鼻甲骨也肥大、增生，舒缩度较小，故两侧交替性鼻塞并不常见，严重时，患者张口呼吸，严重影响患者的睡眠。

2. 嗅觉障碍

慢性鼻炎对嗅觉的影响较小，鼻黏膜肿胀严重阻塞嗅裂时或中下鼻甲肿大使鼻腔呼吸气流减少可以引起呼吸性嗅觉减退或缺失；若长期阻塞嗅区，嗅区黏膜挤压致嗅区黏膜上皮退化或并发嗅神经炎时，则成为感觉性嗅觉减退或缺失。

3. 鼻涕

单纯性鼻炎鼻涕相对较多，多为黏液性，继发感染时可为黏脓性或脓性。肥厚性鼻炎鼻涕相对较少，为黏液性或黏脓性。

4. 头痛

鼻黏膜肿胀堵塞窦口可以引起负压性头痛；鼻黏膜发炎时鼻黏膜的痛阈降低，如挤压鼻黏膜常可引起反射性头痛。此外，若中鼻甲肥大挤压鼻中隔，由于接触处的后方吸气时负压较高，使其黏膜水肿及形成瘀斑，这些局部改变对于敏感的人则可引起血管扩张性头痛。

5. 闭塞性鼻音

慢性鼻炎由于鼻黏膜弥漫性肿胀，鼻腔的有效横截面积明显减少，患者发音时呈现闭塞性鼻音。

6. 其他

（1）影响鼻窦的引流功能，继发鼻窦炎：慢性鼻炎时鼻黏膜弥漫性肿胀，特别是中下鼻甲肥大对鼻窦的通气引流功能具有重要影响。中鼻甲是窦口鼻道复合体中重要的组成部分，首先中鼻甲位于鼻腔的正中位、窦口鼻道复合体的前部，像一个天然屏障保护着中鼻道及各个窦口，鼻腔呼吸的气流首先冲击中鼻甲；此外，中鼻甲存在丰富的腺体，是鼻腔分泌型抗体的主要来源，因此中鼻甲病变影响窦口的通气引流，继发鼻窦炎。此外，下鼻甲肥大不仅影响鼻腔的通气，而且可以造成中鼻道的狭窄，影响鼻窦的通气引流，继发鼻窦炎。

（2）继发周围炎症：鼻涕流向鼻咽部可继发咽喉炎；若鼻涕从前鼻孔流出，可造成鼻前庭炎。若下鼻甲前端肥大明显可阻塞鼻额管，造成溢泪及泪囊炎；若后端肥大明显；突向鼻咽部影响咽鼓管咽口，可造成中耳炎。

7. 检查

慢性单纯性鼻炎双侧下鼻甲肿胀，呈暗红色，表面光滑、湿润，探针触诊下鼻甲黏膜柔软而富有弹性，轻压时有凹陷，探针移去后立即恢复；鼻黏膜对血管收缩剂敏感，滴用后下鼻甲肿胀即消退；鼻底、下鼻道或总鼻道内有黏稠的黏液性鼻涕聚集，总鼻道内常有黏液丝牵挂。而慢性肥厚性鼻炎鼻黏膜增生、肥厚，呈暗红色和淡紫红色，下鼻甲肿大，阻塞鼻腔，黏膜肥厚，表面不平，呈结节状或桑葚状，触诊有硬实感，不易出现凹陷，或虽有凹陷，但不立即恢复，黏膜对1%麻黄碱棉片收缩反应差。

二、诊断与鉴别诊断

依据症状、鼻镜检查及鼻黏膜对麻黄碱等药物的反应，诊断并不困难，但应注意与结构性鼻炎伴慢性鼻炎者相鉴别。鼻内镜检查及鼻窦CT能全面了解鼻腔鼻窦的结构及有无解剖变异和鼻窦炎。全面衡量结构、功能与症状的关系，正确判断病因及病变的部位，治疗才能取得较好的效果。

慢性单纯性鼻炎和慢性肥厚性鼻炎鉴别要点，见（表7-1）。

表7-1 慢性单纯性鼻炎和慢性肥厚性鼻炎鉴别要点

	慢性单纯性鼻炎	慢性肥厚性鼻炎
鼻塞	间歇性(冬季、夜间、静坐时明显，夏季、白天、运动时减轻或消失)，两侧交替性	持续性
鼻涕	略多，黏液性	多，黏液性或黏脓性，不易擤出
味觉减退	不明显	可有
闭塞性鼻音	无	有
头痛、头昏	可有	常有
咽干、耳塞闭感1年	无	可有
前鼻孔镜所见	下鼻甲黏膜肿胀，表面光滑，暗红色	下鼻甲黏膜肥厚，暗红色，表面光滑或不平，或呈结节状、桑葚状或分叶状，鼻甲骨可肥大
下鼻甲探针触诊	柔软，有弹性，轻压时有凹陷，探针移去后立即恢复的上	有硬实感，轻压时无凹陷，或虽有凹陷，但不立即恢复
对1%~2%麻黄碱的反应	黏膜收缩明显，下鼻甲缩小	黏膜不收缩或轻微收缩，下鼻甲大小无明显改变
治疗	非手术治疗	一般宜手术治疗

四、治疗

慢性鼻炎的治疗应以根除病因、改善鼻腔通气功能为原则。首先应该积极消除全身与局部可能致病的因素，改善工作生活环境条件，矫正鼻腔畸形，避免长期应用血管收缩剂。其次是加强局部治疗，抗感染，消除鼻黏膜肿胀，使鼻腔和鼻窦恢复通气及引流，尽量恢复纤毛和浆液黏液腺的功能。慢性鼻炎并发感染的，可用适合的抗生素溶液滴鼻。为了消除鼻黏膜肿胀，使鼻腔及鼻窦恢复通气和引流，可用血管收缩剂如麻黄碱滴鼻液滴鼻，但儿童尽量不用，即使应用不宜＞1周，防止多用、滥用血管收缩剂。采取正确的擤鼻涕方法清除鼻腔过多的分泌物，有助于鼻黏膜生理功能的恢复，避免继发中耳炎。慢性单纯性鼻炎的组织病理改变属可逆性，局部治疗应避免损害鼻黏膜的生理功能。肥厚性鼻炎同单纯性鼻炎的治疗一样首先消除或控制其致病因素，然后才考虑局部治疗，但局部治疗的目的随各阶段的病理改变而异，在鼻黏膜肥厚、但无明显增生的阶段，宜力求恢复鼻黏膜的正常生理功能，如已有明显增生，则应以减轻鼻部症状和恢复肺功能为主。局部治疗的方法如下。

（一）局部保守治疗

适合于慢性单纯性鼻炎及慢性肥厚性鼻炎局部应用血管收缩剂尚能缩小者。

1. 单纯性鼻炎

以促进局部黏膜恢复为主，可利用0.25%～0.5%普鲁卡因在迎香穴和鼻通穴做封闭，或做鼻匠或双侧下鼻甲前端黏膜下注射，给以温和的刺激，改善局部血液循环，每次1～1.5 mL，隔日1次，5次为1疗程。此外，可以配合三磷腺苷、复方丹参、654-2、转移因子、干扰素、类固醇皮质激素等进一步加强局部的防御能力，以利于黏膜的恢复，但应防止视网膜中央动脉栓塞。预防措施：不提倡以乳剂或油剂做下鼻甲注射。下鼻甲注射前应常规做鼻甲黏膜收缩，乳剂或油剂中可加入1：1的50%葡萄糖液稀释，注射过程中应边注边退。避开下鼻甲近内侧面与上面交界处进针。高新生在表面麻醉下用冻干脾转移因子粉剂1 mL加生理盐水2 mL溶解后于每侧下鼻甲内注射1 mL，每周1次，4次为1疗程，总有效率97.8%，其机制为转移因子是一种新的免疫调节与促进剂，可增强人体的细胞免疫功能，提高人体的防御能力，从而使鼻黏膜逐渐恢复其正常的生理功能。王立平利用三磷腺苷下鼻甲注射治疗慢性单纯性鼻炎280例也取得了93.2%的良好效果。陈仁物等对下鼻甲注射针头进行了研制和临床应用，具有患者痛苦小、药液分布均匀、见效快、明显缩短疗程、提高疗效等优点。其具体方法：将5号球后针头的尖端四面制成筛孔状的一种专用针头，分为Ⅰ、Ⅱ、Ⅲ 3种型号。①Ⅰ号：2个孔，孔距4 mm，适合下鼻甲肥大局限和青年患者；②Ⅱ号：3个孔，孔距5 mm，适合下鼻甲前端肥大者；③Ⅲ号：4个孔，孔距5 mm，适合弥漫性下鼻甲肥大及下鼻甲手术的麻醉。

2. 慢性肥厚性鼻炎

以促进黏膜瘢痕化，从而改善鼻塞症状为主，可行下鼻甲硬化剂注射。常用的硬化剂有80%甘油、5%苯酚甘油、5%鱼肝油酸钠、50%葡萄糖、消痔灵、磺胺嘧啶钠等。周全明等报告消痔灵治疗慢性鼻炎300例，治愈291例，有效9例。其方法：消痔灵注射液1 mL加1%利多卡因1 mL混合后行下鼻甲注射，每侧0.5～1 mL，7～10 d一次，3次为1疗程，间隔2周后可行下一疗程。刘来生等利用磺胺嘧啶钠下鼻甲注射治疗慢性肥厚性鼻炎也取得了良好的效果，其机制为局部产生化学性反应，引起下鼻甲肥厚的黏膜组织萎缩从而改善鼻塞症状。

近年来，随着激光、微波、电离子治疗仪的普及，这方面治疗慢性肥厚性鼻炎的报道愈来愈多。已形成相当成熟的经验。Nd: YAG激光是利用瞬间高热效应使肥厚的黏膜凝固或气化，造成下鼻甲回缩而改善鼻腔通气，不仅可以直接凝固、气化肥厚的黏膜，而且可以插入黏膜下进行照射，效果可靠但是由于Nd: YAG激光水吸收性较低，破坏深度不易控制，而且该激光辐射能30%～40%被反向散射，术中可造成周围正常黏膜较大面积的损伤，此外导光纤维前端易被污染，容易折断在黏膜下，术后反应重。微波不仅可以表面凝固黏膜，而且可以将探头直接插入黏膜下，利用微波的生物热效应而凝固黏膜下组织，具有可保持黏膜的完整性、不影响鼻黏膜的生理功能、恢复快、无痂皮形成等优点，另外无探头折断在黏膜下之忧，是治疗慢性肥厚性鼻炎较为理想的方法。电离子治疗仪利用其良好的切割性可以对重度慢性肥厚性鼻炎的肥厚黏膜进行切割而达到改善鼻腔通气的效果，而且术中不易出血，术后反应也轻；术中利用短火火焰凝固、汽化、切割组织，长火火焰凝固止血，但术中应充分收敛鼻黏膜，以防止伤及正常的鼻中隔黏膜。射频利用发射频率100～300 kHz、波长0.3 km的低频电磁波作用于病变的组织细胞，致组织细胞内外离子和细胞中的极性分子强烈运动而产生特殊的内生热效应，温度可达65～80℃，使组织蛋白变形、凝固，病变区出现无菌性炎症反应，血管内皮细胞肿胀，血栓形成而阻塞血管，组织血供减少，黏膜逐渐纤维化而萎缩从而达到治疗增生性病变的目的，并且具有无散射热效应、无火花、不损伤正常组织、深浅容易控制的优点。辛朝风利用射频治疗慢性肥厚性鼻炎56例取得了良好的治疗效果，认为慢性鼻炎的病理基础是鼻甲黏膜下组织增生伴血管扩张，是射频治疗的最好适应证。国外学者认为射频是在黏膜下形成热损伤而不破坏表面黏膜，可以避免术后出血、结痂、出现恶臭味、疼痛、嗅觉减退和鼻腔粘连的缺点，是治疗鼻甲肥大的一种安全而有效的方法。

（二）手术治疗

鼻腔结构复杂。鼻腔每一结构对鼻腔正常生理功能的维持都具有一定作用。正常人中鼻腔的每一结构都完全正常也是很少的。鼻部症状的产生原因是多方面的，或某一结构的形态或结构异常，或几种结构均明显异常，或几种结构轻度异常的协同作用。其中对于多结构的轻度异常和某一结构的形态异常（如下鼻甲过度内展，其本身并不肥大）等情况难以诊断，这种情况常笼统地被称为"结构性鼻炎"。临床上，我们也时常遇到有些人鼻腔某些结构明显异常，但却没有自觉症状；相反，无明显结构异常者，有时也会有明显的自觉症状。因此，在慢性鼻炎的手术治疗中，应仔细检查，全面衡量，解除引起症状的病因，方可获得满意的治疗效果。

1. 中鼻甲手术

中鼻甲手术包括传统的常规手术（中鼻甲部分切除术及中鼻甲全切除术）和中鼻甲成形术。传统的中鼻甲切除术虽然能解除鼻塞症状，但中鼻甲功能受损，并失去了再次手术的解剖标志，同时常规中鼻甲手术后中鼻甲周围的正常黏膜可以出现代偿性增生，导致症状的复发，同时也说明中鼻甲在保持鼻腔的生理功能方面具有重要的作用。目前常用的中鼻甲成形术则在解除症状的同时又避免了传统常规中鼻甲手术所造成的缺陷。

2. 下鼻甲手术

下鼻甲手术包括传统的下鼻甲部分切除术、下鼻甲黏骨膜下切除术，下鼻甲骨折外移术和下鼻甲成形术。最近许多学者对传统的下鼻甲手术进行了改进，并且利用先进的手术器械，对慢性鼻炎的治疗取得了良好的临床效果。下鼻甲黏膜血供丰富。术中极易出血。采用翼腭管注射法可以减少出血，又提高麻醉效果。下鼻甲的大小与鼻腔的阻力关系密切，尤其是下鼻甲的前端，故行下鼻甲手术时应正确估计切除的范围，以便获得满意的临床效果。

近年来，国外有学者报道仅做下鼻甲黏骨膜下分离，破坏黏膜下的血管网，肥厚的下鼻甲黏膜呈瘢痕化收缩，而达到改善鼻塞的效果。此方法仅适用于病变程度较轻者。由于引起鼻塞的因素很多，单一手段治疗效果较差，采用阶梯疗法综合治疗方可取得满意的效果，但也不能作为固定模式，可根据具体情况灵活掌握，可考虑优先采用操作简便、患者痛苦小、费用低、疗效好的方法。只有这样才能正确地选择合适的术式，从而达到满意的效果，避免多次手术。总之，慢性鼻炎的手术趋向应以解除患者的症状、创伤小、能保持鼻甲的生理功能为目的。此外，由于慢性鼻炎的病因解除后，肥大的下鼻甲可以转归，故尽量减少下鼻甲手术，特别是防止下鼻甲切除过多造成空鼻综合征。

第三节　萎缩性鼻炎

萎缩性鼻炎是一种发展缓慢的鼻腔慢性炎性疾病，又称臭鼻症、慢性臭性鼻炎、硬化性鼻炎。其主要表现是鼻腔黏膜、骨膜、鼻甲骨（以下鼻甲骨为主）萎缩。鼻腔异常宽大，鼻腔内有大量的黄绿色脓性分泌物积存，形成脓性痂皮，常有臭味，发生恶臭者，称为臭鼻症，患者有明显的嗅觉障碍。鼻腔的萎缩性病变可以发展到鼻咽、口咽、喉腔等处。提示本病可能是全身性疾病的局部表现。

一、概述

（一）病因

萎缩性鼻炎分为原发性萎缩性鼻炎和继发性萎缩性鼻炎 2 大类。

1. 原发性萎缩性鼻炎

可以发生于幼年，多因全身因素如营养不良、维生素缺乏、内分泌功能紊乱、遗传因素、免疫功能紊乱、细菌感染、神经功能障碍等因素所致。

2. 继发性萎缩性鼻炎

多由于外界高浓度工业粉尘、有害气体的长期刺激，鼻腔鼻窦慢性脓性分泌物的刺激，或慢性过度增生性炎症的继发病变，鼻部特殊性的感染，鼻中隔的过度偏曲，鼻腔手术时过多损坏鼻腔组织等所致。

本病最早由 Frankel 所描述，是一种常见的耳鼻咽喉科疾病，占专科门诊的 0.70% ~ 3.99%。我国贵州、云南地区多见，其原因不详，有报道可能与一氧化硫的刺激有关；还有报道可能与从事某些工种的职业有关。杨树梦曾报道灰尘较多的机械厂的调查发现，鼻炎 118 人中萎缩性鼻炎 35 人，占病人数的 30%。国外报道本病女性多于男性，多发病于青年期，健康状况和生活条件差者易患此病。据报道我国两性的发病率无明显差别，以 20 ~ 30 岁为多。在西方，本病发病率已明显降低，但是在许多经济不够发达的国家和地区，发病率仍较高。

（二）病理

疾病发生的早期，鼻腔黏膜仅呈慢性炎症改变，逐渐发展为萎缩性改变，假复层柱状纤毛上皮转化为无纤毛的复层鳞状上皮，腺体萎缩，分泌减少。由于上皮细胞的纤毛丧失。分泌物停滞于鼻腔，结成脓痂。病变继续发展，黏膜以及骨部的血管因为发生闭塞性动脉内膜炎与海绵状静脉丛炎，血管的平滑肌萎缩，血管壁纤维组织增生肥厚，管腔缩窄或闭塞。血液循环不良，导致腺体和神经发生纤维性改变，黏膜下组织变为结缔组织，最后发生萎缩以及退化现象。骨和骨膜也发生纤维组织增生和骨质吸收，鼻甲缩小，鼻腔极度扩大，但是鼻窦常常因为骨壁增殖硬化性改变，反而使窦腔缩小。

二、临床表现

1. 鼻及鼻咽干燥感

在吸入冷空气时，症状更加明显，而且还有寒冷感。

2. 鼻塞

与鼻内脓痂堆滞堵塞有关；没有脓痂，则与神经感觉迟钝有关，有空气通过而不能感觉到。

3. 头痛

部位常常在前额、颞侧或枕部，或头昏，多因为大量冷空气的刺激反射造成，或者伴发鼻窦炎之故。

4. 鼻内痛或鼻出血

多因鼻黏膜干燥破裂所致。

5. 嗅觉减退或者丧失

因为含气味的气味分子不能到达嗅区或者嗅区黏膜萎缩所致。

6. 呼气恶臭

因为臭鼻杆菌在鼻腔脓痂下繁殖生长，脓痂内的蛋白质腐败分解，而产生恶臭气味。也有人认为是因为炎性细胞以及腺细胞脂肪发生变性，脂肪转变为脂酸，易于干燥，乃产生臭味。妇女月经期臭味加重，绝经期则开始好转，但鼻腔黏膜没有好转。

7. 其他

鼻腔黏膜萎缩涉及鼻咽部，可能影响咽鼓管咽口，发生耳鸣和耳聋。涉及咽喉部则发生咽喉部干燥、刺激性咳嗽、声音嘶哑等症状。

三、诊断与鉴别诊断

根据患者的症状、体征，结合临床检查所见。主要根据鼻黏膜萎缩、脓痂形成情况以及可能具有的特殊气味等特点，诊断不难。但是应该与鼻部特殊的传染病，例如结核、狼疮、硬结病，或者鼻石、晚期梅毒、麻风等病症相鉴别。

少部分萎缩性鼻炎患者具有特殊的鼻部外形，如鼻梁宽而平，鼻尖上方轻度凹陷，鼻前孔扁圆，鼻翼掀起，如果儿童时期发病，可以影响鼻部的发育而成鞍鼻畸形。鼻腔内的检查，可以见到鼻腔宽敞，从鼻前孔可以直接看到鼻咽部。鼻甲缩小，有时下鼻甲几乎看不到或者不能辨认，如果因为慢性化脓性鼻窦炎而引起，则虽然下鼻甲看不到或不能辨认，但是中鼻甲却常常肿胀或肥大，甚至息肉样变。鼻腔黏膜常常覆盖一层灰绿色脓痂，可以闻及特殊恶臭。除去脓痂后下边常常有少许脓液，黏膜色红或苍白，干燥，或者糜烂，可有渗血。鼻咽部、咽部黏膜或有以上黏膜的改变，或有脓痂附着，严重者喉部也可以有此改变。轻症的萎缩性鼻炎，多只是在下鼻甲和中鼻甲的前端或嗅裂处可以见到少许痂皮，黏膜少许萎缩。

鼻腔的分泌物或者脓痂取出做细菌培养，可以检测到臭鼻杆菌、臭鼻球杆菌、类白喉杆菌或者白喉杆菌，但是后两者均无内毒素。

四、治疗

（一）药物治疗

药物治疗萎缩性鼻炎至今仍无明显进展，有学者对微量元素代谢紊乱是否为萎缩性鼻炎的病因进行了研究。文献报道测定 83 例上颌窦炎的血清铁含量，其中 47 例有萎缩性鼻炎，通过对照治疗，证实缺铁程度与鼻黏膜的萎缩程度成正比，故提出治疗时宜加用含铁制剂。但李忠如测定患者发样中的铜、锰含量明显低于对照组，而锌、铁含量正常。因此，微量元素是否与萎缩性鼻炎的发病有关尚待探讨。有报道应用羧甲基纤维钠盐软膏治疗萎缩性鼻炎 17 例，获得了一定的效果。因羧甲基纤维钠盐具有生理惰性，对组织无刺激性，亲水，可与多种药物结合并能溶于鼻分泌物中或炎症渗液中，易为鼻黏膜吸收而迅速产生药效。黄维国等报道应用滋鼻丸（生地黄、玄参、麦冬、百合各等份为丸）每次 15 g，每日 2 次口服，同时加用鼻部蒸汽熏蒸，治疗数十例，效果满意。纪宏开等应用鱼腥草制剂滴鼻取得了一定的效果。肖涤余等用活血化瘀片（丹参、川芎、赤芍、红花、鸡血藤、郁金、山楂、黄芪，党参）治疗萎缩性鼻炎也取得了一定的效果。

Sinha 采用胎盘组织液行中、下鼻甲注射 60 例，经 2 年的观察，临床治愈 76.6%，改善 11.6%，无效 11.4%；经组织病理学证实，萎缩的黏膜上皮恢复正常，黏液腺及血管增加，细胞浸润及纤维化减少 43.3%，形态改善 45%，无变化 11.7%。郝雨等报道采用复方丹参注射液 4 mL 行下鼻甲注射，隔日 1 次，10 次为 1 疗程，或用复方丹参注射液迎香穴封闭，疗法同上，同时合并应用小檗碱软膏涂鼻腔，73 例中治愈 40 例，好转 17 例，无效 6 例，总有效率 97%。钟衍深等报道，应用 AIP 下鼻甲封闭治疗萎缩性鼻炎 122 例，常用量 10 ~ 20 mg，3 d 1 次，10 ~ 20 次为 1 疗程，88.5% 的患者症状改善，经 6 ~ 18 个月随访无复发。

（二）氦 – 氖激光照射治疗

有学者在给予维持量甲状腺素的同时，采用氦 – 氖激光鼻腔内照射治疗 87 例萎缩性鼻炎，激光照度 10 mW/cm^2，每次照射 3 mm，8 ~ 10 次为 1 疗程，7 ~ 8 次后，60% 的患者嗅觉改善，5 ~ 6 次后鼻血流图波幅增大，波峰陡峭，流变指数增大，脑血流图检查血流量也明显改善。经治疗后全身情况改善，痂皮消失，鼻黏膜变湿润，59 例嗅觉恢复。其作用机制是小剂量、低能量激光照射具有刺激整个机体及组织再生、抗炎和扩张血管的作用，改善了组织代谢的过程。

（三）手术治疗

1. 鼻腔黏软骨膜下填塞术

Fanous 和 Shehaia 应用硅橡胶行鼻腔黏骨膜下填塞术，在上唇龈沟做切口，分别分离鼻底和鼻中隔的黏软骨膜，然后填入硅橡胶模条至鼻底或鼻中隔隆起，使鼻腔缩小，分别治疗 10 例和 30 例萎缩性鼻炎患者，前者 70% 症状明显改善，后者 90% 有效。硅橡胶作为缩窄鼻腔的植入物，优点是性能稳定，具有排水性，光滑软硬适度，容易造型，耐高压无抗原性，不被组织吸收，不致癌，手术操作简单，疗效较好，根据病情可分别植入鼻中隔、鼻底、下鼻甲等处。部分病例有排斥现象，与填塞太多、张力过大、黏膜破裂有关。

Sinha 应用丙烯酸酯在鼻中隔和鼻底黏骨膜下植入 60 例，切口同 Fanous 和 Shehata 的操作，36 例近期愈合，14 例好转，经 2 年的观察，由于植入物的脱出和鼻中隔穿孔，约 80% 的患者症状复原，20% 脱出者症状长期缓解，可能与植入物的稳定性有关，经临床比较效果逊于硅橡胶。

徐鹤荣、韩乃刚、虞竟等分别报道应用同种异体骨或同种异体鼻中隔软骨行鼻腔黏骨膜下填塞治疗萎缩性鼻炎，效果良好，未发现有软骨或骨组织吸收、术腔重新扩大的情况，认为同种异体骨或软骨是比较好的植入材料，但术后必须防止感染，虞竟报道有 4 例因感染、切口裂开而失败。

Sinha 报道应用自体股前皮下脂肪植入鼻腔黏骨膜下 4 例，2 例有效，2 例无效，可能与脂肪较易吸收有关。还有报道应用自体髂骨、自体肋软骨、自体鼻中隔软骨等行鼻腔黏骨膜下填塞，效果优于自体脂肪组织填塞，但均需另做切口，增加了损伤及患者的痛苦。

刘永义等采用碳纤维行下鼻甲、鼻中隔面黏骨膜下充填成形术，部分病例同时补以鼻旁软组织瓣或鼻中隔含血管的黏软骨膜瓣，总有效率达90%，鼻黏膜由灰白色变为暗红色，干痂减少或消失，黏膜由干燥变为湿润。此手术方案可使下鼻甲、鼻中隔隆起，缩小鼻腔，并能改善局部血液循环，增加组织营养，促进腺体分泌，可从根本上达到治疗目的。

喻继康报道应用羟基磷灰石微粒人工骨种植治疗萎缩性鼻炎10例，效果满意。羟基磷灰石是骨组织的重要成分，为致密不吸收的圆柱形微粒，其生物相容性良好，无排斥反应，可诱导新骨生成，与骨组织直接形成骨性结合，细胞毒性为0级，溶血指数为1.38%，是一种发展前景较好的填充物。

2. 鼻腔外侧壁内移术

亦称Lautenslager氏手术。这种手术有一定的疗效，能起到缩窄鼻腔的作用，但组织损伤多，患者反应大，有时内移之外侧壁又有复位。黄选兆为了解决这个问题，采用白合金有机玻璃片为固定物，克服了固定上的缺点，治疗32例51例患者，疗效满意，术后经5～15年随访，有效率达88.24%。此手术可使鼻腔外侧壁内移5～8 mm，严重者虽可在鼻腔黏膜下加填塞物，但术前鼻腔宽度＞9 mm者，效果较差。上颌窦窦腔小、内壁面积小或缺损者不宜行此手术。术前的上颌窦影像学检查可预知手术效果，而且十分必要。

3. 前鼻孔封闭术（Young氏手术）

Young采用整形手术封闭一侧或两侧鼻孔，获得了优于鼻腔缩窄术的效果。手术方法为在鼻内孔处做环行切口，在鼻前庭做成皮瓣，然后缝合皮瓣封闭鼻孔，阻断鼻腔的气流。封闭1年以上再打开前鼻孔，可发现鼻腔干净，黏膜正常。封闭两侧前鼻孔时，患者需经口呼吸，有些患者不愿接受。林尚泽、罗耀俊等经过临床手术观察，＜3 mm的鼻前孔部分封闭，不仅可以保留患者经鼻呼吸的功能，而且长期效果不亚于全部封闭者，但如前鼻孔保留缝隙＞3 mm，则成功率下降。

4. 鼻前庭手术

Ghosh采用鼻前庭手术，系将呼吸气流导向鼻中隔，减少气流对鼻甲的直接冲击，有效率达到92%。这种手术一期完成，不需再次手术，患者容易接受。

5. 腮腺导管移植手术

腮腺导管移植手术系将腮腺导管移植于鼻腔或上颌窦内，唾液可使窦腔、鼻腔的萎缩黏膜上皮得以湿润，经过一段时间的随访观察，效果良好。手术方法几经改进，最后将腮腺导管开口处做成方形黏膜瓣，以延长导管长度，在上颌窦的前外壁造口后引入上颌窦腔。此手术方法的缺点是进食时鼻腔流液。且易发生腮腺炎。

6. 中鼻甲游离移植手术

聂瑞增报道治疗鼻炎、鼻窦炎、继发萎缩性鼻炎的病例，对有中鼻甲肥大而下鼻甲萎缩者，将中鼻甲予以切除，将切除的中鼻甲游离移植于纵行切开的下鼻甲内，使下鼻甲体积增大重新隆起，治疗10例患者，经0.5～4年的随访观察，患者症状消失或明显减轻，效果满意。

7. 上颌窦黏膜游离移植术

日本学者石井英男报道对萎缩性鼻炎患者先行唇龈沟切口，将上颌窦前壁凿开，剥离上颌窦黏膜并形成游离块，然后将下鼻甲黏膜上皮刮除。将上颌窦游离黏膜块移植于下鼻甲表面。经过对患者的随访观察，大部分患者症状改善。

8. 带蒂上颌窦骨膜–骨瓣移植术

Rasmy介绍应用上唇龈沟切口，在上颌窦前壁凿开一适宜的上颌窦前壁骨膜–骨瓣，将带骨膜蒂移植于预制好的鼻腔外侧壁黏膜下术腔。使鼻腔外侧壁隆起，以缩小鼻腔，但在分离鼻腔外侧壁黏膜时，应注意防止黏膜破裂。15例手术后随访，13例鼻腔外侧壁隆起无缩小，2例缩小1/4，干燥黏膜也趋于湿润，并渐恢复为假复层柱状纤毛上皮。

9. 带蒂唇龈沟黏膜瓣下鼻甲成形术

张庆泉报道应用上唇龈沟黏膜瓣下鼻甲成形术治疗萎缩性鼻炎。先在上唇龈沟做带眶下动脉血管蒂的唇龈沟黏膜及黏膜下组织瓣，长 2～5 cm，宽 1 cm，黏膜瓣的大小要根据鼻腔萎缩的程度来定。因为蒂在上方，所以黏膜瓣为 2 个断端。内侧端稍短，外侧端稍长，蒂长约 2 cm，宽约 1 cm，蒂的内侧要紧靠梨状孔，在鼻阈处做成隧道，隧道内侧端在下鼻甲前端，然后在下鼻甲表面做约 2 cm 的纵向切口，稍做分离，使之成 "V" 形，将预制好的带蒂黏膜瓣穿经鼻阈处隧道，移植于做好的下鼻甲的 "V" 形创面上，使下鼻甲前端隆起，鼻腔缩小。这种手术方法，不仅缩小了鼻腔，还增加了鼻腔的血液循环，使鼻腔血流明显增加，萎缩黏膜营养增加，明显改善了临床症状，报道 20 例 33 侧，经过 4 年的随访观察，痊愈 18 例，好转 2 例。从症状消失的时间来看，鼻干、头昏和头痛、咽干等症状术后最先减轻或消失。术后鼻塞暂时加重，约 15 d 后渐有缓解。术后鼻臭即有减轻，但完全消失需 1～3 个月痂皮消失时。黏膜渐变红润，潮湿，分泌物渐有增多。咽喉部萎缩情况恢复早于鼻腔。嗅觉减退者多数恢复较好，嗅觉丧失者多不能恢复。术前术后鼻血流图显示在术后短期无变化，6～12 个月复查鼻血流好转。术前术后鼻腔黏膜上皮变化显示，术后 1～2 年鼻腔黏膜均不同程度恢复为假复层柱状纤毛上皮。

10. 交感神经切断术

切断交感神经纤维或切除神经节以改善鼻腔黏膜血液循环。有人主张切断颈动脉外膜之交感神经纤维、切除蝶腭神经节，亦有提倡切除星状交感神经节者。这些手术操作复杂，效果亦不满意，故临床很少采用。

第八章
鼻窦炎的并发症

第一节 鼻窦炎的并发症的发病途径与下行感染

一、鼻窦炎的并发症的发病途径

鼻窦的急性与慢性炎症均可扩展到邻近组织或器官，如眶内、颅内等处；还可沿着管道发展，如通过咽鼓管传到中耳或下行而影响呼吸道与消化道；也可成为脓毒病灶。

产生鼻窦炎并发症的途径如下：

1. 窦壁损害

炎症累及骨壁，首先骨质脱钙及疏松，继而发生破坏。骨壁破坏处可被肉芽组织掩盖或有死骨形成，炎症即可经此侵入邻近组织。有时骨壁尚未穿破而仅变色、变薄，炎症也可由此向外扩散。这是一种常见的扩展方式。

窦壁遭受外伤（如骨折或贯通伤）后，窦内炎症或早或晚均可通过未愈合的裂缝发生扩散。手术不慎也可造成窦壁损伤。

2. 血管导引

可为经血管的直接传播，也可因毒素使静脉内膜损伤，血液粘着凝成血栓，向血液的顺、逆两方向进展。如血栓感染脱落，形成栓子，可随血流到达远处。上述几种情况都可引起并发症。这种扩散方式也较常见。

3. 神经导引

鼻窦手术中如损伤嗅神经纤维的鞘膜，感染可循鞘下间隙到达颅内，引起颅内并发症。

4. 淋巴导引

淋巴管能直接载运炎性物质而感染其他器官，也可先间接地将之传到血管周围的淋巴丛，再由血管导引方式感染他处。因在解剖学上，仅筛区的淋巴管已被证实与颅内有关，故此种扩展方式很少见。

二、下行感染

（1）鼻窦炎的下行感染可引起屡发性咽炎、扁桃体炎，以及同侧咽侧壁充血、红肿、淋巴组织增生肥厚，有时虽切除扁桃体，咽喉症状也不能获得改善。

（2）儿童与成人的顽固性气管炎、支气管炎和支气管扩张，每与鼻窦炎（尤其是上颌窦炎）同时存在。

（3）支气管哮喘也常与鼻窦炎有关联，两者可同为变应性病变。

（4）炎性渗出物与细菌下咽入胃，刺激胃肠黏膜，致胃肠功能发生紊乱，如脓毒被吸收，可出现食欲不振、腹泻或便秘等症状。也可发生类似于溃疡病的症状。

第二节 眶内并发症

（一）发病机制

鼻窦炎的眶内并发症主要是由局部解剖因素决定的，如图8-1，图8-2。

1. 眶上壁、下壁、内壁分别与额窦、上颌窦、筛窦和蝶窦相邻。其中眶内壁从前到后存在泪上颌间隙、泪筛窦间隙和蝶筛间隙，额筛交界处还有筛前后孔等自然孔道，部分个体存在先天性骨缺损。这些裂隙或缺损是鼻窦炎侵及眶内的重要途径。

2. 眶纸板是分隔眶内容物和筛窦的一层很薄的屏障，富含静脉系统，而静脉缺少瓣膜，其构成的血管网，使血液在筛窦与眼眶之间可以自由流通。

3. 眶骨膜是筛眶间唯一的软组织屏障，很容易被剥离。眶骨膜在眶周反折延续于上下眼睑，是为眼睑系带或眼隔膜，这是区分眶周炎症和眶内炎症的重要解剖标志。在此隔膜之前的蜂窝织炎不会引起视力丧失或眼睑瘫痪，但如这层隔膜被炎症破坏，病变即可侵及眶内引起严重的感染。

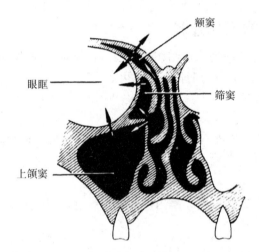

图 8-1　鼻窦与其邻近组织的关系之一（额切面）

4. 眶内无淋巴管和淋巴结。

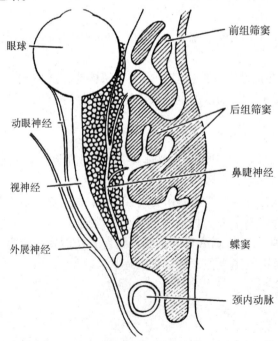

图 8-2　鼻窦与其邻近组织的关系之二（水平切面）

各个鼻窦发生眶内并发症的机会不尽相同。一般认为，眶内并发症以额窦炎引起者最多，筛窦次之，上颌窦又次之，蝶窦最少；但也有不少人认为以筛窦炎引起者最多。

（二）并发症种类及其临床表现

根据并发症的发生和演变过程，鼻窦炎的眶内并发症主要有：眶骨壁骨炎和骨膜炎、眶壁骨膜下脓肿、眶内蜂窝织炎、眶内脓肿和球后视神经炎。

1. 眶骨壁骨炎和骨膜炎

又称眶内炎性水肿（orbital inflammatory edema），首起症状是眼睑水肿和轻压痛，筛窦炎引起者水肿始于内眦，上颌窦炎引起者始于下眼睑，额窦炎引起者始于上眼睑。无眼球运动受限、眼球突出、移位和视力减退等症状，属于鼻源性眶内并发症的早期阶段。

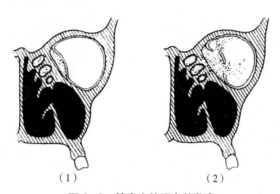

（1）　　　　　　　　　　（2）

图 8-3　筛窦炎的眶内并发病

（1）眶壁骨膜下脓肿；（2）眶内蜂窝织炎

2. 眶壁骨膜下脓肿（subperiosteal orbital abscess）

急性鼻窦炎引起者，以眶壁血栓性静脉炎及静脉周围炎为主，伴有骨小管周围骨质破坏。如细菌毒力很强，则有大块死骨形成。炎症侵及骨膜，则发生化脓性骨膜炎，最后形成眶壁骨膜下脓肿（图 8-3）。慢性鼻窦炎时，以稀疏性骨炎为主，骨质的毁损部分被肉芽所充填，最后形成局限性组织融合。

在骨膜下脓肿的形成过程中，如炎症来自额窦，则同侧上眼睑剧烈发红、肿胀、有压痛并常伴有下眼睑水肿；如炎症来自筛窦，则同侧上眼睑或双眼睑内眦部分发红、肿胀、有压痛；来自上颌窦者，则以同侧下眼睑充血、肿胀为主，且有压痛，有时伴上眼睑水肿；来自后组筛窦或蝶窦者，则眼睑症状及局部压痛均不明显，而以深部炎性病变症状为主，表现为视力障碍、眼球移位及眼球运动障碍等，全身症状也较重。在有些严重病例，炎症累及视神经孔及眶上裂处的神经、血管，则可突然出现剧烈的患侧颞顶部和眼眶深部疼痛，前额和眼眶周围麻木或疼痛，眼球向前固定而稍突出，上睑下垂，眼裂缩小，复视，视力减退或失明等Ⅱ、Ⅲ、Ⅳ、Ⅴ、Ⅵ对脑神经麻痹症状，即所谓眶尖综合征（orbital apex syndrome），若无视力障碍，则称为眶上裂综合征，但极罕见。

脓肿形成后，在局部隆起处可触到波动感，并出现眼球移位。额窦炎引起者，眼球向下移位；筛窦炎引起者，眼球向外移位；上颌窦炎引起者，眼球向上移位。

3. 眶内蜂窝织炎（orbital cellulitis）

多继发于后组筛窦、上颌窦及蝶窦的炎症，蝶窦炎引起的眶内蜂窝织炎有时可影响到对侧。此多为骨膜下脓肿进一步发展，经过眼眶骨膜进入眼眶内所致。有些血栓性静脉炎也可引起眶内蜂窝织炎，但少见。感染常常呈暴发性，主要表现为眼球突出和运动障碍，亦可出现球结膜水肿、眶深部疼痛、视力下降、眼睑水肿、溢泪和头痛、发热等全身不适。少数患者甚至在就诊时已经失明。由蝶、筛窦炎症引起的迟发性眶内蜂窝织炎相对较少，患者表现为眶尖受累导致的视力受损，但是没有或者较晚才出现眼球突出、动眼障碍和疼痛等症状。此并发症若引发全眼球炎或沿视神经或血管发展形成脑膜炎或海绵窦炎则甚为严重。

4. 眶内脓肿（orbital abscess）

根据眼外肌是否受累分为管外、管内脓肿。管外脓肿通常因眶骨膜的破坏而形成，同时有眶脂肪受累。管内脓肿通常因眼外肌的联合感染形成，导致突眼。这种感染可以造成眶尖综合征，使Ⅱ、Ⅲ、Ⅳ、Ⅵ以及Ⅴ对脑神经的眼支受累。患者通常表现为复视、眼肌瘫痪和突眼。

5. 球后视神经炎（retrobulbar neuritis）

后组筛窦炎及蝶窦炎被认为与球后视神经炎的发生有密切的关系，因视神经与蝶窦及后组筛窦仅隔一极薄之骨板，此骨板甚至可有先天缺如，有时视神经管也可因蝶窦发育过大而突入窦腔，此等情况皆易使视神经管受到蝶、筛窦炎症的侵及。临床主要表现为视力减退甚至失明，早期眼底检查正常，逐渐可发生视盘变化。

（三）诊断

1. 病史

鼻窦炎眶并发症患者都有急性或慢性鼻窦炎之病史，但需注意的是，这些患者出现并发症后，很多都是先就诊于眼科，故眼科医师应对此提高警惕；同样，耳鼻咽喉科医师检查此类患者时应注意有无眼部体征，防止漏诊。

2. 临床表现

鼻窦炎眶并发症患者通常既有鼻窦炎之一般表现，亦有眶受累之相应表现，可请眼科医师协同检查视力、视野等，以了解病情之发展程度。

3. X线摄片、CT及MRI等影像学检查

CT在冠状位、轴位上可较好地分辨眼球、球后组织、鼻窦和颅内组织，尤其是骨结构，MRI则在软组织显影上更清晰。CT和MRI在诊断眶内蜂窝织炎时可起到重要作用，其通常表现为眶内的软组织密度影和邻近受累鼻窦的眼直肌影的扩大。需注意有时在眶内受累时难以区分脓肿和蜂窝织炎，尤其是儿童。脓肿在CT上表现为低密度块影，有或没有边缘增强效应，块影内若出现气液水平则是特异性的脓肿表现，但临床上典型的不多。普通X线片检查意义相对较小。

（四）治疗

（1）首先应积极控制感染和治疗鼻窦炎症。急性鼻窦炎致病菌主要为革兰阳性菌，如肺炎链球菌、金黄色葡萄球菌和流感嗜血杆菌等，应合理选择有效之抗生素治疗。还可在中鼻道取脓性分泌物进行细菌培养，并据之用药。对变应性和真菌性鼻窦炎应分别采用相应的药物治疗。

（2）对仅伴有轻度眶壁骨炎及骨膜炎，眼睑及眶内组织肿胀不明显者，通过积极抗感染治疗及促进鼻窦通气引流，多可奏效，必要时可辅以上颌窦穿刺、额窦钻孔引流等。

（3）眶壁骨膜下脓肿一经形成应先切开引流，感染控制后，再行鼻窦手术。

（4）对眶内蜂窝织炎及眶内脓肿，应在施行鼻窦手术的同时，广泛切开眶骨膜，使创口向外暴露便于引流，并加强全身抗感染治疗，必要时须请眼科医师协同处理眶内容物。

（5）对球后视神经炎应及早行筛窦和蝶窦开放术，术后不填塞鼻腔以利引流，重症者需同时行视神经管减压术。

（6）早期行鼻内镜检查及功能性手术如中鼻道开窗、额鼻管扩大等对清除病灶、改善引流会起到较好的作用，尤其在行视神经管减压术时，鼻内镜有其独到的优势。

（7）适当的支持疗法也必不可少，除全身使用抗生素外，适当使用糖皮质激素、神经营养药物等对减轻视神经水肿、促进视力恢复将有所裨益。

第三节　颅内并发症

（一）发病机制

鼻和鼻窦在解剖学上与颅底密切相关是鼻源性颅内并发症（rhinogenic intracranial complication）发病的基础（图8-4）：鼻腔顶壁（筛板）、筛窦顶壁和额窦后壁均是前颅底结构，这些结构有时先天缺损，

致使鼻腔和鼻窦黏膜与硬脑膜相贴；额窦黏膜静脉与硬脑膜和蛛网膜的静脉相通，额骨板障静脉汇入上矢状窦，蝶骨板障静脉汇入上海绵窦；嗅神经鞘膜与硬脑膜相延续，鞘膜下间隙与硬脑膜下间隙存在潜在交通。因此，鼻腔和鼻窦感染可经上述解剖途径进入颅内。

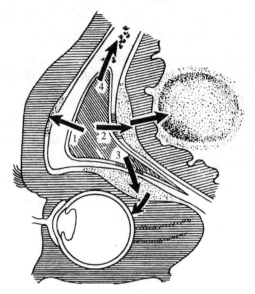

图8-4　额窦炎的并发病

1. 经前壁扩散形成骨膜下脓肿；2. 经后壁扩散形成硬脑膜外脓肿及脑脓肿；3. 经下壁扩散形成眼眶骨膜下脓肿及眼眶内其他感染；4. 进入额骨内形成骨髓炎

鼻源性颅内并发症并不多见，但当肌体免疫力降低、鼻窦引流不畅、鼻腔及鼻窦外伤、鼻腔及鼻窦手术或异物损伤颅内时，有时可发生鼻源性颅内并发症。其中，以额窦炎为病因者较多，蝶窦炎次之，筛窦炎及多鼻窦炎又次之，上颌窦炎引起者最少。鼻窦炎引起的颅内并发症，据早年文献报道（1964），化脓性脑膜炎及硬脑膜下脓肿占33.5%，脑脓肿占33.5%，硬脑膜外脓肿占11%，海绵窦炎占9.6%，浆液性脑膜炎占5.7%，上矢状窦炎占4.6%，脑炎占1.3%，垂体化脓占0.5%，颈内动脉丛静脉炎占0.2%，横窦炎占0.1%。

（二）并发症种类及其临床表现

按鼻源性感染途径和病情程度的不同，引起的颅内并发症有：硬脑膜外脓肿、硬脑膜下脓肿、化脓性脑膜炎、脑脓肿及海绵窦血栓性静脉炎等。

1. 硬脑膜外脓肿（epidural abscess）

常继发于急性额窦炎和额骨骨髓炎，诊断较难。症状中虽常有头痛、发热，但易被急性鼻窦炎之症状所掩盖而不被重视，直到脓肿很大，呈现颅内压增高症状，如呕吐、脉慢、抽搐时，始引起警惕。脑脊液检查一般正常或仅有反应性蛋白增多。临床上，当鼻窦炎已获良好引流，而头痛、发热等症状仍不消失时，即须想到此病。

2. 硬脑膜下脓肿（subdural abscess）

表现为硬脑膜下腔弥漫性或包裹性积脓。常同时合并有化脓性脑膜炎或其他颅内并发症，表现有头痛、发热、颅内压增高及脑脊液细胞数和蛋白量增高，因其缺乏独立症状，常需通过特殊检查法（如头部CT或磁共振成像）及手术探查方能确诊。

3. 化脓性脑膜炎（purulent meningitis）

一般起病较急，症状与其他原因引起的化脓性脑膜炎基本相同，体征也大致相同，但缓起者也不少见。

4. 脑脓肿（brain abscess）

以额窦炎引起的额叶脑脓肿较多见。其早期症状也如同一般脑脓肿，可分为3类，即一般炎症症状、颅内压增高症状及局灶性症状。前两类症状详见耳源性脑脓肿。此处只简略介绍额叶脑脓肿的局灶性症状。

额叶是颅脑中最"安静"的区域，如有脓肿形成，尤其脓肿位于额叶前段时，局灶性症状常不显著。

额叶病变首见症状为性格改变，次为一侧嗅觉丧失，以及后天获得性复杂动作发生障碍。脓肿位于左侧额叶前部或累及额叶小脑束时，则呈现典型小脑症状，如眩晕、运动失调、轮替性运动不能、自发性眼震及对侧迷路冷热试验增强等。脓肿位于额叶后段，影响前中央回时，则对侧面肌及肢体肌肉发生抽搐或瘫痪。尚有报告发生遗忘性运动性失语、书写不能、失读症、同侧红色色盲及同侧瞳孔开大者。CT 扫描对诊断有重要价值，表现为额叶有一周围边缘密度较高的低密度影。

5. 海绵窦血栓性静脉炎（thrombophlebitis of the cavernous sinus）

以鼻疖引起者多见，鼻窦炎引起者则首推蝶窦。先出现脓毒血症症状，表现为一般情况不良，弛张型高热伴寒战发作，脾肿大，舌干等。进而出现眼静脉回流受阻症状和第 II ～ VI 对脑神经麻痹症状，如患侧眼睑水肿及肿胀，结膜水肿，眼球突出，眼球运动障碍（支配眼外肌的神经受累），瞳孔固定，黑蒙以及眼底改变（视神经炎、视盘水肿、视网膜充血或出血）等。因两侧海绵窦互相交通，晚期可累及对侧。本病以前死亡率极高，现因抗生素的进步已大为改善。

海绵窦血栓性静脉炎的症状有时与眶壁骨膜下脓肿者相似，但后者眼球多向外下方移位，瞳孔大小无改变，对光反应灵活，病变限于一侧，脑脊液也无变化，可资鉴别。由眶壁骨膜下脓肿发展成为海绵窦炎，或两病同时发生者，须详问病史以助分辨。

（三）诊断

1. 病史

有急性或慢性鼻窦炎之病史。

2. 临床表现

鼻窦炎颅内并发症患者除有鼻窦炎之一般表现外，更有上述颅内感染和一相应脑神经受损之症状。

3. CT 及 MRI 等影像学检查

对硬脑膜外脓肿、硬脑膜下脓肿、脑脓肿等特别有价值，对疑有鼻源性颅内并发症者，应早期、及时地行鼻窦和颅脑的影像学检查。

4. 脑脊液穿刺

可作生化和微生物学检查。

（四）治疗

1. 足量使用广谱抗生素，尤其要选用能穿透血脑屏障的抗生素，这对控制颅内感染十分必要。也可取鼻腔或鼻窦脓性分泌物进行细菌培养和药物敏感试验，如行脓肿切除或穿刺，可直接取脓液行细菌培养。

2. 病灶性鼻窦炎应行相应的鼻窦手术。

3. 对硬脑膜外脓肿，术中应去除坏死的窦壁至正常范围，广泛暴露硬脑膜，使脓肿获得充分引流。

4. 对硬脑膜下脓肿通常皆由神经外科处理。发生于额窦者，也可经鼻外额窦手术途径，切除额窦后壁，广泛切开硬脑膜，向外引流脓肿。

5. 对化脓性脑膜炎，应施行经鼻外鼻窦根治术，广泛暴露硬脑膜，不缝合创口。必要时可施行腰穿放出适量脑脊液以降低颅内压。

6. 对脑脓肿以穿刺引流或开颅切除脓肿为主。

7. 对海绵窦血栓性静脉炎，除根治原发病灶，施行鼻窦手术外，支持疗法也很重要，有时还须考虑应用抗凝剂。董民声曾介绍一脓肿引流法以治疗海绵窦形成脓肿者：于内眦直上约 7 mm 处作沿眶内壁局部浸润麻醉后，以较粗穿刺针沿眶内壁稍向下与水平线成 15°，刺入约 5 cm，即达海绵窦最前端，此时针尖在视神经的下方如抽出有脓，即证实为脓肿；如无脓，则拔出穿刺针，审视针头中有无脓液。确诊后，即在局麻下，在眼球内上方结膜穹隆部作小切口，用细长式蚊式钳沿眶内壁向眶尖作钝性分离，深入约 4 cm 进入脓腔，排除脓液，置入引流条。以后每日扩开脓道，以助脓液排出。

第四节　隐匿性鼻窦综合征

一、名称含义

隐匿性鼻窦综合征（silent sinus syndrome）系指慢性上颌窦膨胀不全（chronic maxillarvatelectasis），眼眶底壁呈弓形下凹，导致眼球内陷（enophthalmos）并向下移位的一组综合征；此征具有自发性、渐进性、单侧性形成的特点，患者无明显的鼻炎及鼻窦炎病史及眼部疾病史或外伤史。这是一种少见的鼻窦炎并发症。

自从 Montgomery 于 1964 年首次报告隐匿性鼻窦综合征以来，迄今已达 40 余年，但此征尚未为大多数相关专科医师所了解和注意。在我国仅见赵小冬等（2004）1 例报告。兹将此征予以介绍，希望引起耳鼻咽喉科、眼科、影像科和相关专科专家们的关注和重视，以便有关的病例能够得到及时而正确的诊断和治疗。

二、发病概况

根据 Vander Meer 等报道，自 1964 年 Montgomery 报告第 1 例起，到 2000 年 6 月止，见于文献的隐匿性鼻窦综合征的病例共有 45 例，是一些原始散在的病例报告或小量系列病例报告。其中 32 例见于眼科文献，13 例见于耳鼻咽喉科文献。患者年龄为 20 岁到 74 岁，平均 40.3 岁。

从临床到影像学检查和手术记录等拟诊为隐匿性鼻窦综合征的病例资料，并进行了回顾性的研究和分析。这 4 项标准是：

1. 缺乏明显的鼻窦疾患的主诉，特别是在既往 6 个月内没有急性鼻、鼻窦炎发作，以及没有慢性鼻、鼻窦炎的病史。

2. 在鼻窦冠状位 CT 扫描时，可见到自发性眼球内陷是由于骨性上颌窦顶壁（眼眶底壁）呈弓形下凹和改变所造成的。

3. 缺乏眼外伤史或引起眼球内陷的其他原因。

4. 缺乏有记录证实的先天性畸形或明显的鼻窦和（或）鼻腔的解剖异常。

根据以上 4 项标准，按照关键性诊断：眼球内陷、眼球向下移位和慢性上颌窦炎所检索和评阅的病例资料表明：有 5 例被认定的病例中，除 1 例因为有明显鼻、鼻窦炎病史、并最终施行了内镜鼻窦手术而被排除之外，其余 4 例皆属于隐匿性鼻窦综合征。这 4 例无症状的自发性眼球内陷的患者中，3 例为男性，1 例为女性，年龄为 38 ~ 47 岁，左侧 2 例，右侧 2 例。

三、致病原因

隐匿性鼻窦综合征的主要原因是上颌窦膨胀不全引起的，而慢性上颌窦膨胀不全发生的确切病理生理学变化过程还难以详细弄清。有三种学说解释其产生的机制。

1. 第 1 种学说

也是大多数学者所公认的致病原因。即上颌窦窦口阻塞导致窦腔低通气，继而形成一个封闭的黏膜窦腔，腔内的空气逐渐被黏膜的血管吸收殆尽，形成持续性的负压。久之，窦壁骨质减少，呈弓形向窦腔凹陷，终致窦腔缩小而导致上颌窦膨胀不全。由于上颌窦顶壁下陷，从而引起眼球内陷与向下移位。

导致上颌窦窦口阻塞的可能原因有：

（1）稠厚的黏液堵塞窦口。

（2）筛漏斗内侧壁外移或活动过度，或中鼻甲向外移位。

（3）黏液囊肿或鼻息肉堵塞上颌窦窦腔或其窦口。

（4）炎性黏膜的影响。

（5）上颌窦发育不全，导致窦口口径变小，更易引起频繁的堵塞。

（6）眶下筛房（Haller 气房）的存在，使上颌窦窦口变窄。

（7）鼻部手术后，导致上颌窦口阻塞，引起窦腔负压，如 Eloy 等报道 1 例在鼻中隔和鼻成形术后出现此征。

Davidson 等曾报道 1 例女性、27 岁的隐匿性鼻窦综合征患者，其发病前 3 年因故曾做过 MRI 检查，两侧上颌窦都是正常的。发病后鼻窦 CT 扫描显示：右上颌窦缩小而浑浊，并用 18 号针接上压力转换器插入上颌窦内，测得窦腔内的压力为 –23 mmHg。这一病例说明：隐匿性鼻窦综合征是后天获得性的，并非上颌窦先天性的发育不全所致。另外，也说明膨胀不全的上颌窦腔内确实为负压。

Wolfman 等测验了持续的空气压力对蒙古沙鼠的中耳造成的影响。发现压力大于 2 mmHg、持续 2 周之后，就有明显的骨质破坏作用。在此基础上，甚至是轻微的持续的压力升高，就可导致颅面腔骨壁的代谢和结构变化。这也表明持续的压力变化对于骨质的新陈代谢及其密度所造成的影响。

2. 第 2 种学说

认为炎性病变导致眶底骨壁的腐蚀性改变（溶解性骨炎），从而造成眶底壁呈弓形向下凹陷。

3. 第 3 种学说

认为是发育不全的上颌窦患鼻窦炎所致。

根据 Vander Meer 等报道的病例资料表明，本征与性别、职业、既往的烟酒史，以及遗传因素等都无明显关系。

四、临床表现

主要的临床特征如下：

1. 眼部症征

（1）眼球内陷：不知不觉地自发性眼球内陷致使两侧眼球不在同一冠状平面上。用突眼计检查，眼球内陷深度可为 1 ~ 6 mm 不等，平均为 2.9 mm。严重者可达 8 mm。

（2）眼球向下移位：可向下移位达 3 ~ 6 mm，平均为 3.6 mm。

（3）出现复视：这有时是患者就诊的首发症状。可因疲劳、饮酒和用眼过度而致复视加重。

（4）睑裂变窄、上睑沟加深：这是由于眼球内陷并向下移位而造成的。

2. 鼻部症征

（1）少数患者可叙述在很久以前有鼻窦炎及打喷嚏等症状，或有面痛、面部压迫感等不适感。亦可出现颊部凹陷等。

（2）鼻内镜检查：可能见到鼻中隔偏曲、中鼻甲向外移位、钩突回缩、筛漏斗阻塞等。

3. 鼻窦 CT 扫描

可以见到上颌窦全部或部分浑浊、窦腔缩小、顶壁（眶底）呈弓形下凹，眶底壁可能增厚、变薄或裂开，以及窦口鼻道复合体（ostiomeatal complex）阻塞等。

五、诊断依据

根据下列 3 点，即可诊断为隐匿性鼻窦综合征。

1. 自发性眼球内陷并向下移位。

2. 影像学检查发现患侧上颌窦浑浊，窦腔缩小，眶底壁呈弓形向下凹陷。

3. 无任何眼外伤及其他眼疾史，无明显的鼻、鼻窦炎病史。

Burroughs 等曾报道有 19 例误诊为隐匿性鼻窦综合征的患者，其原因即为将其他炎性疾病导致的相似的临床表现误认为此征。19 例中有 14 例的病因为肿瘤、外伤、先天性面部不对称，或扩散性面部脂肪营养障碍；其余 5 例中，有 4 例诊断为 Parry–Romberg 综合征（颜面偏侧萎缩），1 例为线状硬皮病（linear scleroderma）。因此，在诊断时要注意隐匿性鼻窦综合征的诊断依据，避免误诊。

六、治疗要点

本综合征可造成鼻、眼功能障碍与美容方面的损害。但如治疗得当，可获得满意效果。主要治疗措施如下：

1. 清理上颌窦窦腔，重建鼻窦功能性的通气引流通道这可通过功能性内镜鼻窦手术或 Caldwell-Luc 手术来完成。

2. 修复眶底结构，使眼球位置恢复正常这可通过下睑结膜径路或睫下径路暴露眼眶底壁，放置钛（或钛合金）网眼、耳甲软骨或多孔聚乙烯支架等于眶底，使眼球复位。

一般治疗效果均较良好。Kim 等报告 1 例左眼向上凝视时出现复视 2 个月的患者，经检查确诊为隐匿性鼻窦综合征，眼球内陷 4 mm。经过鼻中隔矫正术、Caldwell-Luc 手术、上颌窦开窗术以及筛窦切除术，清除了炎性组织和黏液之后，患者的复视消失。随访 3 周，眼球内陷改善 2 mm。本病例仅施行了鼻窦手术而未行眶底修复术，就使复视和眼球内陷得到了矫正，这是值得注意的。

第五节　急性鼻窦炎

急性鼻窦炎（acute rhinosinusitis）多继发于急性鼻炎。局部症状为鼻塞、脓涕、嗅觉下降、头痛、头沉重感以及局部叩痛或压痛；全身症状亦明显，包括发热及全身不适。病理改变主要是鼻窦黏膜的急性炎症，严重者可累及骨质。由于鼻窦与眼眶及颅底相邻，故当病情严重而出现并发症时常累及眼部及颅内。急性鼻窦炎的治疗原则是积极抗感染，促进通气引流，预防并发症。

一、急性上颌窦炎

（一）诊断

1. 病史采集要点

（1）起病情况。起病急，通常继发于上呼吸道感染或急性鼻炎，原症状加重。

（2）局部症状。

①鼻塞：多为患侧持续性鼻塞，若两侧同时罹患，则为双侧持续性鼻塞。系鼻黏膜炎性肿胀和分泌物积蓄所致。

②脓涕：鼻腔内大量脓性或黏脓性鼻涕，难以擤尽，脓涕中可带有少许血液。厌氧菌或大肠杆菌感染者脓涕恶臭。脓涕可流至咽部或喉部，刺激局部黏膜引起发痒、恶心、咳嗽和咳痰。

③鼻出血：一般表现为少量出血、涕带血丝，大量出血少见。

④嗅觉障碍：因鼻塞而出现嗅觉减退或嗅觉丧失；牙源性上颌窦炎可出现主观恶嗅觉。嗅觉随着炎症的消退而逐渐恢复。

⑤头痛和局部疼痛：为本病最常见症状。上颌区疼痛是急性上颌窦炎的早期常见症状，多在上颌窦前壁，有时可向上延至眼球，并影响额窦区。有时向下扩展，引起上牙槽痛，咀嚼时感到病侧的磨牙较痛。有时病侧疼痛很不明显，只诉上颌窦区有沉重感或发胀感。此外有头部钝痛或偏头痛，甚至有广泛性头痛。疼痛或头痛多在下午出现，或以下午较重，常在傍晚时缓解，此与上颌窦的引流和通气有很大关系。

（3）全身症状。可出现畏寒、发热、食欲减退、便秘、全身不适等。儿童可发生呕吐、腹泻、咳嗽等消化道和呼吸道症状。

2. 体格检查要点

（1）局部红肿：患者面颊眶下部红肿，但较少见。

（2）压痛和叩痛：典型病例扣诊上颌窦区有压痛，叩诊该区疼痛明显。如叩击尖牙、前磨牙和磨牙，也可出现疼痛。

（3）鼻腔所见：患侧中鼻甲和下鼻甲黏膜充血水肿，有时在中鼻道可以看到脓性分泌物。若用鼻咽镜检查，可见中鼻甲和下鼻甲后端充血及水肿，后鼻孔边缘和鼻咽部有分泌物附着，患侧鼻底常有分泌物积聚。

3. 影像学及实验室检查

（1）X 线摄片检查：鼻颏位摄片可见患侧上颌窦广泛性模糊，黏膜水肿，有时显液平面。

（2）CT 检查：诊断更直接、方便，可见上颌窦黏膜水肿增厚，窦腔可见分泌物，窦口鼻道复合体黏膜水肿、模糊；如为牙源性上颌窦炎，骨窗可见上颌窦底黏膜增厚，其下方有残牙根伴周围骨质吸收。

（3）实验室检查：多数病例有白细胞升高、血沉加快。鼻分泌物涂片检查出现中性粒细胞和纤毛柱状上皮细胞。

4. 诊断要点

急性起病，继发于上呼吸道感染或急性鼻窦炎之后，出现鼻塞、脓涕、头痛以及嗅觉下降；伴有发热、畏寒及全身不适症状；头痛多在上颌区，具有上午轻，下午重的特点；体查：患侧上颌窦前壁压痛、患侧中鼻甲和下鼻甲黏膜充血水肿，有时在中鼻道可以看到脓液；X 线摄片及 CT 检查可见上颌窦黏膜水肿增厚，窦腔可见分泌物。

5. 鉴别诊断

（1）急性牙源性感染：仅有患牙叩击痛，而没有鼻腔症状及体征；鼻窦 X 线检查未见异常。

（2）眶下神经痛：多为全日性烧灼样疼痛，压迫神经疼痛减轻；鼻腔检查、鼻窦 X 线检查均为阴性。

（3）三叉神经痛：可发生于上颌支分布区，痛如刀割或针刺，非常激烈，突发突止；但鼻部检查阴性。

（4）眼部疾病：如角膜炎、睫状体炎，可引起与上颌窦炎相似的症状，但有眼部阳性体征可做鉴别。

（二）治疗

1. 治疗原则

以非手术治疗为主，并尽快消除病因，促进鼻窦的通气引流，控制感染以防止发生并发症或转成慢性鼻窦炎。

2. 治疗方案

（1）全身治疗。

①一般治疗：与治疗急性鼻炎相同，如注意休息，多饮水或进高营养流质饮食；对症处理，如头痛或局部疼痛激烈时，可使用镇痛剂等。

②抗感染治疗：因多为球菌、杆菌或厌氧菌感染，故宜首选并足量使用青霉素类抗生素或头孢类抗生素。最好能在用药前或用药期间行细菌培养及药敏实验，以便正确选用有效抗生素，这对防止发生并发症或转成慢性鼻窦炎至关重要。

③适当使用抗组胺药如马来酸氯苯、氯雷他定等，以及黏液促排剂。

（2）局部治疗。

①鼻部用药：与治疗急性鼻炎基本相同，为促进鼻窦的通气引流，可适当使用血管收缩剂，如 1% 麻黄素溶液滴鼻。

②上颌窦穿刺：急性鼻源性上颌窦炎无并发症者，在全身症状消退局部炎症基本控制，化脓已趋局限化时，可行上颌窦穿刺冲洗法，亦可于冲洗后向窦内注射抗生素或类固醇激素。

③物理治疗：超声雾化、蒸气吸入、红外线照射、超短波电疗、电透热法和局部热敷等物理疗法，对改善局部血液循环，促进炎症消退或减轻症状均有帮助。

④手术疗法：急性期多不宜手术，仅在鼻窦炎症向外扩散而导致毗邻器官发生严重并发症时，才不得已而施之，但必须严格掌握适应证。

（三）病程观察及处理

治疗过程除了观察局部症状和体征是否改善之外，尚要注意体温和血液白细胞是否逐渐恢复正常。病程康复缓慢，要注意是否出现并发症或患者免疫力低下，必要时做鼻窦分泌物细菌培养及药敏试验，以便挑选合适抗生素。

（四）预后

一般轻症者，只要解剖上没有异常，黏膜、纤毛、鼻窦开口均正常，2 周之内即可愈合，不需特殊治疗。如处理不当，则有转为亚急性上颌窦炎的可能。

二、急性额窦炎

临床所见的急性额窦炎，常与其他鼻窦炎同时存在，如筛窦炎或上颌窦炎。经治疗后，急性额窦炎可以痊愈，由急性转为慢性额窦炎者较少见。

急性额窦炎的常见致病菌为链球菌、葡萄球菌或肺炎球菌，也可为杆菌或真菌感染。

（一）诊断

1. 病史采集要点

（1）详细询问病史，起病是否继发于上呼吸道感染或急性鼻炎之后。对全身因素也不应忽视。局部症状包括头痛、鼻塞、脓涕及嗅觉下降，其中头痛症状明显且具有特征性。

（2）头痛的特征性表现：前额部局限性头痛周期性发作，病变初起一般呈额部隐痛，继而加重，局限在前额和眼眶内上角，头痛往往是规律性发作，即头痛常于早晨起床后不久，逐渐加重，中午最烈，直到午后或黄昏逐渐减轻，夜间完全消散。倘炎症未消，每天将以同样规律周而复始地持续10多天。

（3）除了鼻部症状外，患侧可出现眼痛、流泪、畏光。

2. 体格检查要点

（1）前鼻镜检查可见鼻黏膜充血，鼻甲红肿，以中鼻甲前端明显，中鼻道有黏脓或脓性分泌物存留。

（2）患侧前额部可见皮肤发红、肿胀、压痛，尤以眉弓内下区的额窦底部为明显。

3. 影像学检查及实验室检查

（1）血常规检查：细菌急性感染的表现：血白细胞升高，以中性粒细胞为主。

（2）CT检查：患侧额窦内黏膜增厚、窦腔积液。

4. 诊断要点

（1）继发于急性上呼吸道感染之后，出现头痛、鼻塞、脓涕及嗅觉下降等症状。

（2）前额部局限性头痛周期性发作，头痛常于早晨起床后不久，逐渐加重，中午最烈，直到午后或黄昏逐渐减轻，夜间完全消散。前额部相应部位可见皮肤发红、肿胀、压痛，尤以眉弓内下区的额窦底部为明显。

（3）CT检查显示额窦黏膜水肿或窦腔积液。

5. 鉴别诊断

（1）急性鼻炎：以鼻塞、水样涕或黏液样涕为主要症状，头痛相对较轻，头痛没有明显规律性；体征表现为下鼻甲黏膜急性充血肿胀，中鼻道无引流。

（2）眶上神经痛：无明显上呼吸道感染诱因，出现眶上周围闪电样牵拉性头痛，常伴有三叉神经其他分支的反射性疼痛；鼻腔检查无急性炎症表现。

（二）治疗

1. 治疗原则

抗炎消肿，促进引流，注意预防并发症（额骨骨髓炎、眶内蜂窝织炎或脓肿、颅内感染等）。少数病历由于急性阻塞引流或者出现并发症时，则需行手术治疗。

2. 治疗方案

（1）全身治疗：与"急性上颌窦炎"相同。

（2）局部保守治疗：鼻内用药及局部理疗基本与"急性上颌窦炎"相同，目的是减轻鼻内黏膜的充血肿胀，促进额窦引流畅通，促进炎症渗出物的吸收。

（3）手术治疗：当保守治疗无效或出现并发症时应采用手术治疗。

①额窦钻孔术：系在额窦底部钻一小孔，经此置入硅胶管或硬塑料管于窦腔内，便于引流或冲洗。

②经鼻内镜额窦开放术：适应证：急性额窦炎反复发作，各种保守治疗效果欠佳；鼻窦CT检查提示额窦口骨性狭窄、额周气房过大妨碍额窦引流或软组织阻塞窦口。在应用足量有效抗生素的基础上进行手术。手术通常需要切除部分钩突，开放筛泡，继而开放鼻丘气房及其他额周气房，使额窦在中鼻道前

端形成宽敞的引流通道。

（三）病程观察及处理

治疗过程除了观察局部症状和体征是否改善之外，尚要注意体温和血液白细胞是否逐渐恢复正常。如出现并发症，应在感染适当控制下及早手术治疗。

（四）预后

如无并发症出现，一般预后良好。

三、急性筛窦炎

（一）诊断

1. 病史采集

与重感冒相似，筛窦炎所致的头痛一般不典型，位于鼻根深部或额部，头痛轻重不等，轻者仅有鼻根部闷痛感，眶内发胀，重者可至不能忍受。前筛房病变有流泪、畏光等症，后筛房感染较重者，则多有嗅觉减退、头顶部疼痛。

2. 体格检查

鼻黏膜普遍充血肿胀，中鼻甲、中鼻道与筛泡高度充血肿胀，中鼻道有黏脓。后鼻镜可见中鼻道及蝶筛隐窝处黏膜充血水肿。鼻咽或咽后壁有黏脓附着。眼球压痛，小儿在泪囊窝处有较明显的压痛，眼睑或有水肿。

3. 影像学检查

CT 检查：筛窦黏膜水肿增厚，气房轮廓模糊。

4. 诊断要点

（1）当感冒的病期过久，症状不见减轻时，应想到筛窦已受感染。

（2）鼻腔检查：特别留意中鼻道及嗅沟情况，如黏膜充血水肿或有脓性分泌物，可确诊为鼻窦炎。

（3）鼻窦 CT 检查：筛窦气房混浊、积液，黏膜水肿增厚是其特征。

5. 鉴别诊断要点

急性鼻炎：以鼻塞、水样涕或黏液样涕为主要症状，头痛相对较轻，头痛没有明显规律性；体征表现为下鼻甲黏膜急性充血肿胀，中鼻道无引流。

（二）治疗

1. 治疗原则

抗炎消肿，促进引流，预防并发症。

2. 治疗方案

（1）一般治疗：在感冒的后阶段，应用抗菌药物，可收到对筛窦炎及其并发症的预防和治疗的效果。治疗方法与"急性上颌窦炎"的全身治疗及局部药物应用、理疗相同。

（2）手术治疗：如有并发症（如眶内脓肿）发生，应及时切开引流。

（三）病程观察及处理

同"急性上颌窦炎"。

（四）预后

一般预后良好。

四、急性蝶窦炎

（一）诊断

1. 病史采集

急性蝶窦炎常与急性筛窦炎伴发，其临床症状也与急性筛窦炎相似，缺乏特异性。但当炎症明显时，急性蝶窦炎的头痛有一定特征性，可出现颅底或眼球深部钝痛，而急性蓄脓期的头痛常发生在后枕部、头顶、额、颞、颅内或乳突深部，后者多因蝶腭神经节反射至耳神经节所致。因蝶窦邻近三叉神经，反射区较广，故疼痛也可位于颈项部及球后。当炎症严重，波及海绵窦时，可出现视力减退或眼球运动障碍。头痛的规律为晨起轻，午后重，采集病史的时候要注意部位以及与眼球的关系。

2. 体格检查要点

（1）鼻镜检查：嗅裂后部或可看到脓液或息肉。

（2）鼻内镜检查：是诊断、观察蝶窦炎确切可靠的方法。常可见蝶窦口或蝶筛隐窝有脓液和黏膜水肿等炎性病变。

（3）CT检查：蝶窦黏膜增厚、窦腔混浊，或伴有蝶筛隐窝黏膜水肿。

3. 诊断要点

（1）当感冒的病期过久，症状不见减轻时，应想到蝶窦已受感染。或当已有急性筛窦炎的时候，应该考虑到合并蝶窦感染的可能。而急性鼻窦炎合并眼球深部钝痛或出现眶尖综合征时，急性蝶窦炎的可能性很大。

（2）鼻内镜检查。常可见蝶窦口或蝶筛隐窝有脓液和黏膜水肿等炎性病变。

（3）CT检查。蝶窦黏膜增厚、窦腔混浊，或伴有蝶筛隐窝黏膜水肿。

单根据临床症状常不能确诊。鼻内镜检查及CT检查均为确定诊断的重要根据。

（二）治疗

1. 治疗原则

抗炎消肿，促进引流，预防并发症。多数病例通过保守治疗能够获得痊愈。当感染比较严重，特别是出现并发症时，应及早手术治疗。

2. 治疗方案

（1）保守治疗：全身用药及局部用药与"急性上颌窦炎"相同。

（2）手术治疗：当保守治疗效果欠佳时，应采用手术治疗。手术方式：目前大多采用经鼻内镜蝶窦开放术，进路有两种：

①经蝶筛隐窝蝶窦开放术；

②经筛窦蝶窦开放术。

（三）病程观察及处理

部分病例因为蝶窦肿瘤或囊肿合并感染而出现急性蝶窦炎临床表现，这类病例应及早通过鼻内镜手术明确诊断及做肿瘤或囊肿的相应处理。临床上，当急性蝶窦炎经积极抗感染治疗头痛无改善，或CT表现蝶窦骨质破坏或骨质吸收时，应考虑蝶窦炎症仅为继发性病变，需及早处理原发性病变，以免保守治疗耽误病情，出现严重后果。

（四）预后

在出现并发症之前，急性蝶窦炎保守治疗或手术治疗均能取得满意效果。

第九章
喉部疾病

第一节　喉的应用解剖及生理

一、喉的应用解剖

喉（larynx）是下呼吸道的入口，位于颈前正中，舌骨之下，上端是会厌上缘，下端为环状软骨下缘，环状软骨下缘相当于第6颈椎下缘平面。喉是呼吸的重要通道，上通喉咽，下连气管。成人喉的位置相当于第3～6颈椎平面，青春期前，喉的大小男女性无明显差异。成年男性喉较女性及儿童的位置稍高，喉结明显。喉是由软骨、肌肉、韧带、纤维结缔组织和黏膜等构成的上宽下窄的管状器官。前方为皮肤、皮下组织、颈部筋膜及带状肌，两侧有甲状腺上部、胸锁乳突肌及其深面的重要血管神经，后方是喉咽及颈椎。喉不仅具有呼吸功能，而且还具有发声、吞咽、保护等重要功能（图9-1）。

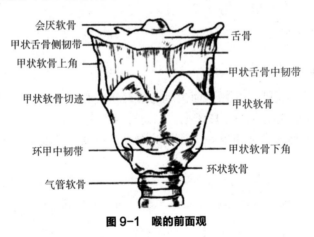

图 9-1　喉的前面观

（一）喉软骨

喉软骨构成喉的支架。共计11块，含单块的甲状软骨、环状软骨和会厌软骨，成对的杓状软骨、小角软骨、楔状软骨和麦粒软骨（图9-2）。

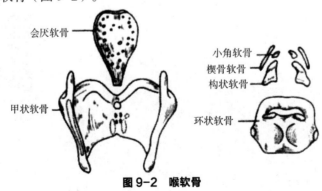

图 9-2　喉软骨

1. 甲状软骨（thyroid cartilage）

是喉部最大的一块软骨，由左右两块对称的呈方形的甲状软骨板在前方正中融合而成，与环状软骨一起构成喉支架的主要部分。男性甲状软骨前缘的角度较小，上端向前突出，形成喉结，是成年男性的特征之一。女性的这一角度近似钝角，喉结不明显。甲状软骨上缘正中为一V形凹陷，称为甲状软骨切迹（thyroid notch），是颈前正中线的标志。甲状软骨板的后缘上、下各有一个角状突起，分别称为上角和下角。上角比下角长，两侧下角的内侧面分别与环状软骨的后外侧面形成环甲关节（图9-3）。

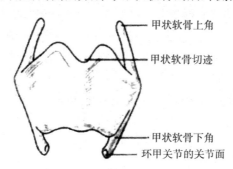

图9-3　甲状软骨

2. 环状软骨（cricoid cartilage）

呈圆形。前部较窄，为环状软骨弓；后部较宽，为环状软骨板。位于甲状软骨之下，第1气管环之上。该软骨是喉唯一完整的环形软骨，对保持喉气管的通畅非常重要。如果外伤或疾病引起环状软骨缺损，常可引起喉及气管狭窄。环状软骨也可发生骨化（图9-4）。

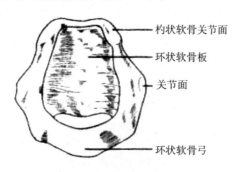

图9-4　环状软骨正面观

3. 会厌软骨（epiglottic cartilage）

位于舌骨和舌根的后面，呈树叶状，稍卷曲，较硬。会厌软骨位于喉的上部，表面覆盖黏膜，构成会厌（epiglottic）。会厌可分为舌面和喉面，舌面组织疏松，黏膜下血管及淋巴组织丰富，感染时容易出现肿胀，发生呼吸困难。会厌舌面正中的黏膜和舌根之间形成舌会厌皱襞（glossoepiglottic fold），两侧为舌会厌谷（glossoepiglotticvallecula）。吞咽时会厌盖住喉入口，防止食物进入喉腔。小儿会厌呈卷曲状。

4. 杓状软骨（arytenoid cartilage）

位于环状软骨板上外缘，左右各一。形似三棱锥形。其底部和环状软骨之间形成环杓关节，该关节的运动方式为杓状软骨沿环状软骨板上外缘滑动和旋转，带动声带内收或外展。杓状软骨底部前端为声带突（vocal process），有甲杓肌和声韧带附着；底部外侧为肌突（muscular process），环杓后肌附着于其后面，环杓侧肌附着于其前外侧。

5. 小角软骨（corniculate cartilage）

左右各一，位于杓状软骨之顶部，杓会厌襞之中。与杓状软骨尖融合或构成关节。

6. 楔状软骨（cuneiform cartilage）

左右各一，似小棒。在小角软骨的前外侧，杓会厌襞的黏膜之下，形成杓会厌襞上白色隆起，称之为楔状结节。也可以缺如。

7. 麦粒软骨（triticeal cartilages）

为包裹于两侧舌骨甲状韧带内的细小弹力软骨。

（二）喉的关节

喉的关节主要有环甲关节和环杓关节。

1. 环甲关节（cricothyroid joint）

由甲状软骨下角关节头与环状软骨弓板相接处的关节面构成，外表由环甲韧带连接。环甲关节的运动方式为：①环状软骨绕贯穿两侧关节的横轴作背板的后仰和前倾转动，使身带紧张和松弛；②绕环状软骨环中心处作旋转滑行运动，使双侧声带紧张度保持平衡。若双侧环甲关节活动障碍，将影响声带弛张，发声时声门裂不能紧闭，而留有梭形缝隙。若两侧活动部对称，则发声时声门后端向患侧倾斜。

2. 环杓关节（cricoarytenoid joint）

是环状软骨板上部与杓状软骨之间的关节。环杓关节更为灵活，对声门开闭起重要作用。对环杓关节的活动形式有两种看法：①多数认为，杓状软骨在环状软骨上，以其垂直轴为中心，向内、外转动，以开、闭声门；②近年研究发现，杓状软骨可沿环状软骨背板两肩上的关节面呈上下、内外、前后滑动，两侧杓状软骨互相接近或远离，以开闭声门。

（三）喉的韧带与膜

喉的各软骨、周围组织如舌骨、舌及气管之间均由纤维韧带和膜互相连接。

1. 甲状舌骨膜（thyrohyoid membrane）

又称甲舌膜或舌甲膜，是甲状软骨上缘和舌骨下缘之间的弹性纤维韧带组织，中间和两侧部分增厚分别称为甲状舌骨中韧带和甲状舌骨侧韧带。喉上神经内支与喉上动脉、喉上静脉从甲状舌骨膜的两侧穿过进入喉内（图9-5）。

2. 环甲膜（cricothyroid membrane）

是环状软骨弓上缘与甲状软骨下缘之间的纤维韧带组织，中央部分增厚，称为环甲中韧带，是环甲膜切开术入喉之处（图9-5）。

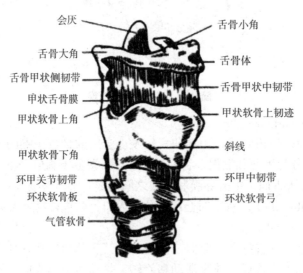

图9-5　喉右面观

（会厌、舌骨大角、舌骨甲状侧韧带、甲状舌骨膜、甲状软骨上角、甲状软骨下角、环甲关节韧带、环状软骨板、气管软骨、舌骨小角、舌骨体、舌骨甲状中韧带、甲状软骨上韧迹、斜线、环甲中韧带、环状软骨弓）

3. 喉弹性膜（elastic membrane）

此膜为一宽阔的弹性组织，属喉黏膜固有层的一部分，左右各一，被喉室分为上、下两部，下部称为弹性圆锥。上部位于会厌软骨外缘和小角软骨、杓状软骨声带突之间，上下缘游离，上缘构成杓会厌韧带，下缘形成室韧带，其表面覆盖黏膜分别为杓会厌襞和室带。外侧面为黏膜覆盖，形成梨状窝内壁的上部。喉入口以下到声韧带以上者称为方形膜（quadrangular membrane）。弹性圆锥（elastic cone）前端附着在甲状软骨板交角线的内面近中线处，后端位于杓状软骨声带突下缘，前后附着处游离缘边缘增厚形成声韧带，向下附着在环状软骨上缘中前部形成环甲膜，其中央部分增厚形成环甲中韧带（图 9-6）。喉弹性膜具有阻止和抑制喉癌局部扩散的作用，声门上癌向外发展受方形膜的阻挡，声门型喉癌向下发展则受到弹性圆锥的阻挡。

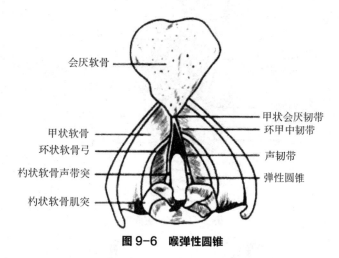

图 9-6　喉弹性圆锥

4. 甲状会厌韧带（thyroepiglottic ligament）

是连接会厌软骨根和甲状软骨切迹后下方的韧带。

5. 环甲关节韧带（capsular ligament of cricothyroid）

是位于环甲，关节外表面的韧带。由弹性纤维组成，较厚且较坚实。

6. 环杓后韧带（posterior cricoarytenoid ligament）

是环杓关节后面的韧带。

7. 舌骨会厌韧带（hyoepiglottic ligament）

是会厌舌面、舌骨体与舌骨大角之间的纤维韧带组织。会厌、舌骨会厌韧带和甲状舌骨膜的中间部分构成会厌前间隙（preepiglottic space），其内为脂肪组织，异物容易留滞于此。

8. 舌会厌韧带（glossoepiglottic ligament）

是会厌软骨舌面中部与舌根之间的韧带。左右各一凹陷，称为会厌谷，异物易存留于此处。

9. 环气管韧带（cricotracheal ligament）

是连接环状软骨与第一气管环上缘之间的韧带。

（四）喉肌

喉肌分喉外肌和喉内肌。喉外肌位于喉的外部，是喉升、降运动及固定的肌肉。喉内肌位于喉的内部，环甲肌除外，是与声带运动有关的肌肉。

1. 喉外肌按其功能分为升喉肌群及降喉肌群，升喉肌有甲状舌骨肌、下颌舌骨肌、二腹肌、茎突舌骨肌；降喉肌有胸骨甲状肌、胸骨舌骨肌、肩胛舌骨肌、咽中缩肌及咽下缩肌。

2. 喉内肌按其功能可分为五组（图 9-7，图 9-8）：

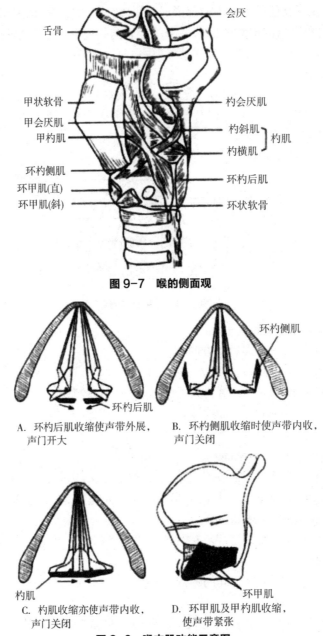

图9-7　喉的侧面观

A. 环杓后肌收缩使声带外展，声门开大

B. 环杓侧肌收缩时使声带内收，声门关闭

C. 杓肌收缩亦使声带内收，声门关闭

D. 环甲肌及甲杓肌收缩，使声带紧张

图9-8　喉内肌功能示意图

1. 声门开大肌：环杓后肌（posterior cricoarytenoid muscle），起自环状软骨板背面的浅凹，止于杓状软骨肌突的后面。该肌收缩时使杓状软骨向外、稍向上转动，使声带外展，声门变大。若两侧的环杓后肌同时麻痹，则可引起窒息。

2. 声门关闭肌：有环杓侧肌（lateral cricoarytenoid muscle）和杓肌（arytenoid muscle）。杓肌又由横行和斜行的肌纤维组成，也称为杓横肌和杓斜肌。环杓侧肌起于同侧环状软骨弓上缘，止于杓状软骨肌突的前外侧。杓肌附着在两侧杓状骨上。环杓侧肌和杓肌收缩使声带内收，声门闭合。

3. 声带紧张肌：环甲肌（cricothyroid muscle），起自于环状软骨弓前外侧，止于甲状软骨下缘，收缩时以环甲关节为支点，使甲状软骨下缘和环状软骨弓之间距离缩短，甲状软骨前缘和杓状软骨之间的距离增加，将声韧带拉紧，增加声带紧张度。

4. 声带松弛肌：甲杓肌（thyroarytenoid muscle），起于甲状软骨内侧面中央的前联合，内侧止于杓状软骨声带突，外侧止于杓状软骨肌突。收缩时声带松弛，同时兼有声带内收和关闭声门的作用。

5. 使会厌活动的肌肉：有杓会厌肌（aryepiglottic muscle）及甲状会厌肌（thyroepiglotticmuscle）。杓会厌肌收缩将会厌拉向后下方使喉入口变小，甲状会厌肌收缩将会厌拉向前上方使喉入口变大。

（五）喉黏膜

喉黏膜分上皮层和固有层。弹性膜是固有层的一部分，多为假复层纤毛柱状上皮，仅声带内侧、会厌舌面的大部分以及杓会厌襞的黏膜为复层鳞状上皮。会厌舌面、声门下区、杓区及杓会厌襞处有疏松的黏膜下层，炎症时容易发生肿胀，引起喉阻塞。除声带外的喉黏膜富有黏液腺。其中会厌喉面、杓状会厌襞的下部和喉室等处的黏液腺最丰富。

（六）喉腔

喉腔上界为喉入口（laryngeal inlet），由会厌游离缘、两侧杓会厌襞和杓区、杓间区构成；下界止于环状软骨下缘。喉腔侧壁有两对软组织隆起，上为室带，又称假声带，下为声带，两者之间的间隙名为喉室。

声带呈白色，张开时出现一等腰三角形的间隙称声门裂。其显微结构有：声带内侧游离缘的黏膜为复层鳞状上皮，外侧为假复层纤毛柱状上皮。声带可分为五层，由浅入深依次为：第一层为上皮层，是多层鳞状上皮；第二层为任克层，是一薄而疏松的纤维组织层（又称 Reinke 间隙），过度发声或喉炎时易在该处造成局限性水肿，形成声带息肉；第三层为弹力纤维层，深层为致密的胶原纤维层；第四层为胶原纤维层；第三、四层构成声韧带；第五层为肌层（即甲杓肌的内侧部），即声带肌。上皮层和浅固有层构成声带的被覆层（cover），中固有层和深固有层构成声韧带。声韧带和其下的肌层为声带的体部（body）。

喉腔分为声门上区（supraglottic portion）、声门区（glottic portion）和声门下区（infraglottic portion）三部分。

声门上区：声带以上的喉腔称为声门上区，主要有室带、喉室，与喉咽相通，呈三角形。由会厌游离缘、两侧的杓会厌襞及杓状软骨间切迹组成，称喉入口。位于喉入口和室带之间的部分称为喉前庭，上宽下窄。

声门区：两侧声带之间的区域称为声门区。包括声带的前联合和后联合。

声门下区：声带以下至环状软骨下缘的喉腔称为声门下区，下连气管（图 9-9）。前界为环甲间隙，后界为环状软骨板，上小下大。婴幼儿黏膜下组织结构疏松，炎症时容易发生水肿，引起喉阻塞。

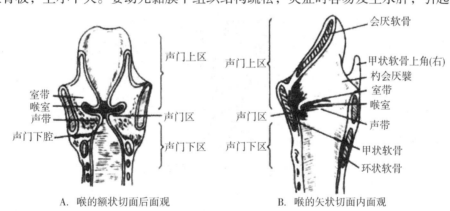

A. 喉的额状切面后面观　　　　B. 喉的矢状切面内面观

图 9-9　喉腔的分区

声门旁间隙：该间隙的界限，前外界是甲状软骨，内下界是弹性圆锥，后界为梨状窝黏膜。原发于喉室及贯声门的肿瘤，甚易向间隙扩散，也是部分喉切除术失败的原因。

（七）喉的血管

1. 动脉喉的动脉主要来自

（1）甲状腺上动脉的喉上动脉（superior laryngeal artery）和环甲动脉（cricothyroid artery）：喉上动脉和喉上神经内支及喉上静脉伴行穿过甲舌膜入喉内，环甲动脉（亦称喉中动脉）穿过环甲膜进入喉内。喉上部的供血主要来自喉上动脉，环甲膜周围的供血主要来自环甲动脉。

（2）甲状腺下动脉的分支喉下动脉（inferior laryngeal artery）：与喉返神经伴行在环甲关节的后方进入喉内，喉下部的供血主要来自喉下动脉。

2. 静脉

喉的静脉和各同名动脉伴行，分别汇入甲状腺上、中、下静脉，最终汇入到颈内静脉。

（八）喉的淋巴

喉的淋巴分为声门上区和声门下区组（图9-10）。声门上区组织中有丰富的淋巴管，汇集于杓会厌襞后形成较粗大的淋巴管，穿过甲状舌骨膜与喉上动脉及静脉伴行，主要进入颈内静脉周围的颈深上淋巴结。声门区声带组织内淋巴管甚少。声门下区组织中淋巴管较少，汇集后通过环甲膜，进入喉前淋巴结、气管前和气管旁淋巴结，再进入颈深下淋巴结。

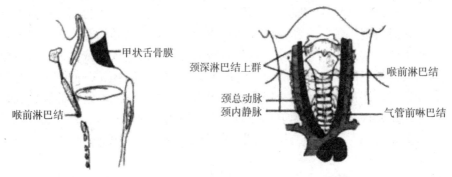

A. 喉矢状断面内面观　　　　B. 喉的淋巴引流

图9-10　喉的淋巴

（九）喉的神经

喉的神经为喉上神经和喉返神经（图9-11，图9-12），两者均为迷走神经分支。

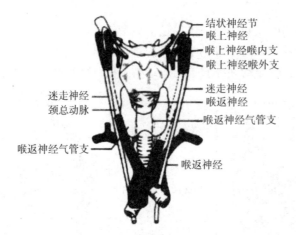

图9-11　喉的神经（正面观）

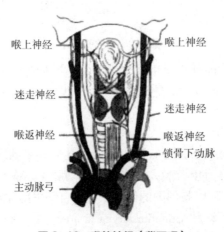

图9-12　喉的神经（背面观）

1. 喉上神经（superior laryngeal nerve）

是迷走神经发出的分支，下行到达舌骨大角平面处分为内、外两支。内支为感觉支，外支为运动支。内支和喉上动、静脉伴行穿过甲状舌骨膜，分布于声门上区黏膜，支配该处黏膜的感觉。外支支配环甲肌的运动。

2. 喉返神经（recurrent laryngeal nerve）

是喉的主要运动神经。迷走神经进入胸腔后在胸腔上部分出喉返神经，左侧喉返神经绕主动脉弓，右侧绕锁骨下动脉，向上行走于甲状腺深面的气管食管间沟内，在环甲关节后方入喉。支配除环甲肌以外的喉内各肌的运动，亦有部分感觉支司声门下区黏膜的感觉。

（十）小儿喉部的解剖特点

小儿喉部的解剖与成人有不同之处，主要特点有：

1. 小儿喉部黏膜下组织较疏松，炎症时容易发生肿胀。小儿喉腔尤其是声门区又特别窄小，故小儿急性喉炎时容易发生喉阻塞，引起呼吸困难。

2. 小儿喉的位置较成人高，3个月的婴儿，其环状软骨弓相当于第4颈椎下缘水平，6岁时降至第5颈椎。

3. 小儿喉软骨尚未钙化，较成人软，行小儿甲状软骨和环状软骨触诊时，其感觉不如成人的明显。

二、喉的生理功能

喉的生理功能主要有四个方面，现分述如下：

1. 呼吸功能

喉是呼吸通道的关键部分，声门裂又是呼吸道最狭窄处，正常情况下中枢神经系统通过喉神经控制声带运动，调节声门裂的大小。当人们运动时声带外展，声门裂变大，以便吸入更多的空气。相反，安静时声门裂变小，吸入的空气减少。

2. 发声功能

喉是发声器官，人发声的主要部位是声带。发声的机制尚未完全清楚，多数学者认为：发声时声带内收，肺呼出气体使声带发生振动，经咽、口、鼻的共鸣，舌、软腭、齿、颊、唇的运动，从而发出各种不同声音和言语。

3. 保护下呼吸道功能

喉对下呼吸道有保护作用。吞咽时，喉被上提，会厌向后下盖住喉入口，形成第一道防线。两侧室带内收向中线靠拢，形成第二道防线。声带内收、声门闭合，形成第三道防线。食物经梨状窝进入食管。偶有食物或分泌物被误吸时，会引起剧烈的反射性咳嗽，将其咳出。

4. 屏气功能

机体在完成某些生理功能，如咳嗽、排便、分娩、举重物时，需增加胸腔和腹腔内的压力，此时声带内收、声门紧闭，即屏气。屏气时间随需要而定，咳嗽时屏气时间短，排便、分娩、举重物等屏气时间较长。

第二节 喉部症状

一、声音嘶哑

声音嘶哑（hoarseness）简称声嘶，为声带非周期性的振动，是喉部疾病中最常见的症状。临床上引起声音嘶哑的常见病理改变为声带增厚、僵硬程度增加、关闭相声门裂隙增大等。声嘶按严重程度不同分为粗糙声、气息声、耳语声甚至完全失声。引起声嘶的常见原因如下：

1. 喉部本身的疾病

（1）先天性发音障碍：先天性喉蹼、声带发育不良（声带沟）、声带麻痹等引起的声音嘶哑在出生后即出现。

（2）炎症性疾病：急、慢性喉炎，白喉，喉结核，喉梅毒等。急性炎症发病急，轻者声音粗糙、发音费力，重者由于喉部分泌物较多且黏稠、声带充血水肿、声门闭合不良等使声音嘶哑明显，严重时可出现失声并伴有全身不适的症状。慢性炎症发病缓慢，起初为间断性，过度用声后症状加重，后逐渐发展成为持续性声音嘶哑。白喉时黏膜肿胀伴白膜形成致发音嘶哑无力。反流性咽喉炎所引起的发音障碍，除声音嘶哑外还常常伴有咽部异物感、较多黏痰、咽痛等症状。

（3）发音滥用：用声不当导致慢性机械性损伤、声带磨损、上皮增厚。可见于声带小结、声带息肉、任克水肿等。声音嘶哑的程度与病变部位、大小有关。

（4）喉良恶性肿瘤：良性肿瘤如喉乳头状瘤，声音嘶哑发展缓慢；恶性肿瘤如喉癌．声音嘶哑可在短期内进行性加重，至完全失声。

（5）喉外伤：各种原因引起外伤、异物、手术等导致喉局部形成瘢痕，从而影响发音。

（6）声带麻痹：各种原因引起的声带运动受限。

（7）其他：在变声期、女性月经期及老年阶段由于年龄、性别及激素水平的变化导致不同程度的声音嘶哑出现。

2. 支配声带运动神经受损

（1）中枢神经系统：中枢神经系统受损可有不同程度的声音嘶哑出现。周围神经系统或肌源性疾患引起的声带麻痹也可出现声音嘶哑。症状的严重程度多与麻痹声带的位置及喉功能的代偿程度有关。

（2）喉返神经受损：最为常见，单侧喉返神经麻痹呈现不同程度的声门闭合不全，发音嘶哑容易疲劳，持续时间短，伴有误吸或气息声，经对侧声带代偿后症状可改善。双侧喉返神经麻痹引起声带麻痹，声带皆固定于中间位，可有耳语声及不同程度的呼吸困难。如甲状腺手术、颈部外伤、颈段食管恶性肿瘤、甲状腺恶性肿瘤、纵隔肿瘤等均可引起该神经损伤。

（3）迷走神经受损：喉返神经是迷走神经的重要分支，若迷走神经在发出喉返神经前受损，也会同时损伤其内的喉返神经束。迷走神经的损伤，不仅破坏喉的运动神经，同时也因咽肌失神经支配，致感觉信息传导障碍。颈部手术引起的迷走神经损伤，往往伴有其他脑神经受损的症状。

（4）喉上神经受损：临床上相对少见，喉上神经麻痹时声音低而粗糙，不能发高音，双侧喉上神经麻痹时可出现饮食、唾液误吸入呼吸道引起呛咳；偶尔因外伤等原因引起神经受损，使声带张力减弱，音调降低。

3. 癔症性声嘶

喉本身无异常病变，多突发声嘶。自耳语至完全失声程度不同，但咳嗽、哭笑声正常。声嘶恢复快，可反复发作。

二、吸气性呼吸困难

呼吸困难是患者主观上感到空气不足、呼吸费力，客观上表现为呼吸运动用力，重者出现鼻翼扇动、发绀、呼吸辅助肌参与活动，伴有呼吸频率、深度及节律的异常。

呼吸困难临床上一般分为三类：吸气性呼吸困难、呼气性呼吸困难、混合性呼吸困难。

1. 吸气性呼吸困难

多由于上气道（喉、气管、主支气管）狭窄或阻塞引起，表现为吸气费力，吸气相时间延长，吸气时胸腔负压增大，严重时呼吸肌极度用力，胸廓周围软组织出现凹陷，在胸骨上窝、锁骨上窝及剑突下发生明显凹陷，称为三凹征。若肋间隙也发生凹陷，称为四凹征（图 9-13，图 9-14）。

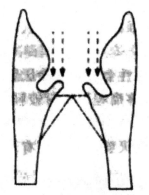

图 9-13 吸气性呼吸困难示意图

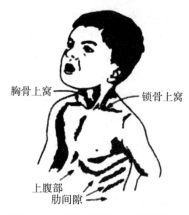

胸骨上窝 锁骨上窝

上腹部
肋间隙

图 9-14 吸气性软组织凹陷示意图

2. 呼气性呼吸困难

多由于肺泡弹性减弱和（或）小支气管狭窄阻塞所致。表现为呼气费力，呼气相时间延长；呼吸频率缓慢可听到哮鸣音。无三凹征。常见于肺气肿、支气管痉挛、痉挛性支气管炎、支气管哮喘等。

3. 混合性呼吸困难

见于上下呼吸道均有病变，特点为吸气与呼气均感费力，呼吸频率增快、变浅，呼吸运动受限。

声带和室带形如上下两个相反的活瓣，能阻抗上下气流的压力，但声带抵抗来自上方的气流（吸气）冲击力，可数倍于室带来自下方的气流（呼气）冲击力，故喉源性呼吸困难以吸气性呼吸困难为主。喉源性呼吸困难即由于各种原因所致的喉腔狭窄、吸气时空气不能通畅地进入气管、支气管及肺内，从而导致吸气性呼吸困难并伴高调吸气性喉喘鸣，同时伴有声音嘶哑。喉源性呼吸困难的病因有：

（1）先天性喉畸形：见于喉蹼、喉囊肿、喉软化症、喉软骨畸形或声门下梗阻等先天性疾病。

（2）喉感染性疾病：见于急性喉炎、急性会厌炎、急性喉气管支气管炎、喉结核、白喉、喉麻风、喉硬结病等。

（3）喉外伤：见于喉部开放性或闭合性损伤、烫伤、腐蚀伤和喉异物等。

（4）喉神经性疾病：双侧喉返神经不完全麻痹、喉痉挛等。

（5）喉水肿：药物或食物过敏、血管神经性水肿及全身疾患如甲状腺功能减退均可引起喉水肿。

（6）喉良性肿瘤：见于喉乳头状瘤、纤维瘤、血管瘤、软骨瘤等，其中小儿喉乳头状瘤在出生后不久即可出现呼吸困难。恶性肿瘤在晚期也可引起呼吸困难。

三、喉喘鸣

喉喘鸣（laryngeal stridor）是喉部特有的症状之一，由于喉部病变使喉或气管发生阻塞，患者在吸气时，气流通过狭窄的气道时发出特殊声音。喉喘鸣的特性随发病年龄及病变部位不同而有所差异。病变位于声带或声带以上者，表现为吸气性喉喘鸣；位于声带以下者则为双重性或呼气性喉喘鸣；严重狭窄者多出现高调喉喘鸣。当听到患者有吸气性喉喘鸣时，多提示有喉阻塞病变。小儿喉腔小，组织松弛，容易发生喉喘鸣。常见的引起喉喘鸣的原因有：

1. 炎症

见于急性喉炎、急性喉水肿、急性喉气管支气管炎、急性会厌炎等，儿童多伴发急性喉梗阻。发病急、喉喘鸣明显，并伴有三凹征及不同程度的呼吸道感染征象。

2. 先天性喉喘鸣

多由喉软化症、先天性喉蹼、声带麻痹、先天性声门下狭窄等疾病引起。出生后即出现，可为间歇或持续性，活动后加重，安静或睡眠时可减轻。

3. 外伤性

病史明确，外伤、异物梗阻后均可引起明显的喉喘鸣，并伴有不同程度的呼吸困难。

4. 喉肌痉挛

喉部肌肉反射性痉挛收缩，引起声带内收，声门部分或完全闭合而出现不同程度的呼吸困难，严重者甚至出现完全性的呼吸道梗阻，发作时间短。可有完全性喉痉挛和部分性喉痉挛之分。临床上又分为成人喉痉挛和小儿喉痉挛。

5. 神经性

双侧喉返神经不完全麻痹常伴有吸气性喉喘鸣及呼吸困难。

6. 阻塞（压迫）性

良、恶性肿瘤不完全阻塞喉腔时亦可引起喉喘鸣，多见于喉内肿瘤。良性肿瘤发展缓慢，恶性肿瘤起病即有呼吸困难症状出现。

四、喉痛

喉部的疾病可引起喉痛（pain of the larynx），疼痛程度可轻可重，因喉部病变的进程、范围、性质及个人的耐受程度不同而有所差异，常见的引起喉痛的疾病有。

1. 炎症

急性炎症疼痛通常放射至耳部，喉部触痛明显。其中以急性会厌炎及会厌脓肿疼痛较为剧烈，吞咽时喉痛尤甚。软骨膜炎（常继发于外伤或放疗之后）及喉关节炎的疼痛程度相对较轻。喉的慢性炎症病变，如环杓关节炎可有微痛不适，多伴有异物感及干燥感。

2. 喉结核浸润溃疡期

喉部疼痛剧烈，尤其当会厌、杓状软骨、杓会厌襞受侵时可有不同程度吞咽疼痛、吞咽困难，从而引起进食障碍。

3. 恶性肿瘤

晚期肿瘤或肿瘤缺血溃烂合并感染时可出现疼痛。当肿瘤向喉咽部发展时，疼痛可放射至同侧耳部，并可引起吞咽疼痛。

4. 外伤或异物

喉部外伤、呼吸道烧伤、腐蚀伤、放射线损伤或喉部异物刺激等常常引起喉软骨膜炎，严重者软骨坏死而导致喉痛，并放射到耳部。

五、咯血

咯血（hemoptysis）是指喉及喉部以下的呼吸道出血，经咳嗽动作从口腔排出，血色鲜红。咯血量多少不一，少者为痰中带血，多者可大口地咯出。咯血前患者常有喉痒、咳嗽、发热、胸痛等不适症状。喉癌、喉血管瘤、喉外伤、喉异物、喉结核、喉炎等均可引起咯血或痰中带血。

临床上应注意与呕血相鉴别。①病史：咯血以呼吸系统和心血管疾病为常见，常有咳嗽、咳痰、喉痒、喉痛等症状。呕血多见于消化系统疾病，呕血前有胃痛、恶心、腹胀等症状。②体征：咯血时血随咳嗽咯出，咯血后痰中带血。呕血为呕出，血液中常混有食物残渣，呕血后无痰中带血。③排出物：咯血排出的血液为鲜红色，常含有痰及气泡。而呕出的血为暗红或咖啡色。④粪便鉴别：咯血如未咽下血液，粪便多为黄色，隐血试验阴性。呕血后粪便呈柏油状，隐血试验阳性。

喉部疾病引起咯血多需要通过喉镜检查与引起咯血的下呼吸道疾病相鉴别。

六、吞咽困难

吞咽困难（dysphagia）又称吞咽功能障碍或咽下困难，指患者吞咽费力，食物在下咽过程耳鼻喉疾病检查方法与治疗要点中有梗阻感，伴或不伴有吞咽痛，严重者甚至不能咽下食物。吞咽困难时患者感到吞咽过程延长。可以准确地定位梗阻的部位。喉部疾病由于喉部疼痛、肿胀、压迫可引起吞咽困难，并由于喉保护下呼吸道功能障碍出现进食呛咳，常见疾病有：

1. 急性炎症多见于急性会厌炎或会厌脓肿，会厌肿胀时可出现后倾困难，吞咽时食物下行受阻，同时由于吞咽疼痛导致吞咽困难，严重时甚至连唾液亦不能咽下。喉软骨膜炎及喉关节炎、喉外伤等也可因为疼痛及肿胀引起吞咽困难。

2. 喉水肿邻近梨状窝结构如会厌、杓会厌襞、杓状软骨等出现肿胀时可引起吞咽困难。

3. 喉结核病变发生溃疡并位于会厌、杓会厌襞、构状软骨等处时常常伴有吞咽痛及吞咽困难。

4. 喉神经病变吞咽时喉部失去保护下呼吸道作用，食物或唾液可误咽入气管发生呛咳从而引起吞咽困难发生，常常伴吸入性肺炎。喉神经病变多见于中枢神经系统病变，例如椎基底动脉硬化症、延髓型脊髓灰质炎、脑干肿瘤、脑出血及小脑下后动脉栓塞等。

5. 喉部肿瘤较大的喉良性肿瘤或恶性肿瘤晚期通常引起吞咽困难。

6. 喉部疱疹当疱疹溃破形成创面时喉痛较明显，可引起吞咽困难。

第三节 喉部疾病常用治疗方法

喉部位置较深，不易到达，故喉部疾病多需借助特殊器械、设备才能实施治疗，要根据疾病的性质及严重程度采取相应治疗，治疗方法可分为一般治疗、物理治疗和手术治疗。

一、喉部一般治疗方法

（一）雾化吸入

雾化吸入是咽喉、气管疾病局部用药的给药方法。将所应用的药物置入雾化吸入器中，形成气雾状，由雾化吸入器喷出，患者做深呼吸经口将药物吸入喉部，药物可均匀分布在病变表面，达到治疗目的。吸入的药物多为抗炎、消肿、化痰及促进黏液分泌的药物。吸入次数可根据病情，每日 1 ~ 3 次，疗程也应根据疾病的轻重程度和恢复状况而定，一般吸入 3 ~ 6 天。

（二）药物局部涂抹

将药物通过器械涂抹于喉部，操作可在间接喉镜、纤维喉镜或直接喉镜下完成。如局部涂抹干扰素治疗喉乳头状瘤，用抗角化药物治疗声带角化症等。

（三）药物局部注射

药物局部注射是将治疗药物注射于喉组织内的方法，注射方式可通过间接喉镜、直接喉镜、纤维喉镜等，也可由甲状软骨切迹上缘或环甲膜经皮刺入，将药物注入声门旁间隙、会厌前间隙、声带或杓会厌襞上，局部注射的药物多为抗肿瘤药、生物制剂等，也可注射组织填充剂治疗单侧声带麻痹或发音功能障碍。

二、喉部物理治疗方法

（一）低温冷冻治疗

低温冷冻能降低生物体内分子运动的速率，并对生物细胞有杀伤作用，喉部冷冻治疗是以破坏病理性细胞或其他组织达到治疗目的。冷冻治疗应用最广的冷却剂是液氮，它具有降温低、不易燃、不易爆、来源丰富的优点。喉部冷冻手术需在全麻下进行，由于冷冻后，喉黏膜水肿反应明显，如治疗范围广，应在手术前或手术当日做气管切开，以保证呼吸道通畅。治疗的疾病主要为喉部血管瘤、乳头状瘤和喉白斑等良性病变。治疗时根据病变的大小和性质决定冷冻的时间。

（二）激光治疗

将激光技术应用在间接喉镜、纤维喉镜或支撑喉镜下手术，可拓宽治疗喉部疾病的适应证，治疗的疾病包括声带息肉、喉角化症、双侧声带麻痹、喉狭窄、喉乳头状瘤、会厌囊肿、喉血管瘤、喉良性肿瘤、早期喉癌等。

（三）射频等离子刀

射频等离子刀是一种外科技术，近几年开始应用于耳鼻咽喉科，射频等离子刀采用的是双极技术，一极针型电极插入组织中发放射频，另一极置入身体的其他部位形成回路。射频使电极和组织间形成等离子体薄层，层中离子被电场加速，并将能量传递给组织，在低温下打开分子键，使靶组织中的细胞以分子单位解体，分解为碳水化合物和氧化物造成组织凝固性坏死。主要治疗喉增生性疾病。

三、喉部手术治疗方法

（一）间接喉镜下喉手术

在间接喉镜下用弯手术钳完成喉内手术。主要治疗声带息肉、声带小结、会厌囊肿或喉组织活检、环杓关节脱位。手术在表面麻醉下完成，因患者的咽反射明显，表面麻醉效果的好坏直接关系到手术的成败，手术前需要在咽部、喉及声门下区多次喷局部麻醉药。操作时有一定技巧，医师需要经过培训。

（二）纤维喉镜下喉手术

纤维喉镜镜身柔软可以弯曲，且能在弯曲的条件下导光和导像，可以深入到喉的各个部位，手术时一般左手持镜，右手完成手术。可切除声带息肉、声带小结、会厌囊肿，完成喉组织活检。手术优越性包括：①镜体细软可弯曲，手术刺激小，患者容易耐受；②照明度强，手术野清晰，危险性小；③接照相机和录像设备可同时记录手术过程。

（三）支撑喉镜下喉手术

支撑喉镜为硬性金属镜，手术多在显微镜观察下完成。一套支撑喉镜由 4 ~ 5 个型号组成，其功能各不相同。可根据患者的年龄、性别及病变情况，选择相应的支撑喉镜。支撑喉镜手术的优点一是术者不必要以一手持镜，可双手同时操作手术器械；二是显微镜的放大作用和手术器械的微型化，大大提高了手术的精细程度。手术操作用显微外科器械完成，也可用激光手术。支撑喉镜手术治疗范围比间接喉镜广，包括声带小结、息肉、囊肿、喉乳头状瘤、早期声带癌、喉淀粉样变性、双侧声带麻痹、杓状软骨切除、喉狭窄等。手术多选择全身麻醉。

第四节　喉先天性疾病

一、先天性声门下狭窄

先天性声门下狭窄（congenital subglottic stenosis）是婴儿引起严重气道阻塞的常见原因。狭窄的部位可位于声带下至环状软骨区，但一般发生于声门下的最宽处。婴儿声门下腔正常直径范围为 5 ~ 6 mm，如小于 4 mm 视为有先天性声门下狭窄。一般认为是弹性圆锥发育障碍所致；也可能有软骨畸形，特别是环状软骨发育异常。

（一）临床表现

常在出生后即出现喉喘鸣声，喘鸣一般在吸气和呼气时均出现。出生时有严重声门下狭窄的婴儿，通常有呼吸窘迫和发绀。而在一些最轻度的声门下狭窄，仅在呼吸道有感染时才有喉喘鸣。可能同时患有其他喉气管先天性畸形，包括喉软骨软化症、喉蹼、气管软化症、气管狭窄等。

（二）诊断

直接喉镜检查一般显示狭窄于声带平面下 2 ~ 3 mm 处，狭窄区组织质地坚实，无肿胀感，常呈现四周软组织环绕的放射状狭窄，也可表现为双侧组织膨出形成一个裂缝状腔道。根据喉镜检查，结合临床表现和影像学检查，如颈侧位 X 线、CT 和 MRI 检查可确定诊断。

（三）治疗

绝大多数先天性声门下狭窄患儿需要进行气管切开术，因为狭窄的气道随时可发生呼吸道感染，使环状软骨内圆形腔黏膜发生炎性水肿，阻塞分泌物的排出而呈现严重的呼吸困难。在气管切开术后，最常用的治疗是在间隔 2 ~ 6 周后采用喉扩张器或合适直径的支气管镜行狭窄段扩张。扩张术的并发症罕见，有肺气肿和纵隔气肿。

喉外径路的手术尚有争议，除可能发生拔管困难外，也会影响喉的生长发育。对于反复连续扩张无效果，累及声门或上段气管，伴环状软骨畸形且随生长发育症状无改善者，可考虑喉开放性手术。

二、先天性喉囊肿

先天性喉囊肿（congenital laryngeal cyst）病因尚不明确，约 40% 在出生后数小时发现，95% 在出生后 6 个月内有症状。常见症状为喉鸣，因囊肿突入或压迫喉腔所致。喉鸣多为双相性，但以吸气性和持续性喉鸣为主，头伸展时减轻，声音低沉。重者伴有呼吸困难、发绀，可有吞咽困难和误吸引起呛咳。并发感染者可有疼痛、发热等（图 9-15）。

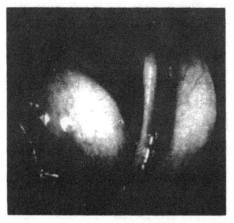

图 9-15　先天性喉囊肿

约 20% 的患儿需要紧急处理，通常在喉内镜直视下抽吸囊内液体或切开引流，亦可用杯状喉钳咬除部分囊壁，注意保持呼吸道通畅。如有感染，可予抗生素治疗，炎症消退后手术；如形成脓肿，切开引流。

三、先天性喉蹼

先天性喉蹼（congenital laryngeal web）是喉腔内有一个先天性膜状物，约占喉先天性疾病的 10%，是胚胎发育异常所致。

喉蹼的部位和大小不同，症状也不同。出生后声音嘶哑或低弱，甚至无哭声。较大者伴呼吸困难、发绀，甚至窒息、死亡。直接喉镜下可见白色或淡红色膜状物（图 9-16）。根据其发生部位可分为声门上、声门和声门下喉蹼，其中声门喉蹼最常见，偶见双喉蹼者。

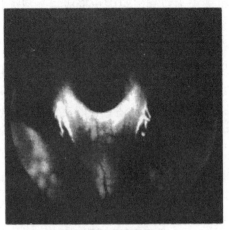

图 9-16　先天性喉蹼

呼吸困难严重者应立即在直接喉镜下用婴儿型支气管镜或喉剪（钳）切开，轻者可在手术显微镜或电视监视器下微创或激光手术。

先天性喉闭锁，出生时喉腔不能通气（图 9-17），为最严重的先天性喉狭窄。

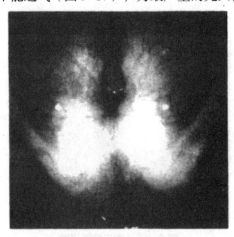

图 9-17　先天性喉闭锁

产科医师应提高对此病的认识，如发现新生儿无哭声，有呼吸动作，但无空气吸入时，应立即在直接喉镜下，用婴儿型支气管镜穿破膜性闭锁进入气管内，给氧及人工呼吸。若为软骨性闭锁，支气管镜不能伸入气管内，应立即做气管切开术，开放呼吸道。若不立即治疗，多于出生后不久死亡。

先天性喉软骨畸形包括会厌过大或过小、会厌两裂、甲状软骨异常，有的具有多种畸形。先天性环状软骨畸形易被忽视。会厌过大和会厌两裂时软骨多较柔软，易向后倾，吸气时能被吸进喉入口，而发生喉鸣或梗阻性呼吸困难。甲状软骨部分缺如或软骨软化，吸气时软骨塌陷，喉腔缩小，亦可引起喉鸣或梗阻性呼吸困难。

四、先天性声门下血管瘤

先天性声门下血管瘤（congenital subglottic hemangioma）是一种少见的先天性疾病，常发生在声门下腔后部黏膜下较深处，女性多见，约为男性的 2 倍，多数伴有其他部位的先天性血管瘤。

（一）诊断

出生时或出生后半年内出现吸气性喉鸣，伴轻重不等的呼吸困难，哭闹时加重，偶见发声含糊、微弱或声嘶。主要诊断方法是直接喉镜或喉纤维内镜检查，见声门下区有基底广、光滑、质软的肿物或黏膜隆起，呈紫红色或灰色，界线不清楚，颈部影像学（X 线拍片、CT 或 MRI）检查可见声门下区不对称性肿块。因极易出血，应慎行活检。

（二）治疗

可自行消退，一般 1 岁前生长较快，2 ~ 3 岁后生长缓慢或消退。若无症状可暂不治疗。如果呼吸困难严重，可在气管切开后或内镜下局部激光治疗，选用二氧化碳激光或 Nd：YAG 激光，根据病变范围一次或分次完成。气管切开时应避开声门下区血管瘤的部位，以免出血。其他可供选择的方法有局部注射硬化剂、给糖皮质激素、冷冻和放射治疗等。若呼吸道出血或狭窄，可用腔内支架。大的血管瘤切除后可用肋软骨瓣行喉气管重建。

五、先天性喉下垂

胚胎期喉部位置较高，出生前开始下降，新生儿环状软骨位于第 4 颈椎平面，6 岁时位于第 5 颈椎，13 岁时位于第 6 颈椎。由于先天发育异常，喉开始位置即低，若再继续下降，气管第一环下垂至胸骨上缘平面，即可诊断为先天性喉下垂（congenital laryngoptosis），严重者甚至整个喉部位于胸骨后，在胸骨上缘只能触及甲状软骨上切迹。

（一）诊断

临床表现可仅有声音改变，发音低沉、单调，不能发高音。视诊可见喉随主动脉而搏动。直接喉镜检查，喉内各组织无异常，但可发现声带位置甚低，经声门很容易看到气管隆嵴。颈部触诊喉位或甲状软骨较低，或位于胸骨后。颈侧 X 线拍片、CT、MRI 检查均有助于诊断。注意与喉下纤维组织、肿大淋巴结、动脉瘤以及因为新生物的牵引或压迫所引起的后天性喉下垂鉴别。

（二）治疗

先天性喉下垂无须手术治疗。若因其他疾病需做气管切开术时，因为喉部位置较低，不易找到气管，手术非常困难，且易发生纵隔气肿、气胸或喉狭窄等并发症，因此最好做气管插管术。若喉内插管不成功，可做甲状舌骨膜切开，将气管套管由此插入声门。

六、先天性喉软骨软化症

先天性喉软骨软化症（congenital laryngomalacia）又称喉软化症，是婴儿先天性喉喘鸣最常见的原因。

（一）病因

喉软骨软化多因妊娠期营养不良、缺钙及其他电解质不平衡，导致喉部组织（尤其是会厌、杓状软骨和杓状会厌襞）过度柔软和松弛，吸气时过软的组织易向喉内卷曲，堵塞喉腔而发生喉喘鸣。近年来报道与常染色体显性遗传有关。

（二）诊断

1. 了解病史

详细了解病史，如妊娠分娩情况，喉喘鸣起始时间、性质、轻重程度、与体位的关系。喉喘鸣多在出生后即出现，也可发生于出生后数周，其声音有尖声、粗声、震颤声、梗阻声之别，为吸气性喉喘鸣，有的随体位而改变，仰卧时明显，俯卧位时减轻或消失。另一特点是哭声和咳嗽声正常。病情轻者，喉喘鸣声为间歇性，安静或睡眠时多消失，哭闹或躁动时明显。病情较重者，多为持续性，严重时并发呼吸困难和发绀。

2. 检查口腔、咽部、颈部

直接喉镜检查是最有效的方法，可见喉组织软而松弛，吸气时喉上组织向喉内卷入，呼气时吹出，当直接喉镜伸至喉前庭时喉喘鸣消失，检查其他部位无异常发现，再结合病史即可确诊。可分为 3 型：Ⅰ 型，杓状软骨黏膜向喉腔脱垂；Ⅱ 型，杓状会厌襞缩短，Ⅲ 型，会厌后移。部分患儿为 Ⅰ 型和 Ⅱ 型的混合型。以金属吸引管吸引喉入口处引发会厌、杓状软骨向喉腔脱垂，出现 Narcy 征阳性，为诊断依据之一。由于新生儿喉部组织娇嫩，会厌短小而卷曲，用直接喉镜检查容易滑脱，应防止引起喉痉挛和呼吸困难。纤维喉镜检查方便易行。

3. 影像学检查

影像学检查（颈胸部正、侧位 X 线拍片，CT，MRI 等）对诊断亦有帮助。

（三）鉴别诊断

喉部囊肿、肿瘤、喉蹼、会厌过大、会厌两裂等经直接喉镜检查即可明确诊断。先天性喉裂的诊断比较困难，常被漏诊，检查时必须注意杓状软骨之间有无裂隙。若检查声门上部和声门，不能确定喉喘鸣的病因时，应做支气管镜检查，与气管支气管软化症鉴别。

（四）治疗

轻度或中度先天性单纯性喉喘鸣无呼吸困难者，不影响患儿一般生活，治疗主要是精心护理和加强喂养。母亲和患儿应服足量钙和维生素 D，多晒太阳，预防呼吸道感染。一般在 6 ~ 18 个月后喉腔增大，喉组织渐变正常，喉喘鸣即渐消失。倘有呼吸困难和发绀者应行气管切开术。应特别注意预防呼吸道感染。近年来多采用内镜下声门上成形术，用纤维喉钳或喉剪切除覆盖于杓状软骨上多余的黏膜，必要时连同楔状软骨和杓会厌襞上臃肿的黏膜一并切除，但必须保留杓间区黏膜以免瘢痕粘连。将会厌适当修剪并行会厌前固定术。若杓间区有粘连，可用二氧化碳激光将其分离。二氧化碳激光行声门上成形术具有出血少、准确性高的优点。

第五节　喉良性增生性疾病

一、声带小结

声带小结（vocal nodules）位于声带游离缘前中 1/3 交界处，表现为局限性黏膜肿胀或结节样突出，双侧对称。多见于成年女性及学龄期儿童，特别是男孩。

（一）病因

主要由于用声过度或用声不当引起。患者常常使用硬起声样发音，音调过高或过低等。声带小结为学龄期儿童最常见的发音障碍，成年女性发病率高于男性，教师、售货（票）员、演员、律师等职业用声人员为高危人群。其他影响因素包括心理因素（患者多具有攻击性人格）、过敏因素、慢性咳嗽、咽喉反流、内分泌失调、上呼吸道感染、声带脱水、听力障碍等。

（二）病生理机制

声带小结主要是由于发音强度增加及发音持续时间增加，双声带在反复、硬性对抗性运动及高速气流的作用下引起损伤。组织学上表现为基底膜带增厚，棘细胞增生，伴或不伴有角化，无血管改变。

（三）临床表现

1. 症状

（1）声音嘶哑：常常为最早和最主要的症状。早期多为间断性声音嘶哑，发音休息后可缓解，后期声带小结增大时可引起声带闭合不良，呈现气息声，患者甚至会出现周期性失声。

（2）音域改变：表现为不能发高调和（或）音域减低。

（3）发音疲劳：早期可为间断性。

（4）其他：患者可同时伴有咽部不适、发音时咽喉部疼痛及清嗓等症状。

2. 检查

喉镜检查可见声带游离缘前中 1/3 交界处局限性黏膜肿胀或结节样突出，双侧对称。发音时声门闭合不完全呈沙漏样，频闪喉镜下可见声带黏膜波正常或轻度减弱。

根据形态又可将声带小结进一步分为：①软性小结：又称为早期小结，为发音不当引起的局限性炎性改变，表面微红、质软、伴水肿；②硬性小结：又称为慢性小结，多见于用声不当的职业用声者，病变色白、厚，纤维化明显，硬性小结黏膜波轻度减弱、非对称性。

（四）治疗

声带小结是由于发音滥用所引起的，因此矫正不良的发音方式、加强嗓音保健为首要选择。只有当保守治疗无效、病变明显增大时，才考虑进行手术治疗。

二、声带息肉

声带息肉（polyps of vocal fold）是声带固有层浅层局限性病变，多位于声带游离缘中 1/3，单侧多见，带或不带蒂。多见于成人。

（一）病因与发病机制

发病机制尚不明确，常常与用声过度后引起创伤性反应、血管脆性增加、局限性声带出血等有关。

（二）病理

固有层浅层呈假性肿瘤样改变，表现为退行性、渗出性、局限性炎性过程，可伴有炎性细胞浸润，胶原纤维增生，透明样变性，水肿或血栓形成，在陈旧性病变中还可以发现淀粉样蛋白沉积和纤维变性。

（三）临床表现

1. 症状

（1）声音嘶哑：多呈持续性，无蒂息肉较有蒂息肉对声带振动和发音的影响更大。

（2）音域改变：发音音调单调和（或）音域减低。

（3）发音疲劳：发音疲劳程度与声带息肉大小、位置及软硬度有关。

（4）其他：患者可同时伴有咽部不适、发音时咽喉部疼痛及清嗓等症状。

2. 检查

声带息肉可表现为苍白、透明、水肿、血管瘤样或凝胶样，呈现圆形或分叶状。发音时声门关闭不完全，声带振动不对称。

（四）治疗

多数患者需要显微外科手术切除。手术应强调在声带任克层浅层进行操作。

三、声带任克水肿

声带任克水肿（Reinke's edema）为一种特殊类型的声带良性增生性病变。主要表现为声带固有层浅层（任克间隙）全长高度水肿，多为双侧。既往曾被称为声带广基鱼腹状息肉、息肉样声带炎、息肉样退行性变或声带慢性水肿样肥厚等。

（一）病因

水肿是声带对外伤、炎症、用声不当等所产生的自然反应，除过度发音滥用等因素外，此病与吸烟关系最大，偶与反流、鼻和鼻窦的慢性疾病及代谢异常等有关。

（二）病理

声带任克间隙广泛、慢性水肿膨胀。病变早期任克间隙内基质少而清亮。随着时间的推移，任克间隙基质呈黏液样或凝胶样改变，固有层膨胀、上皮过剩，逐步形成典型的、松软的"象耳样"息肉样改变。

（三）临床表现

1. 症状

有赖于水肿范围。

（1）声音嘶哑：患者均有长期持续声音嘶哑、发音低沉病史，女性更为明显，病程从几年至几十年不等。

（2）发音疲劳。

（3）咽喉部不适：患者可伴咽喉部异物感，引发频繁的清嗓症状，从而进一步刺激病变声带。

（4）呼吸困难：严重者水肿的声带可阻塞声门，出现不同程度的呼吸不畅甚至呼吸困难。

2. 检查

声带任克层水肿病变累及整个声带膜部，常常为双侧，可以不对称。病变最初位于声带上表面、喉室，进而累及声带游离缘的上唇、下唇。

（四）治疗

如果在戒烟、停止刺激、抗酸治疗及矫正发音滥用后无缓解，需要进行手术治疗。在切除病变同时，应矫正不良的生活习惯和发音习惯，保证术后发音功能的恢复。

四、舌会厌囊肿

喉囊肿发生于舌根会厌部者为舌会厌囊肿，亦称舌根会厌囊肿。

（一）病因与发病机制

舌会厌囊肿最常见的原因为黏液腺管堵塞，黏液潴留，少数由于先天性畸形、外伤、炎症和其他良性肿瘤囊性变所致。

1. 潴留囊肿

由于舌根会厌谷处富于腺体，炎症或机械因素可使黏液腺管发生堵塞而致黏液潴留。发生部位较浅，处于黏膜下。囊壁内层为鳞状、立方状或柱状上皮。壁薄而柔软，内含黏稠乳白色或淡褐色糊状物。

2. 皮样囊肿

常多发，形小、色黄、不透明、可活动。囊壁内层为复层鳞状上皮，外层为纤维组织。囊内充满鳞状细胞碎屑。

3. 先天性囊肿

因发育期黏液腺管堵塞、黏液潴留所致。

4. 舌根会厌部纤维瘤或腺瘤囊性变。

（二）临床表现

1. 症状

（1）异物感及吞咽不适：小者多无症状，偶在喉镜检查时发现，大者可有咽部异物感或咽喉堵塞感，吞咽困难。

（2）喉阻塞或窒息：较大的囊肿可出现，尤其是新生儿或婴儿的先天性囊肿。

（3）喉痛：继发感染时可出现。

2. 体征

（1）囊肿位于会厌舌面近舌根处，大者充满整个会厌谷。巨大的囊肿其上界可达口咽，患者张口或将其舌背压低后即可见及。

（2）广基或带蒂，呈半球形，表面光滑，半透明，色灰白、微黄或淡红，其间有细小血管纵横其上。

（3）囊壁一般很薄，触之有波动感。用注射器可抽吸出黏稠内容物，乳白色或褐色，若有继发感染，则为脓液。

（三）诊断与鉴别诊断

根据患者症状和喉镜检查，大致可做出诊断。先天性舌会厌囊肿虽相当少见，但如不及时诊治可导致患儿死亡，故如遇呼吸困难来诊的患儿，要及时行直接喉镜或影像学检查，排除喉软骨软化症等疾病。

此外，还可以通过穿刺抽吸等方法与其他良性肿物及舌根淋巴组织增生相鉴别。

（四）治疗

手术切除。单纯穿刺抽吸易复发。

五、声带囊肿

声带囊肿（vocal fold cyst）为原发于声带内的囊肿，多见于成人，通常为单侧病变。

（一）病因

常常由于创伤阻塞黏液腺管引起，逐渐增大。患者多有发音滥用的历史。

（二）病理

病变位于固有层浅层，但少数情况下附着在声韧带上。可以为先天性或后天性，先天囊肿为皮样囊肿或上皮下囊肿，被覆鳞状上皮或呼吸上皮，内含干酪样物质；后天性囊肿多数为潴留囊肿，由于腺体排泄管阻塞引起，外衬立方或扁平上皮，内为黏液样液体。

（三）临床表现

主要症状为声音嘶哑，不能发高调，发音易疲劳等。若囊肿自行破裂，症状可暂时缓解。检查见声带囊肿多位于声带中 1/3，向内侧或上表面膨出，光滑，呈现半透明或淡黄色。患侧声带饱满，健侧可合并有声带小结。发音时声门关闭不完全，频闪喉镜下见囊肿区域声带振动不对称，黏膜波明显减弱或缺失。

（四）诊断

常规喉镜检查确诊声带囊肿较为困难，频闪喉镜检查有助于对声带囊肿的诊断，并通过声带黏膜振动特性与声带小结和声带息肉相区别。

（五）治疗

尽管首先要进行发音治疗，但声带囊肿常常需要手术，术中囊壁必须完全去除以防止复发。

六、声带接触性肉芽肿

声带接触性肉芽肿（contact granuloma of vocal fold）与接触性溃疡是位于声门后部的良性病变，最常位于声带突软骨部尖端、杓状软骨的内侧面。接触性溃疡多为接触性肉芽肿自然病程中的早期阶段。

（一）病因与发病机制

声带接触性肉芽肿病因和发病机制仍不明确，可能与创伤有关。损伤分为机械性和（或）炎性损伤。

1. 机械性损伤

（1）发音源性损伤：用声过度或用声不当（例如低调发音）为声带接触性肉芽肿最常见的原因。

（2）非发音性喉部损伤：①插管损伤：由于声带突软骨部血供差，黏软骨膜较薄，因此较为脆弱。当插管管径较大、操作盲目及合并上呼吸道感染时，均增加肉芽肿形成的危险。此外，其他影响因素还包括消毒插管的化学物质、插管本身化学成分刺激、头位变化及插管持续时间过长等。②手术损伤：除插管因素外，手术损伤局部也可能是声带接触性肉芽肿形成的因素。

2. 炎性因素

（1）咽喉反流：对于无外伤史患者，目前认为咽喉反流可能是导致声带突肉芽肿形成的原因之一。

（2）感染性：口腔、肺及鼻窦的细菌、病毒和真菌感染也可促进声带接触性肉芽肿的形成。

（3）过敏因素及鼻后部分泌物刺激：喉部受鼻腔分泌物或反流性胃酸的刺激使喉黏膜对于损伤的敏感性增加，产生刺激性咳嗽及清喉，诱导声带突外伤性碰撞。

（二）病理

接触性肉芽肿为上皮增生伴其下方肉芽组织增生，组织病理学显示为慢性的炎性组织，包括成纤维细胞、胶原纤维、增生的毛细血管、白细胞。有时伴有的接触性溃疡多为接触性肉芽肿自然病程中的早期表现。

（三）临床特点

1. 症状

（1）咽喉痛和咽喉部不适：患者会出现咽喉部持续不适、痒及疼痛感，并多以此为首发症状而就诊。咽喉疼痛通常位于甲状软骨上角，还可放射至同侧耳部。

（2）声音嘶哑和发音疲劳：通常为轻度、间断性的。肉芽肿体积较小时，患者可无症状。

（3）呼吸困难：偶有报道，多因肉芽肿增生明显阻塞呼吸道所致。

（4）咳嗽和咯血。

2. 检查

声带接触性肉芽肿位于声带突，颜色从浅灰色至暗红色，形态为息肉样、结节样、真菌状生长或溃疡样，声带膜部形态及声带振动正常（图 9-18）。

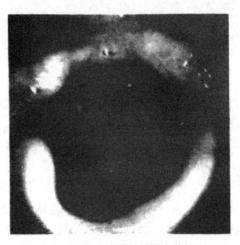

图 9-18 声带接触性肉芽肿

（四）诊断与鉴别诊断

根据患者症状和喉镜检查所见即可做出初步诊断，还应与喉癌及其他喉后部病变和肉芽肿性疾病相鉴别，包括结核、组织胞浆菌病、球孢子菌病、芽生菌病、Wegener 肉芽肿、硬结病、梅毒、麻风病、克罗恩病等。

（五）治疗

目前对于手术治疗采取谨慎态度，提倡以控制反流和发音治疗等非手术治疗为主。

微信扫码
◆临床科研
◆医学前沿
◆临床资讯
◆临床笔记

第十章

喉的急性炎症性疾病

喉的急性炎症性疾病是指与喉的特殊感染相对应，主要局限于喉黏膜和黏膜下组织的急性炎症性疾病。

急性会厌炎（acute epiglottitis）是一起病突然，发展迅速，容易造成上呼吸道梗阻的疾病，可分急性感染性会厌炎和急性变态反应性会厌炎两类。

第一节　急性感染性会厌炎

急性感染性会厌炎（acute infective epiglottitis）为一以会厌为主的声门上区喉黏膜急性非特异性炎症。Woo（1994）利用纤维声带镜观察，炎症不仅累及会厌，同时或多或少地波及声门上区各结构，因此称为"急性声门上喉炎"。早春、秋末发病者多见。

一、病因

1. 细菌或病毒感染

以 β 型嗜血流感杆菌最多。身体抵抗力降低、喉部创伤、年老体弱者均易感染细菌而发病。其他常见的致病菌有金黄色葡萄球菌、链球菌、肺炎双球菌、奈瑟卡他球菌、类白喉杆菌等，也可与病毒混合感染。

2. 创伤、刺激

创伤、异物、刺激性食物、有害气体、放射线损伤等都可引起声门上黏膜的炎性病变。

3. 邻近病灶蔓延

如急性扁桃体炎、咽炎、鼻炎等蔓延而侵及声门上黏膜。亦可继发于急性传染病后。

二、病理

声门上区如会厌舌面与侧缘、杓会厌皱襞、声门下区等黏膜下结缔组织较疏松，炎症常从此处开始，引起会厌高度的充血肿胀，有时可增厚至正常的 6～10 倍。因声带黏膜附着声带黏膜下层较紧，故黏膜下水肿常以声带为界，声门上区炎症一般不会向声门下扩展。

病理组织学的改变可分 3 型：

1. 急性卡他型

黏膜弥漫性充血、水肿，有单核及多形核细胞浸润，会厌舌面之黏膜较松弛，肿胀更明显。

2. 急性水肿型

会厌显著肿大如圆球状，间质水肿，炎性细胞浸润增加，局部可形成脓肿。

3. 急性溃疡型

较少见，病情发展迅速而严重，病菌常侵及黏膜下层及腺体组织，可发生化脓、溃疡。血管壁如被侵蚀，可引起糜烂出血。

三、临床表现

1. 症状

多数患者入睡时正常，半夜突感咽喉疼痛或呼吸困难而惊醒。畏寒、发热：成人在发病前可出现畏寒发热，多数患者体温在 37.5 ~ 39.5℃。患者烦躁不安，精神萎靡不振，全身乏力。发热程度与致病菌的种类有关，如为混合感染，体温大多较高。幼儿饮水时呛咳、呕吐。咽喉疼痛：为其主要症状，吞咽时疼痛加剧。吞咽困难：吞咽动作或食团直接刺激会厌，导致咽喉疼痛，口涎外流，拒食。疼痛时可放射至下颌、颈、耳或背部。呼吸困难：因会厌黏膜肿胀向后下移位，同时杓状软骨、杓会厌皱襞等处黏膜也水肿，使喉入口明显缩小，阻塞声门而出现吸气性呼吸困难。如病情继续恶化，可在 4 ~ 6 h 内突然因喉部黏痰阻塞而发生窒息。患者虽有呼吸困难，但发音多正常，有的声音低沉、似口中含物，很少发生嘶哑。

2. 体征

（1）咽部检查：由于幼儿咽短、会厌位置较高，张大口时稍一恶心，约 30% 可见红肿的会厌。压舌根检查时宜轻巧，尽量避免引起恶心，以免加重呼吸困难而发生窒息。切勿用力过猛，以免引起迷走神经反射发生心跳停止。卧位检查偶可引起暂时窒息。

（2）间接喉镜检查：可见会厌舌面弥漫性充血肿胀，重者如球形，如有脓肿形成，常于会厌舌面的一侧肿胀，急性充血，表面出现黄色脓点。

3. 辅助检查

（1）纤维喉镜或电子喉镜检查：一般可以看到会厌及杓状软骨，检查时应注意吸痰，吸氧，减少刺激。最好在有立即建立人工气道的条件下进行，以防意外。

（2）影像学检查：必要时可行影像学检查，CT 扫描和 MRI 可显示会厌等声门上结构肿胀，喉咽腔阴影缩小，界线清楚，喉前庭如漏斗状缩小，会厌谷闭塞。CT 扫描和 MRI 检查还有助于识别脓腔。

四、诊断与鉴别诊断

1. 诊断

对急性喉痛、吞咽时疼痛加重，口咽部检查无特殊病变，或口咽部虽有炎症但不足以解释其症状者，应考虑到急性会厌炎，应做间接喉镜检查。咽痛和吞咽困难是成人急性会厌炎最常见的症状，呼吸困难、喘鸣、声嘶和流涎在重症患者中出现。呼吸道梗阻主要见于速发型，在病程早期出现，一般在起病后 8 h 内。由于危及生命，早期诊断十分重要。此病易与其他急性上呼吸道疾病混淆，必须与以下疾病鉴别。

2. 鉴别诊断

（1）急性喉气管支气管炎：多见于 3 岁以内的婴幼儿，常有哮吼性干咳、喘鸣、声嘶及吸气性呼吸困难。检查可见鼻腔、咽部和声带黏膜充血，声门下及气管黏膜亦显著充血肿胀，会厌无充血肿胀。

（2）会厌囊肿：发病缓慢，无急性喉痛，无全身症状。检查会厌无炎症或水肿表现，多见于会厌舌面。会厌囊肿合并感染时，局部有脓囊肿表现，宜切开排脓治疗。

3. 病情评估

门诊检查应首先注意会厌红肿程度、声重者应急诊收入住院治疗，床旁备置气管切开包。有下述情况者，应考虑行气管切开术：

（1）起病急骤，进展迅速，且有Ⅱ度以上吸气性呼吸困难者。

（2）病情严重，咽喉部分泌物多，有吞咽功能障碍者。

（3）会厌或杓状软骨处黏膜高度充血肿胀，经抗炎给氧等治疗，病情未见好转者：

（4）年老体弱、咳嗽功能差者。

出现烦躁不安、发绀、三凹征、肺呼吸音消失，发生昏厥、休克等严重并发症者应立即进行紧急气管切开术。

五、治疗

成人急性会厌炎较危险，可迅速发生致命性上呼吸道梗阻。应取半坐位或侧卧位。必要时行气管切开或气管插管。治疗以抗感染及保持呼吸道通畅为原则。门诊检查应首先注意会厌红肿程度、声重者应急诊收入住院治疗，床旁备置气管切开包。

1. 控制感染

（1）足量使用强有力抗生素和糖皮质激素：因其致病菌常为 β 型嗜血流感杆菌、葡萄球菌、链球菌等，故首选头孢类抗生素。地塞米松肌注或静脉注射，剂量可达 0.3 mg/（kg·d）。

（2）局部用药：目的是保持气道湿润、稀化痰液及消炎。常用的药物有：①庆大霉素 16 万单位，地塞米松 5 mg；②普米克令舒 0.5 mg。可采用以上两者的一种组合加蒸馏水至 10 mL，用氧气、超声雾化吸入，每日 2～3 次。

（3）切开排脓：如会厌舌面脓肿形成，或脓肿虽已破裂仍引流不畅时，可在吸氧，保持气道通畅（如喉插管、气管切开）下，用喉刀将脓肿壁切开，并迅速吸出脓液，避免流入声门下。如估计脓液很多，可先用空针抽吸出大部分再切开。体位多采用仰卧，垂头位，肩下垫一枕垫，或由助手抱头。不能合作者应用全身麻醉。

2. 保持呼吸道通畅

建立人工气道（环甲膜切开、气管切开）是保证患者呼吸道通畅的重要方法，应针对不同患者选择不同方法。

3. 其他

保持水电解质酸碱平衡，注意口腔卫生，防止继发感染，鼓励进流质饮食，补充营养。

4. 注意防治负压性肺水肿

氨茶碱解痉、毛花苷 C 强心、呋塞米利尿等治疗。

第二节　急性变态反应性会厌炎

一、病因与发病机制

急性变态反应性会厌炎（acute allergic epiglottitis）属 I 型变态反应，抗原多为药物、血清、生物制品或食物。药物中以青霉素最多见，阿司匹林、碘或其他药物次之；食物中以虾、蟹或其他海鲜多见，个别人对其他食物亦有过敏。多发生于成年人，常反复发作。

二、病理

会厌、杓会厌襞，甚至杓状软骨等处的黏膜及黏膜下组织均高度水肿，有时呈水泡状，黏膜苍白增厚。

三、临床表现

发病急，常在用药 0.5 h 或进食 2～3 h 内发病，进展快。主要症状是喉咽部堵塞感和说话含混不清，但声音无改变。无畏寒发热、呼吸困难，亦无疼痛或压痛，全身检查多正常。间接喉镜和纤维或电子喉镜检查可见会厌明显肿胀。本病虽然症状不很明显，但危险性很大，有时在咳嗽或深吸气后，甚至患者更换体位时，水肿组织嵌入声门，突然发生窒息，抢救不及时可致死亡。

四、检查与诊断

检查可见会厌水肿明显，有的成圆球状，颜色苍白。杓会厌襞以及杓状软骨处亦多呈明显水肿肿胀。声带及声门下组织可无改变。诊断不难。

五、治疗

首先进行抗过敏治疗，成人皮下注射 0.1% 肾上腺素 0.1 ~ 0.2 mL，同时肌内注射或静脉滴注氢化可的松 100 mg 或地塞米松 10 mg。会厌及杓会厌襞水肿非常严重者，应立即在水肿明显处切开 1 ~ 3 刀，减轻水肿程度。治疗中及治疗后应密切观察。1 h 后，若堵塞症状不减轻或水肿仍很明显，可考虑做预防性气管切开术。因声门被四周水肿组织堵塞而较难找到，可用喉插管使气道通畅，也可选择紧急气管切开术或环甲膜切开术，如窒息应同时进行人工呼吸。

六、预防与预后

采用嗜血流感杆菌结合菌苗接种可有效地预防婴幼儿急性会厌炎及其他嗜血流感杆菌感染疾病（脑膜炎、肺炎等）。预后与患者的抵抗力、感染细菌的种类及治疗方法密切相关。如能及时诊断、治疗，一般预后良好。

第三节　急性喉炎

急性喉炎（acute laryngitis），指以声门区为主的喉黏膜的急性弥漫性卡他性炎症，亦称急性卡他性喉炎，是成人呼吸道常见的急性感染性疾病之一，约占耳鼻口因喉头颈外科疾病的 1% ~ 2%。急性喉炎可单独发生，也可继发于急性鼻炎和急性咽炎，是上呼吸道感染的一部分，或继发于急性传染病。男性发病率较高，多发于冬、春季。小儿急性喉炎具有其特殊性，详见本章后文。

一、病因

1. 感染

为其主要病因，多发生于伤风感冒后，在病毒感染的基础上继发细菌感染。常见感染的细菌有金黄色葡萄球菌、溶血性链球菌、肺炎双球菌、卡他莫拉菌、流感杆菌等。

2. 有害气体

吸入有害气体（如氯气、氨、硫酸、硝酸、二氧化硫、一氧化氮等）及过多的生产性粉尘，可引起喉部黏膜的急性炎症。

3. 职业因素

如使用嗓音较多的教师、演员、售货员等，发声不当或用嗓过度时，发病率常较高。

4. 喉创伤

如异物或器械损伤喉部黏膜。

5. 烟酒过多、受凉、疲劳致机体抵抗力降低易诱发急性喉炎。空气湿度突然变化，室内干热也为诱因。

二、病理

初起为喉黏膜急性弥漫性充血，有多形核白细胞及淋巴细胞浸润，组织内渗出液积聚形成水肿。炎症继续发展，渗出液可变成脓性分泌物或成假膜附着。上皮若有损伤和脱落，也可形成溃疡。炎症若未得到及时控制，则有炎性细胞浸润，逐渐形成纤维变性。有时病变范围深入，甚至可达喉内肌层，也可向气管蔓延。

三、临床表现

1. 声嘶

是急性喉炎的主要症状，多突然发病，轻者发声时音质失去圆润和清亮，音调变低、变粗。重者发声嘶哑，甚至仅能耳语或完全失声。

2. 喉痛

患者喉部及气管前有轻微疼痛，发声时喉痛加重，感喉部不适、干燥、异物感。

3. 喉分泌物增多

常有咳嗽，起初干咳无痰，呈痉挛性，咳嗽时喉痛，常在夜间咳嗽加剧。稍晚则有黏脓性分泌物，因较稠厚，常不易咳出，黏附于声带表面而加重声嘶。

4. 全身症状

一般成人全身症状较轻，小儿较重。重者可有畏寒、发热、疲倦、食欲减退等症状。

5. 鼻部、咽部的炎性症状

因急性喉炎多为急性鼻炎或急性咽炎的下行感染，故常有鼻部、咽部的相应症状。

喉镜检查可见喉黏膜的表现随炎症发展于不同时期而异，其特点为双侧对称，呈弥漫性。黏膜红肿常首先出现在会厌及声带，逐渐发展至室带及声门下腔，但以声带及杓会厌襞显著。早期声带表面呈淡红色，有充血的毛细血管，逐渐变成暗红色，边缘圆钝成梭形，声门下黏膜明显红肿时，托衬于声带之下，可呈双重声带样。发声时声门闭合不全，偶见喉黏膜有散在浅表性小溃疡，黏膜下瘀斑。喉黏膜早期干燥，稍晚有黏液或黏液脓性分泌物附着于声带表面时声嘶较重，分泌物咳出后声嘶减轻。

四、诊断与鉴别诊断

根据症状及检查，可初步诊断，但应与以下疾病鉴别。

1. 喉结核

多继发于较严重的活动性肺结核或其他器官结核。病变多发生于覆有复层鳞状上皮处的喉黏膜，如喉的后部（杓间区、杓状软骨处），以及声带、室带、会厌等处。喉结核早期，喉部有刺激、灼热、干燥感等。声嘶是其主要症状，初起时轻，逐渐加重，晚期可完全失声。常有喉痛，吞咽时加重，当喉软骨膜受累时喉痛尤为剧烈。喉分泌物涂片或培养，必要时活检可明确诊断。

2. 麻疹喉炎

由麻疹病毒引起，其病情发展与麻疹病程相符。在出疹高峰伴有明显声嘶、咳嗽或犬吠样咳嗽声，随着皮疹消退迅速好转，较少发生喉梗阻。继发细菌感染引起的喉炎，往往病情较重，可能导致喉梗阻。幼儿麻疹病情较重者，大都有轻度喉炎，几乎是麻疹的症状之一。麻疹喉炎出现喉梗阻者，可按急性喉炎治疗，首先控制继发性感染，同时予糖皮质激素，如病情无改善，仍表现较重的呼吸困难，可进行气管切开术。注意有无膜性喉气管支气管炎，不可忽视下呼吸道的梗阻。

五、治疗

1. 声带休息，不发音或少发音。

2. 超声雾化吸入：早期黏膜干燥时，可加入沐舒坦等。

3. 继发细菌感染时使用广谱抗生素，充血肿胀显著者加用糖皮质激素。

4. 护理和全身支持疗法：随时调节室内温度和湿度，保持室内空气流通，多饮热水，注意大便通畅，禁烟，酒等。

六、预后

急性喉炎的预后一般良好，很少引起喉软骨膜炎、软骨坏死和喉脓肿。发生急性喉梗阻Ⅱ度时应严密观察呼吸，做好气管切开术的准备，Ⅲ度时可考虑行气管切开术。

第四节　小儿急性喉炎

小儿急性喉炎（acute laryngitis in children）是小儿以声门区为主的喉黏膜的急性炎症，常累及声门下区黏膜和黏膜下组织，多在冬春季发病，一二月份为高峰期，婴幼儿多见。发病率较成人低，但有其特殊性，尤其是易于发生呼吸困难，因为：①小儿喉腔较小，喉内黏膜松弛，肿胀时易致声门阻塞；②喉软骨柔软，黏膜与黏膜下层附着疏松，罹患炎症时肿胀较重；③喉黏膜下淋巴组织及腺体组织丰富，炎症易发生黏膜下肿胀而使喉腔变窄；④小儿咳嗽反射较差，气管及喉部分泌物不易排出；⑤小儿对感染的抵抗力及免疫力不如成人，故炎症反应较重；⑥小儿神经系统较不稳定，容易受激惹而发生喉痉挛；⑦喉痉挛除可引起喉梗阻外，又促使充血加剧，喉腔更加狭小。

一、病因与发病机制

常继发于急性鼻炎、咽炎。大多数由病毒感染引起，最易分离的是副流感病毒，占2/3。此外还有腺病毒、流感病毒、麻疹病毒等。病毒入侵之后，为继发细菌感染提供了条件。感染的细菌多为金黄色葡萄球菌、乙型链球菌、肺炎双球菌等。小儿营养不良、抵抗力低下、变应性体质、牙齿拥挤重叠，以及上呼吸道慢性病，如慢性扁桃体炎、腺样体肥大、慢性鼻炎、慢性鼻窦炎，极易诱发喉炎。

小儿急性喉炎亦可为流行性感冒、肺炎、麻疹、水痘、百日咳、猩红热等急性传染病的前驱症状。

二、病理

与成人急性喉炎不同的是病变主要发生于声门下腔，炎症向下发展可累及气管。声门下腔黏膜水肿，重者黏膜下可发生蜂窝织炎、化脓性或坏死性变。黏膜因溃疡可大面积缺损，表面有假膜形成者罕见。

三、临床表现

起病较急，多有发热、声嘶、咳嗽等。早期以喉痉挛为主，声嘶多不严重，表现为阵发性犬吠样咳嗽或呼吸困难，继之有黏稠痰液咳出，屡次发作后可能出现持续性喉梗阻症状，如哮吼性咳嗽、吸气性喘鸣。也可突然发病，小儿夜间骤然重度声嘶、频繁咳嗽、咳声较钝、吼叫。严重者，吸气时有锁骨上窝、肋间隙、胸骨上窝及上腹部显著凹陷，面色发绀或烦躁不安。呼吸变慢，约10～15次/min，晚期则呼吸浅快。如不及时治疗，进一步发展，可出现发绀、出汗、面色苍白、呼吸无力，甚至呼吸循环衰竭、昏迷、抽搐、死亡。

四、诊断

根据其病史、发病季节及特有症状和喉镜检查可初步诊断。

五、鉴别诊断

1. 气管支气管异物

起病急，多有异物吸入史。在异物吸入后，立即出现呛噎、剧烈呛咳、吸气性呼吸困难和发绀等初期症状。检查胸肺部有相应征象。

2. 小儿喉痉挛

常见于较小婴儿。吸气期喉喘鸣，声调尖而细，发作时间较短，症状可骤然消失，无声嘶。

3. 先天性喉部疾病

如先天性喉软化症等。各种喉镜检查和实验室血常规、咽喉拭子涂片或分泌物培养等检查均有助于鉴别。此外，还应注意与白喉、麻疹、水痘、百日咳、猩红热、腮腺炎的喉部表现相鉴别。

六、治疗

1. 治疗的关键是解除喉梗阻，早期可以临时使用肾上腺素类喷雾剂减轻喉水肿，及早使用有效足量的抗生素控制感染，同时给予较大剂量糖皮质激素，常用泼尼松口服，1～2 mg/（kg·d）；地塞米松肌注或静脉滴注0.2～0.4 mg/（kg·d）。

2. 给氧、解痉、化痰、保持呼吸道通畅。可用水氧、超声雾化吸入或经鼻给氧；也可雾化吸入糖皮质激素。若声门下有干痂或假膜及黏稠分泌物，经上述治疗呼吸困难不能缓解，可在直接喉镜下吸出或钳出。

3. 对危重患儿应加强监护及支持疗法，注意全身营养与水电解质平衡，保护心肺功能，避免发生急性心功能不全。

4. 安静休息，减少哭闹，降低耗氧量。

5. 重度喉梗阻或经药物治疗后喉梗阻症状未缓解者，应及时作气管切开术。

七、预防与预后

幼儿哺乳是一种重要的保护措施。防止感冒，如发生，应及时治疗。一般预后较好。

第五节　急性喉气管支气管炎

急性喉气管支气管炎（acute laryngotracheobroiichitis）为喉、气管、支气管黏膜的急性弥漫性炎症。多见于 5 岁以下儿童，2 岁左右发病率最高。男性多于女性，男性约占 70%。冬、春季发病较多，病情发展急骤，病死率较高。按其主要病理变化，分为急性阻塞性喉气管炎和急性纤维蛋白性喉气管支气管炎，二者之间的过渡形式较为常见。

一、急性阻塞性喉气管炎

急性阻塞性喉气管炎（acute obstructive laryngotracheitis），又名假性哮吼（pseudocroup），流感性哮吼，传染性急性喉气管支气管炎。

（一）病因

病因尚不清楚，有以下几种学说：

1. 感染

病毒感染是最主要的病因。本病多发生于流感流行期，故许多学者认为与流感病毒有关，与甲型、乙型和亚洲甲型流感病毒以及 V 型腺病毒关系较密切。除流感外，本病也可发生于麻疹、猩红热、百日咳及天花流行之时。病变的继续发展，与继发性细菌感染有密切关系。常见细菌为溶血性链球菌、金黄色葡萄球菌、肺炎双球菌、嗜血流感杆菌等。

2. 气候变化

本病多发生于干冷季节，尤其是气候发生突变时；故有些学者认为与气候变化有关。因呼吸道纤毛的运动和肺泡的气体交换均需在一定的湿度和温度下进行，干冷空气不利于保持喉气管和支气管正常生理功能，易罹患呼吸道感染。

3. 胃食管咽反流

胃食管咽胃酸反流也是常见的病因。检测全时相咽部 pH 常低于 6。

4. 局部抵抗力降低

呼吸道异物取出术、支气管镜检查术以及呼吸道腐蚀伤后也易发生急性喉气管支气管炎。

5. 体质状况

体质较差者，如患有胸肺疾病（如肺门或气管旁淋巴结肿大），即所谓渗出性淋巴性体质的儿童易患本病。

6. C1– 酯酶抑制剂（C1–INH）

缺乏或功能缺陷，为染色体显性遗传性疾病。

（二）病理

本病炎症常开始于声门下区的疏松组织，由此向下呼吸道发展。自声带起始，喉、气管、支气管黏膜呈急性弥漫性充血、肿胀，重症病例黏膜上皮糜烂，或大面积脱落而形成溃疡。黏膜下层发生蜂窝织炎性或坏死性变。初起时分泌物为浆液性，量多，以后转为黏液性、黏脓性甚至脓性，有时为血性，由稀变稠，如糊状或黏胶状，极难咳出或吸出。

基于小儿喉部及下呼吸道的解剖学特点，当喉、气管及支气管同时罹病时，症状较成人更为严重。气管的直径在新生儿为 4 ～ 5.5 mm（成人为 15 ～ 20 mm），幼儿每公斤体重的呼吸区面积仅为成人的 1/3，当气管、支气管黏膜稍有肿胀，管腔为炎性渗出物或肿胀的黏膜所阻塞时，即可发生严重的呼吸困难。

（三）临床表现

一般将其分为三型。

1. 轻型

多为喉气管黏膜的一般炎性水肿性病变。起病较缓，常在夜间熟睡中突然惊醒，出现吸气性呼吸困难及喘鸣，伴有发绀、烦躁不安等喉痉挛症状，经安慰或拍背等一般处理后，症状逐渐消失，每至夜间又再发。此型若及时治疗，易获痊愈。

2. 重型

可由轻型发展而来，也可以起病为重型，表现为高热，咳嗽不畅，有时如犬吠声，声音稍嘶哑，持续性渐进的吸气性呼吸困难及喘鸣，可出现发绀。病变向下发展，呼吸困难及喘鸣逐渐呈现为吸气与呼气均困难的混合型呼吸困难及喘鸣。呼吸由深慢渐至浅快。病儿因缺氧烦躁不安。病情发展，可出现明显全身中毒症状及循环系统受损症状，肺部并发症也多见。

3. 暴发型

少见，发展极快，除呼吸困难外，早期出现中毒症状，如面色灰白、咳嗽反射消失、失水、虚脱以及呼吸循环衰竭或中枢神经系统症状，可于数小时或一日内死亡：

局部纤维喉镜或纤维支气管镜检查，可见自声门以下，黏膜弥漫性充血、肿胀，以声门下腔最明显，正常的气管软骨环显示不清楚，气管支气管内可见黏稠分泌物。喉内镜检查不仅可使呼吸困难加重，还有反射性引起呼吸心搏骤停的危险，因此，最好在诊断确有困难并做好抢救准备时使用。对反复发作的急性喉气管炎可行 pH 计监测胃食管咽反流。肺部 X 线片或 CT 扫描有时可见因下呼吸道阻塞引起的肺不张或肺气肿，易误诊为支气管肺炎。

（四）诊断和鉴别诊断

根据上述症状，尤其当患儿高热后又出现喉梗阻症状，结合检查可明确诊断。须与气管支气管异物、急性细支气管炎、支气管哮喘、百日咳、流行性腮腺炎、猩红热等相鉴别，与白喉、急性感染性会厌炎的鉴别参见（表10-1）。

表10-1　急性喉气管支气管炎与急性会厌炎和咽白喉的鉴别

	急性喉气管支气管炎	急性感染性会厌炎	白喉
发病率	较常见	稀少	非常稀少
发病年龄	6个月~3岁	2~6岁	6月~10岁
起病	较急，1~2天	突然，6~12小时	较缓，2~4天
病因	病毒，尤其是副流感病毒Ⅰ型	B型嗜血流感杆菌	白喉杆菌
病理	声门下肿胀为主，黏稠的渗出物阻塞气管树	声门上区严重肿胀可发生菌血症	喉假膜形成可发生毒血症
发热	中度发热	高热	发热不明显
临床主要特点	慢性进行上呼吸道梗阻、喉鸣、哮吼性咳嗽	严重的喉痛、吞咽困难声音低沉、迅速进行性喉梗阻	慢性发作性头痛、喉痛、哮吼性咳嗽、声嘶、喘鸣
预后	如果呼吸能维持数天内可自行消退	如不及时建立人工气道可发生严重的呼吸循环衰竭	可发生窒息、中毒性心肌炎循环衰竭

（五）治疗

对轻型者，治疗同小儿急性喉炎，但须密切观察。对重症病例，治疗重点为保持呼吸道通畅。

1. 给氧、解痉、化痰、解除呼吸道阻塞，对喉梗阻或下呼吸道阻塞严重者须行气管切开术，并通过气管切开口滴药及吸引，清除下呼吸道黏稠的分泌物。中毒症状明显者，须考虑早行气管切开术。

2. 立即静滴足量敏感的抗生素及糖皮质激素。开始剂量宜大，呼吸困难改善后逐渐减量，至症状消失后停药。

3. 抗病毒治疗。

4. 室内保持一定湿度和温度（湿度 70% 以上，温度 18 ~ 20℃为宜）。

5. 忌用呼吸中枢抑制剂（如吗啡）和阿托品类药物，以免分泌物更干燥，加重呼吸道阻塞。

6. 胃食管咽反流在新生儿和婴幼儿时期是一种生理现象，出生 1 年后随括约肌功能及胃 – 食管角的发育成熟，食物由稀变稠而逐渐消退。治疗措施有：①睡眠时可抬高床头，减少胃酸反流；②低脂饮食，避免睡前进食；③必要时加用降低壁细胞酸分泌的药物、H_2受体阻滞剂（西咪替丁）、质子泵抑制剂（奥美拉唑）、胃肠蠕动促进剂（西沙必利）；④重者甚至可手术治疗。

二、急性纤维蛋白性喉气管支气管炎

急性纤维蛋白性喉气管支气管炎（acute fibrinous laryngotracheobronchitis），也称纤维蛋白样 – 出血性气管支气管炎，纤维蛋白性化脓性气管支气管炎，流感性（或恶性，超急性）纤维蛋白性喉气管支气管炎，急性膜性喉气管支气管炎，急性假膜性坏死性喉气管支气管炎等。多见于幼儿，与急性阻塞性喉气管炎虽同为喉以下呼吸道的化脓性感染，但病情更为险恶，病死率很高。

（一）病因

1. 阻塞性喉气管炎的进一步发展。

2. 流感病毒感染后继发细菌感染。

3. 其他：创伤、异物致局部抵抗力下降，长时间气管内插管，呼吸道烧伤后等。

（二）病理

与急性阻塞性喉气管炎相似，但病变更深。主要特点是喉、气管、支气管内有大块或筒状痂皮、黏液脓栓和假膜。呼吸道黏膜有严重炎性病变，但无水肿，黏膜层及黏膜下层大片脱落或深度溃疡，甚至软骨暴露或发生软化。因黏膜损伤严重，自组织中溢出的血浆、纤维蛋白与细胞成分凝聚成干痂及假膜，大多易于剥离。

（三）症状

类似急性阻塞性喉气管炎，但发病更急，呼吸困难及全身中毒症状更为明显。

1. 突发严重的混合性呼吸困难。呼吸时呈干性阻塞性噪响，可伴有严重的双重性喘鸣。咳嗽有痰声，但痰液无法咳出。如假膜脱落，可出现阵发性呼吸困难加重，气管内有异物拍击声，哭闹时加剧。

2. 高热，烦躁不安，面色发绀或灰白，可迅速出现循环衰竭或中枢神经系统症状，如抽搐、惊厥、呕吐。发生酸中毒及水电解质失衡者也多见。

（四）检查及诊断

检查参见急性阻塞性喉气管炎，常有混合性呼吸困难，胸骨上窝、肋间隙、上腹部等处有吸气性凹陷，伴以锁骨上窝处呼气性膨出。呼吸音减弱或有笛音，甚至可闻及异物拍击声。用力可咳出大量黏稠的纤维蛋白性脓痰及痂皮，咳出后呼吸困难可明显改善。如行支气管镜检查，可见杓状软骨间切迹、气管及支气管内有硬性痂皮及假膜。结合症状可确定诊断。

（五）治疗

同急性阻塞性喉气管炎，应及早进行血氧饱和度监测和心电监护。较严重者，需行气管切开术，术后通过气管套管口滴药消炎稀释，必要时需反复施行支气管镜检查，将痂皮及假膜钳出和吸出，以缓解呼吸困难。

（六）并发症

常见的并发症为败血症或菌血症，其次是心包炎、弥漫性支气管肺炎、脑膜炎、脑炎等。

（七）预后

一般预后良好，如并发麻疹和支气管肺炎者预后较差。

第十一章

颈部包块

第一节 甲状舌管囊肿及瘘

一、概述

甲状舌管囊肿（thyroglossal cyst）是指在胚胎早期甲状腺发育过程中甲状舌管退化不全、不消失而在颈部遗留形成的先天性囊肿。囊肿内常有上皮分泌物聚积，囊肿可通过舌盲孔与口腔相通，而继发感染囊肿可破溃形成甲状舌管瘘（thyroglossal fistula）。该病约占颈部先天性异常的 70%，男性多于女性，男女发病率约为 2：1，一半以上小于 20 岁，60 岁以上的患者占 0.6% ~ 5%。该病极少发生癌变。

二、临床表现及诊断

1. 临床表现

本病以男性居多，好发于儿童和青少年，约 50% 的病例发生于 20 岁之前。绝大多数患者可见颈前肿物，可发生于颈正中线自舌盲孔至胸骨切迹间的任何部位，但以舌骨上、下部位为最常见。囊肿生长缓慢呈圆形可伴有颈部胀痛吞咽不适、咽部异物感等局部症状。合并感染者可表现为痛性包块或脓肿，若已形成瘘者，可见窦道，窦道中有黏液或脓性分泌物流出感染明显者可伴有发热、疲乏等全身症状。

2. 检查及诊断

体检时在颈部中线附近可触及肿块，质地软，圆形或椭圆形，表面光滑，边界清楚，与表面皮肤及周围组织无粘连，有弹性或波动感。位于舌骨以下的囊肿，舌骨体与囊肿之间可触及坚韧的索条与舌骨体粘连可随伸舌运动上下移动。

患者颈中线舌骨上下方肿块均应考虑本病。应详细询问病史、体检、甲状腺扫描、肿物超声波、细针穿刺可抽出清亮液体，病理检查可见大量脱落上皮细胞，均有助于确诊。注意与颏下慢性淋巴结炎和淋巴结核、异位甲状腺、副胸腺、皮样囊肿、甲状腺腺瘤、唇裂囊肿、其他颈部肿块（如甲状腺锥状叶、囊状水瘤、脂肪瘤、皮脂腺囊肿、舌下囊肿、喉含气囊肿、甲状旁腺囊肿和畸胎瘤等）鉴别。

三、治疗

由于甲状舌管囊肿经常合并感染，并易于成瘘，且甲状舌管瘘可长年迁延不愈。故本病一经确诊，多主张尽快手术治疗。

Sistrunk 手术如下。

1. 手术时机

颈部甲状舌管囊肿无感染者，1 岁以上手术比较安全，如有感染趋势者，应尽早手术；舌根部囊肿其发病率虽然只占本病的 1% ~ 2%，因影响呼吸道通畅或有吞咽困难，手术不受年龄限制，应尽早行 Sistrunk 手术；颈部感染者待炎症消退 2 ~ 3 个月后行 Sistrunk 手术。

2. 手术范围

切除范围包括囊肿、瘘管、舌骨中部以及舌盲孔周围部分组织。

3. 操作要点

除儿童用全麻外，成人可选局部麻醉。剥离囊肿时应注意其底部及后上极，切勿遗留管状物，应行带部分肌肉的整块切除。解剖到舌骨时，可将囊肿与舌骨粘连部显露清楚，用骨剪于囊肿附着之两侧剪断舌骨，剪除舌骨约 1 cm，这是手术成功的关键。剪断舌骨后，解剖到舌盲孔连同周围部分组织做柱状切除。术中勿暴力牵拉以免囊壁或瘘管及其分支断裂致部分残留。对甲状舌管瘘手术开始时，可自瘘管内注入 1% 亚甲蓝，以协助识别。瘘管行径较长时，酌情采用"阶梯式"平行切口。甲状舌管瘘或已有继发感染者，术后酌情应用抗生素。

4. 术后复发率

正确的 Sistrunk 手术后，复发率为 3% ~ 5%，多数在术后 1 年之内复发。再次手术难度明显增大。因此必须尽可能提高首次手术的成功率。

常见复发原因：囊肿或瘘管继发感染后，行 Sistrunk 手术时，由于解剖结构不清楚，没有彻底切除甲状舌管，尤其是舌骨中段以上的管状组织块的残留易引起复发，故感染后手术者复发率比较高，约为 7%；舌骨前面两侧残留侧支腺体呼吸道上皮细胞细小囊肿或其侧支与舌内唾液腺相通；甲状舌管囊肿或瘘管偏离颈中线未完全切除，也可能同时有鳃裂囊肿组织并存；甲状舌管与甲状腺粘连，甚至深入甲状腺内以致甲状舌管组织未彻底切除。

第二节　咽旁间隙肿瘤

一、概述

咽旁间隙内有丰富的淋巴组织收纳鼻腔后部、鼻旁窦、鼻咽、口咽、口腔的淋巴回流，与下咽、喉及甲状腺的淋巴也有一定联系。发生于此部位或发生于邻近组织而后侵入咽旁间隙的肿瘤称为咽旁间隙肿瘤（tumors in parapharyngeal space）。因咽旁间隙解剖部位较深，肿瘤早期多无明显症状。其中以良性肿瘤为主，恶性肿瘤较少。

二、临床表现及诊断

1. 临床表现

（1）症状：早期症状不明显，主要与肿瘤的部位、性质、生长速度有关。一般可分为邻近器官受累症状和神经症状两类。

①邻近器官受累症状：a. 咽部不适或异物感；b. 肿瘤较大时，可出现吞咽困难、发声不清或闭塞性鼻音；c. 肿瘤累及喉部可引起喉源性呼吸困难；d. 肿瘤压迫咽鼓管咽口时可出现耳鸣、耳聋和耳闷；e. 翼内外肌受累时出现张口困难；f. 其他：可出现颈部运动障碍和颈动脉移位。②神经症状：a. 颈痛、咽痛、耳痛是肿瘤压迫牵拉神经所致，较为少见；b. 声音嘶哑为迷走神经受累所致；c. 舌下神经受累时常出现舌半侧麻痹；d. 颈交感神经麻痹综合征为颈交感神经受累所致。

（2）检查

①口颈双触诊法：注意观察咽侧壁、颈部、下颌下三角区或腮腺区有无局部隆起及有无脑神经受累症状，一般采用口颈双触诊法。

②彩色多普勒超声：可确定腮腺有无占位性病变，对囊性、血管性和实质性肿瘤进行辨别。

③X 射线片检查：拍摄颏顶位、颅底位和颈静脉孔位，了解咽旁间隙肿瘤及周围骨质的破坏情况。经动脉造影和颈静脉逆行造影，可了解大血管移位及肿瘤血管分布情况。

④CT 或 MRI：能明确显示肿瘤的范围，以及肿瘤与周围组织的关系，如嚼肌、翼内肌、胸锁乳突肌、咽旁间隙是否受累。能区分腮腺深叶肿瘤和咽旁肿瘤，能判断周围骨质的破坏情况，对于典型良性肿瘤

和恶性肿瘤可以鉴别，对于低度恶性或发育较慢的恶性肿瘤则难以区分。

2. 诊断及鉴别诊断

根据症状、体征并结合彩色多普勒超声、X 射线检查、CT 或 MRI 检查多能作出诊断。由于咽旁间隙肿瘤位置较深且有大血管，活检时不易取得肿瘤组织，并有损伤大血管的可能，故一般不做活检。穿刺活检对肿瘤性质有一定的作用，但是要注意获取组织较少，不能由于涂片未见肿瘤组织而否定肿瘤的存在。

三、治疗

1. 良性肿瘤

肿瘤常有包膜，一般采用手术治疗，手术径路有经口、颈侧 2 种方法。根据肿瘤的性质、位置及肿瘤的大小来决定具体采用何种方法，对于靠近咽壁、边界清楚、较小的肿瘤则采用经口径路，而对于较大且位置较深的肿瘤则采用颈侧进路，有时也可采用两者联合进路。

2. 恶性肿瘤

由于没有完整的包膜而且位置较深，手术不易彻底清除，一般采用手术和放疗的联合治疗。

第三节　颈动脉体瘤

一、概述

颈动脉体瘤（carotid body tumor，CBT）发生在颈总动脉分叉处的一种化学感受器肿瘤，属良性肿瘤，生长缓慢，少数可发生恶变。无年龄及性别差异，女性稍多于男性，以 30 ~ 50 岁为主。颈动脉体位于颈总动脉分叉处后方，借结缔组织连于动脉壁上，大小不一，平均直径约 3.5 mm，扁椭圆形或不规则形粉红色组织，为人体内最大的副神经节，反射性引起呼吸加快、加深。颈动脉体发生瘤变后，肿瘤为棕红色，呈圆形或椭圆形，有完整包膜。

shambling 分型：Ⅰ型肿瘤未包绕血管，易于切除，此类肿瘤多小于 5 cm，并不使颈动脉分歧部增宽；Ⅱ型：肿瘤与血管壁紧密但未包绕血管壁；Ⅲ型指肿瘤位于血管壁内并包绕血管壁。后 2 型瘤体直径通常大于 5 cm 并使血管分歧部增宽。

二、临床表现及诊断

1. 临床表现

颈部无痛性肿块，位于颈动脉三角区，生长缓慢，病史长达数年或数十年，发生恶变者，短期内肿块迅速生长。肿块较小时，一般无症状，或仅有轻度局部压迫感，肿块较大者可压迫邻近器官脊神经，出现声嘶，吞咽困难，舌肌萎缩，伸舌偏斜，呼吸困难及 Horner 综合征。检查时一般可发现颈动脉体瘤的 3 个较主要体征：①肿瘤位于颈动脉三角区内；②颈动脉向浅表移位；③颈内外动脉分离。但有部分患者主要体征并不完全具备，当肿瘤固定在颈动脉分叉处并包裹颈动脉生长时，肿瘤随脉搏跳动的弥漫搏动度很大，然颈动脉不向浅表移位，也无颈内外动脉分离现象。颈部出现肿块时，一般较硬，因肿瘤与颈总动脉分叉处紧密相连，所以肿瘤能左右移动而不能上下移动，常有明显的传导性搏动，有时可听到杂音或摸到。

2. 诊断

为明确颈部肿块的原因及其性质，诊断时应注意以下各点。

（1）详细询问病史：包括年龄、性别、病程长短、症状轻重、治疗效果，以及有无鼻、咽、喉、口腔等器官受累的临床表现，或发热、消瘦等全身症状。

（2）临床检查：首先注意观察两侧颈部是否对称，有无局部肿胀，瘘管形成等现象，然后进行颈部扪诊。检查时受检者头略低，并倾向病侧，使颈部肌肉松弛，便于肿块之扪摸。检查时注意肿块的部位、大小、质地、活动度、有无压痛或搏动，并应两侧对照比较。如前所述，成人颈部肿块应考虑转移性恶性肿瘤可能，因此，应常规检查耳鼻咽喉、口腔等处，以便了解鼻咽、喉等处有无原发病灶。必要时可做鼻内窥镜或纤维鼻咽喉镜检查。

（3）影像学检查：颈部 CT 扫描除可了解肿瘤部位、范围外，并有助于明确肿块与颈动脉、颈内静脉等重要结构的关系，为手术治疗提供重要参考依据，但较小的肿块，常不能显影；为查找原发病灶，可酌情做鼻旁窦、鼻咽和喉侧位等 X 射线拍片检查。对于颈部鳃裂瘘管或甲状舌管瘘管，可行碘油造影 X 射线拍片检查，以了解瘘管走向和范围。

（4）病理学检查

①穿刺活检法：以细针刺入肿块，将用力抽吸后取得的组织，进行细胞病理学检查。适用于多数颈部肿块者，但其取得的组织较少，检查阴性时，应结合临床做进一步检查。

②切开活检法：应慎用。一般仅限于经多次检查仍未能明确诊断时。手术时应将单个淋巴结完整取出，以防病变扩散。疑为结核性颈淋巴结炎时，切开活检后有导致伤口经久不愈的可能，应注意预防。对于临床诊断为涎腺来源或神经源性良性肿瘤者，由于肿瘤位置较深，术前切开活检有时不易取得阳性结果，却有使肿瘤与周围组织粘连，增加手术困难之弊端，故一般于手术摘除肿瘤后再送病理检查。

本病应与颈动脉瘤、神经鞘膜瘤、鳃裂囊肿、颈淋巴结核、颈淋巴结转移癌、腮腺混合瘤等鉴别。

三、治疗

目前颈动脉体瘤的发病原因及机制尚不清楚，对其生物学行为也有较多的争论。肿瘤生长缓慢，但从未停止，并可发生癌变，肿瘤向咽部生长可出现呼吸困难，向上生长至颅底可侵犯脑神经甚至进入颅内，如果不治疗，死亡率可高达 30%。治疗方法包括外科手术、放射治疗及栓塞治疗。深度 X 照射有时可使肿瘤体积缩小，但不能根除，所以手术切除为主要的治疗方法。

手术可采用下颌角后沿胸锁乳突肌前缘切口，视肿瘤大小适当延伸，逐层解剖暴露瘤体及颈总、颈内、颈外动脉，尽可能将颈内静脉、迷走神经、舌下神经、副神经等游离牵开保护，颈总动脉近心端及颈内、外动脉远端各置一根以备应激阻断用，此后根据瘤体与颈动脉的关系选择下述不同的方式进行手术。

1. 单纯肿瘤剥离术

肿瘤一般有完整的包膜，而且不侵犯血管中层，在肿瘤包膜与动脉之间有分离面，也称白线，沿此白线分离是手术中最重要的步骤。

2. 肿瘤切除、颈外动脉结扎术

颈动脉体有一纤维包膜经 Mayer 韧带与颈动脉分叉相连，由于这一解剖热点，瘤体下端较易分离，颈内动脉后外侧一般受瘤组织包裹较晚，而颈外动脉多数包裹紧密，这一现象可能与瘤体血供大多来自颈外动脉有关。沿颈内动脉未包裹处从"白线"将肿瘤剥离出来，颈外动脉即可连同瘤体一起切除。

3. 肿瘤切除、颈内外动脉结扎、颈总动脉与颈内动脉端端吻合术

颈内动脉分离时破坏较严重不易单纯缝合，而只需切除较短的一段时，颈总动脉与颈内动脉远端直接端端吻合。

4. 肿瘤与颈总动脉一并切除术

适用于肿瘤与颈总动脉难以分离者。急性颈总动脉结扎者死亡率在 30% ~ 50%，单纯颈内动脉结扎死亡率更高，如果能将颈内动脉和颈总动脉两断端吻合，可通过侧支循环使对侧颈外动脉的血液流入颈内动脉，并可减少术后并发症及降低死亡率。在进行颈总动脉切除术前，必须进行颈部压迫训练半个月以上，其目的是促使大脑 Willis 环前后交通动脉开放，使患侧能代偿性供血。

5. 术后注意事项

①术后出现声嘶、呛咳者，可能是迷走神经损伤，应密切观察患者呼吸，随时吸出难以吸出的痰液，必要时行气管切开术，因喉上神经麻痹，患者呛咳，进食困难，术后应给予鼻饲；②颈总动脉结扎术后并发症多，术后应严密观察呼吸、脉搏体温、血压、心率等生命体征，并密切注意患者的神智及肌力改变，同时给氧，并且绝对卧床休息一周。

6. 手术并发症

（1）脑神经损伤：常见受损脑神经为迷走神经、舌下神经、颈交感神经和舌咽神经。

（2）偏瘫：随着血管外科技术的进步及颈总动脉阻断的耐受性的预测方法的发展，此并发症已明显减少。

（3）手术死亡：手术死亡率为 5% ~ 13%。

第四节　颈部转移

一、概述

颈部恶性肿瘤中，转移癌最多见。颈部转移癌的发生与原发灶部位密切相关，并且有一定的规律可循。临床上可以从转移淋巴结部位循淋巴引流途径去寻找原发灶，也可以由原发灶去寻找可能发生的淋巴结转移癌。

1. 头颈部的颈淋巴结转移规律

鼻咽癌颈淋巴结转移率较高，可达90%左右，多先转移到同侧乳突尖下方和二腹肌后腹之间的淋巴结，然后再向颈内静脉淋巴结链扩展。鼻腔、鼻旁窦、口咽、口腔癌则多发生同侧颌下区淋巴结转移，然后再向颈内静脉上区淋巴结蔓延，渐可波及颈内静脉中下组乃至锁骨上淋巴结。喉癌声门上型者发生颈转移的机会较多，一般为 30% ~ 70%。先发生颈内静脉上区淋巴结转移，然后再向中区、下区蔓延，也有同时发生双侧颈转移者。涎腺癌因发生部位、病理类型不同，转移率的差别较大。颌下腺癌则颈内静脉中区、下区和气管食管旁淋巴结，也可蔓延至上区，少有颌下区转移。

2. 锁骨下器官癌的颈部淋巴结转移

锁骨下器官的淋巴汇流在两侧锁骨上区，右胸及右上肢的大部分淋巴液引流至右锁骨上，其他部位诸如左肺、食管、胃、肠、前列腺等部位恶性肿瘤均可转移至左锁骨上窝淋巴结，但也可发生双侧锁骨上区转移，乳腺癌在多转移至同侧锁骨上淋巴结。

3. 原发部位不明的颈淋巴结转移癌

发生率在 3.3% ~ 17.2%，一般不超过 20%，以低分化鳞癌和腺癌居多。一般上中颈部转移性鳞癌多来自鼻腔、扁桃体、舌根、下咽等部位，而腺癌则多来自涎腺，颈中下者多来自甲状腺。颈下部及锁骨上窝的鳞癌转移多来自肺、食管，而腺癌则多来自胃、胰腺、肾等处。

二、临床表现及诊断

1. 临床表现

颈部转移癌主要表现为颈淋巴结肿大，最先出现于原发灶引流区内。初起淋巴结较小、无痛、质较硬、可活动，继而淋巴结数目增多、变大、相互粘连融合成团，与周围组织粘连固定。局部可有胀痛、压迫感，并相继出现周围气管、组织、神经系统受压迫症状。肿块可液化、坏死，若皮肤受累可发生破溃、流脓并继发感染。

2. 诊断

40 岁以上的患者颈部出现肿大淋巴结，应经过详细检查排除肿瘤后，再次进行消炎治疗。①详细询问病史，以便提供相应原发灶线索；②仔细认真地进行体格检查，详细检查淋巴结状态及其可能来源的原发灶部位如鼻咽、扁桃体、舌根、喉、下咽、甲状腺等；③其他辅助检查，如肿物超声波、CT、MRI等均可提供重要信息；④可行细针穿刺细胞学检查，准确率可达 70% ~ 90%，细胞学检查不能确诊者，再做切取活检，可明确淋巴结性质，并提供原发灶的可能部位。

颈部转移癌与颈淋巴结核的鉴别诊断尤其重要，但比较困难。颈淋巴结核多发生在青年或中老年女性，肿块多发生在锁骨上区或颈外侧区，表现为多个淋巴结肿大，相互粘连及融合，较大时则发生干酪化、液化，触之有波动感。如果继发感染则皮肤潮红，触之疼痛。肺部可有或无结核灶，可有全身中毒症状。应行穿刺或切取活检明确诊断。

三、治疗

头颈部器官癌发生颈淋巴结转移时，应按有关疾病治疗原则进行。锁骨下脏器发生锁骨上转移者皆为晚期，一般不适于行较大的根治性手术，可进行姑息性放疗或化疗。

1. 一般治疗原则

（1）颈内静脉上区鳞状细胞癌尤其低分化癌转移：应考虑为原发鼻咽部的隐匿癌，按鼻咽癌进行根治性放疗。

（2）颈内静脉中及下区较低分化的鳞状细胞癌转移：可考虑为舌根或梨状窝隐匿癌，行包括该区的根治性放疗；孤立的高分化鳞状细胞癌转移，宜行颈淋巴结清除术。必要时，合并前述治疗。孤立的转移性腺癌或恶性黑色素瘤，均可考虑颈淋巴结清除术合并化疗。

（3）锁骨上淋巴结转移癌：根据病理类型，考虑采用适当化疗或放疗。原发灶不明的颈内静脉区转移癌，特别是颈中及上区转移癌经上述治疗后，有 20% ~ 50% 的患者可获 3 年生存率，少数 5 年以上生存。转移性鳞状细胞癌治疗效果较好，腺癌甚差，尤其锁骨上转移性腺癌，极少长期控制。

2. 颈淋巴结清扫术

（1）适应证：口腔颌面部某些恶性肿瘤，临床出现淋巴结转移而原发病灶已被控制或可以彻底切除者；口腔颌面部某些恶性程度较高或易于发生转移的恶性肿瘤，虽临床尚未发现可疑的淋巴结转移，仍应考虑此手术；已证实颈部为转移癌，但未发现原发灶，颈部转移灶迅速扩大者。

（2）禁忌证：原发灶不能切净，也不能用其他治疗方法控制者；已发生远处转移或转移灶已侵及颅底者；转移灶与颈部主要器官已有粘连，或全身衰弱年老患者，或颈浅淋巴结、锁骨上淋巴结已有转移者，此手术应慎重考虑。

3. 放射治疗

对原发不明的颈部转移癌，中国医学科学院肿瘤医院采取的治疗原则是：颈部转移性低分化癌和未分化癌首选放疗，N_1 期分化好的鳞癌，首选手术或放疗（残存灶应行挽救性颈清扫）均可，无手术指征的晚期病例和拒绝手术治疗的部分病例单纯放疗也可达到姑息性治疗的目的。对于同侧固定的巨大淋巴结或双侧转移固定的淋巴结，应首先考虑术前放疗，如有残存灶可行挽救性手术。N_2 及 N_3 期鳞癌，首选手术治疗，腺癌以手术治疗为主；锁骨上转移性淋巴结首选单纯放疗，如有残存可行挽救性手术。

第五节　颈段食管癌

一、概述

根据 UICC 划分，从环状软骨下缘至胸骨切迹这一段食管为颈段食管，颈段食管癌（carcinoma of the cervical esophagus）发病率占整个食管癌的 5.9% ~ 10%，颈段食管癌中绝大多数（95% 以上）为鳞状细胞癌，此外尚有腺癌和未分化癌等。颈段食管癌的壁内扩散特点与胸段食管癌相同，癌细胞在向四周蔓延的同时常向深部浸润，手术标本中绝大多数病例癌组织已侵犯肌层或浸透肌层达纤维膜。癌细胞常沿固有膜或黏膜下层淋巴管扩散，主体癌灶旁常存在互不连接的底层细胞癌变点（原位癌），有时早期癌变点可距主体癌灶较远。颈段食管癌常向上侵犯扩展至下咽进而侵犯喉。癌灶向前侵犯则扩展至气管后壁，向后侵犯则扩展至椎前筋骨或肌肉，向外侵犯则扩展至喉返神经和甲状腺，较晚期病例尚可侵犯颈总动脉近端。颈段食管癌沿淋巴管首先转移至气管食管旁淋巴结（包括食管后），进而转移至颈内静脉链、上纵隔。作者统计，手术标本的病理检查发现 30% 左右伴有区域淋巴结转移。

二、临床表现及诊断

1. 临床特点

①发病年龄：50 ~ 60 岁为发病高峰年龄段（约占 40%），60 ~ 90 岁次之（约占 25%）；②进食滞

留感或轻度哽噎感：当病变局限在黏膜层或浅肌层时，仅有食物通过缓慢或滞留感或轻度哽噎感，这些早期症状常被患者忽视；③进行性吞咽困难：随着病变发展，破坏肌层，侵犯全周，发噎症状日趋严重，由开始不能进普食，进而进半流或流质都难以咽下，因唾液不能经过食管进入胃而致呕吐黏液，有时误入气道而发生呛咳；④声音嘶哑：当肿瘤向外侵犯喉返神经，出现声音嘶哑；⑤体重下降：严重的进食困难常导致体重明显下降，甚至出现脱水或营养不良。

2. 检查及诊断

患者有以上症状时应行下列检查。①间接喉镜检查：了解有无声带固定，下咽是否受侵；②颈部检查：当肿瘤外侵明显时，气管旁（尤其是左侧）可触及肿块，触诊甲状腺有无受侵，检查颈部有无肿大淋巴结；③X射线钡餐造影：早期X射线征象为黏膜皱褶增粗、迂曲、小充盈缺损、小溃疡龛影，中晚期病变X射线征象为管腔狭窄、充盈缺损、管壁蠕动消失、黏膜紊乱或溃疡龛影；④颈部侧位X射线片：颈段食管癌可观察该部位椎前软组织明显增厚影，将气管推向前或气管后壁向前隆起，气管前后径变短；⑤颈部及上纵隔CT及MRI检查：可以了解肿瘤外侵范围，气管食道旁及上纵隔有无淋巴结转移；⑥纤维光导食管镜检查：了解肿瘤上界的位置，下咽是否受侵及侵犯范围，同时可咬取瘤组织送病理诊断；⑦光导纤维喉镜或气管镜检查：了解气管膜样部是否受侵及受侵的部位和范围；⑧食管脱落细胞学检查：简便易行，假阳性率小于1%，假阴性率10%左右。

三、治疗

自Czerny于1877年首次外科治疗颈段食管癌至今已有100多年历史，但外科手术治疗颈段食管癌仍不普及，由于多数患者就诊时病变较广，手术需处理下咽、喉、气管和上纵隔，以致增加手术复杂性，手术并发症多，手术死亡率较高，所以绝大多数医院多采用单纯放疗，但单纯放疗后5年生存率仅为10% ~ 18%。根据殷蔚伯等分析，局部复发占36.6%，致相当多的患者进食困难未得到解决。外科手术虽能解决进食困难及延长生存时间，但5年生存率仍较低（10% ~ 25%），近20多年来，手术加计划性术前或术后放疗的综合治疗逐渐受到重视，治疗结果有了较大的改善，Kakegawa报道综合治疗64例颈段食管癌，5年生存率为30%，中国医学科学院肿瘤医院手术加术前或术后放疗27例，其5年生存率为52.9%，所以除了I期（肿瘤只侵及黏膜固有层或黏膜下，无区域淋巴结转移）或伴有严重心肺功能不全或年迈体弱不能耐受手术者可行单纯放疗外，其余病例均应首选手术加放射的综合治疗。

1. 综合治疗（手术加放射原则）

适用于无手术禁忌证的II、III期病例，放射野除原发灶外，还应包括下咽以及双颈上纵隔淋巴引流区，术前放射剂量应达50 Gy左右（5周完成），放疗结束后，休息3 ~ 4周行手术治疗，若为术后治疗，手术结束后4周左右开始放射，放射剂量应达60 Gy左右（6周完成）。

2. 外科手术治疗

（1）术前准备：严重吞咽困难的患者常导致脱水、水及电解质紊乱、贫血、营养不良，应根据化验结果纠正水及电解质紊乱，对营养不良低蛋白血症术前必须予以改善，力争插入鼻饲管，经鼻饲管喂以富含营养的混合奶，对不能插入鼻饲管的患者，应争取行锁骨下静脉穿刺，给静脉高营养治疗；对患有慢性支气管炎或患有肺部疾病史的患者应行肺功能测定，临床最有价值的是第一秒末努力呼气量（FEV_1），理想值是超过估计的75%，此种患者适于手术，低于75%，高于50%时需慎重考虑，如低于50%则一般为手术禁忌；对拟行胃代食管的病例术前应了解有无严重胃溃疡病史，对拟行结肠代食管的病例术前应了解有无结肠病史，必要时应行钡灌肠结肠造影。

（2）全喉全下咽颈段食管切除术：适用于病变位于食管入口处，向上侵犯下咽，病变位置较高，距肿瘤下界3 ~ 5 cm切除食管后仍可经颈部行皮瓣或游离空肠同食管断端吻合的病例。该手术将喉（一端气管）、下咽全周、近段食管或一侧甲状腺整块切除，术中注意清除气管食管旁淋巴结直至主动脉弓上方。

（3）全喉全下咽全食管切除术：多数颈段食管癌患者就诊时病变较晚，该手术是治疗颈段食管癌最常用手术之一。此术的适应证一颈段食管癌灶下界距胸骨切迹水平较近或在该水平以下，同时上界已侵及下咽或肿瘤已侵犯气管膜样部。

（4）部分下咽全食管切除术（留喉）：该手术主要适用于颈段食管癌的上界在食管入口的附近，气管及喉返神经未受侵的病例。该手术是将食管和下咽整块切除，将上提之结肠（因为胃常因胃内容反流造成严重的吸入性肺炎，所以环后吻合病例应选用结肠）在环后同下咽吻合。此手术步骤为经口腔气管插管全麻，患者仰卧位，颈部和腹部2组医师同时进行手术。颈部手术，头转向右侧，沿左侧胸锁乳突肌前缘切口，切开皮肤及颈阔肌，在颈阔肌深面向中线分离皮瓣，切断左侧带状肌，游离左侧甲状腺下极及外侧，将甲状腺向内上牵引，断扎甲状腺下动脉，解剖出喉返神经直至入喉处，注意保护，清扫左侧气管食道旁淋巴脂肪组织（包括上纵隔），将颈段食管与气管膜部及椎前分离，用布带拉住食管继续向上分离，纵行切断环咽肌，将环后黏膜同环状软骨背板及环杓后肌钝性分离，在环后横行切开黏膜（最高位可在环状软骨上缘切开），继而环周切断下咽黏膜及咽缩肌，将胸段食管内翻剥脱至颈部下标本。将已游离的结肠经后纵隔食管床上提至颈部，在环后同下咽断端行端端吻合。行结肠环后吻合的病例，为避免吸入性肺炎，可行气管切开，置入带气囊的气管套管。

（5）全食管切除手术进路：全食管切除有2种手术进路，其一为开胸进路，此进路应用较少；其二为非开胸进路，此进路应用较多。开胸进路全食管切除手术步骤：该进路主要适用于纵隔有明显的淋巴结转移，经颈部不能切除或有第2个原发癌灶或胸段食管有憩室的病例，开胸进路最常用右后外开胸。经口腔气管插管全麻后，患者左侧卧位行右后外开胸，解剖游离食管，清扫纵隔淋巴结，关胸。患者改仰卧位，颈部和腹部两组医生同时进行手术，颈部手术医生游离喉、下咽、颈段食管，将喉、下咽、全食管整块从颈部取下。腹部手术医生开腹，游离胃或结肠，将胃或结肠经食管床上提至颈部同咽缝合。非开胸手术进路——经口腔气管全麻，患者仰卧位，颈部手术和腹部手术有两组医生同时进行，颈部手术医生游离喉、下咽、颈段食管，腹部手术医生开腹，游离胃或结肠。胸段食管切除有2种方法，一是分别经颈部和腹部食管裂孔将手指伸入纵隔沿食管四周将食管钝性分离。该方法纵隔出血较多，胸腔积液、气胸等并发症较多。另一种方法为食管内翻剥脱法，腹部手术医生断贲门后，颈部医生切开颈段食管，经腹腔通过贲门的断端，将一根布带经胸段食管用胃管上拉至颈部，将食管的贲门断端同布带下端缝合固定，然后由颈部手术医生拉紧布带，均匀用力上拉布带，食管将随之内翻，进入食管壁的血管将紧贴食管壁随着食管内翻而被绞断，胸段食管随着内翻均匀缓慢向上进行而被剥脱切除，经颈部同喉下咽颈段食管一并取下。该方法纵隔损伤较小，出血较少，很少发生胸腔并发症。

（6）区域淋巴结的处理：颈段食管癌首先转移至气管食管旁淋巴结，进而转移至颈内静脉链，上纵隔淋巴结。根据作者资料，颈段食管癌外科治疗失败中，术后区域淋巴结转移或复发占首要原因。加强对区域淋巴结的治疗是提高治愈率的重要措施之一。目前中国医学科学院的肿瘤医院采取的方针是：对临床上 N_0 患者一律行区域淋巴结选择性放疗，对临床上 N+ 患者一律行术前放疗节颈廓清手术。

（7）手术并发症及处理

①气管膜部破损：多由于有病变的食管或食管旁淋巴结与气管膜部粘连较紧密，在游离病变段食管时，应用剪刀明视下轻柔地将食管同气管分离，一旦气管膜部破损多表现为破损周围有气泡出现或者麻醉插管暴露，在全喉下咽全食管切除时，气管膜部破损都发生在上纵隔，处理比较困难，将食管标本取下后行破损处修补，应力争从颈部进行修补，将气管残端上提，将破损处行左右拉拢缝合，再将蒂下方的带状肌转入上纵隔覆盖破损处缝合固定。

②吸入性肺炎：多发生在留喉环后吻合的病例。由于贲门及环咽肌两道括约肌均被切除，当咳嗽时腹腔压力增高，胃内容物可通过移植的结肠腔反流至咽部，如果声门关闭不及时，将发生误吸，尤其是老年患者误吸更为严重。所以65岁以上的老年或肺功能差的患者，最好是将喉一并切除，对留喉患者当发生咳嗽时应及时通过气管切开口将反流人气管内的内容物吸出，以防止吸入性肺炎的发生。

3. 预后

一般而言，颈段食管癌在头颈部癌中属于预后较差的肿瘤，单纯放疗的5年生存率在10%～18%，单纯手术的5年生存率在10%～25%，手术加放疗的综合治疗的5年生存率在30%～45%。病期的早晚是影响预后的最重要的因素，有无区域淋巴结转移也是影响预后的重要因素之一。治疗失败的因素中，区域淋巴结复发占首位，其次是远处转移。改善预后的关键是早期发现，早期诊断，早期治疗。

参考文献

［1］韩东一. 耳鼻咽喉头颈外科学高级教程［M］. 北京：中华医学电子音像出版社，2016.

［2］吴仲芳. 耳鼻喉外科手术后感染影响因素分析［J］. 现代预防医学，2015，42（13）：2472-2474.

［3］王斌全，祝威. 耳鼻咽喉头颈外科学［M］. 北京：高等教育出版社，2017.

［4］华清泉，许昱，屈季宁，等. 耳鼻咽喉 - 头颈外科急诊诊断与处理［M］. 北京：人民军医出版社，2014.

［5］周平，李爱，谢家儒，等. 眼耳鼻咽喉口腔科学［M］. 武汉：华中科技大学出版社，2014.

［6］房学贤. 中西医结合眼耳鼻喉口齿科临床手册［M］. 合肥：安徽科学技术出版社，2014.

［7］屈永涛，张慧平. 耳鼻咽喉口腔恶性肿瘤非手术治疗［M］. 武汉：华中科技大学出版社，2015.

［8］钟玲，陈吉，刘世喜. 图解耳鼻咽喉头颈外科手术配合［M］. 北京：科学出版社，2015.

［9］张庆丰，佘翠平，周成勇. 耳鼻咽喉等离子手术学［M］. 北京：人民卫生出版社，2014.

［10］林海燕. 耳鼻咽喉头颈外科临床护理路径［M］. 北京：中国医药科技出版社，2015.

［11］孔维佳，周梁. 耳鼻咽喉头颈外科学［M］. 第3版. 北京：人民卫生出版社，2015.

［12］谭华章. 实用耳鼻喉头颈外科学［M］. 长春：吉林科学技术出版社，2016.

［13］田道法. 中西医结合耳鼻咽喉科学［M］. 北京：中国中医药出版社，2016.

［14］纪宏志. 实用耳鼻咽喉疾病诊疗学［M］. 北京／西安：世界图书出版公司，2013.

［15］王建国. 耳鸣耳聋［M］. 北京：中国医药科技出版社，2016.

［16］刘晓华. 探讨临床治疗耳鼻喉急性感染及术后疼痛的疗效［J］. 中国现代药物应用，2014，8（11）：94-95.

［17］蒋杏丽. 耳鼻喉急性感染以及术后疼痛的临床治疗［J］. 中国医药指南，2013，11（34）：372.

［18］陈刚. 12例耳鼻喉急性感染及术后疼痛的临床治疗观察［J］. 吉林医学，2014，35（06）：1159.

［19］杨弋，张雷，黄魏宁，贺宇霞，刘庆秋. 帕瑞昔布钠在功能性鼻内镜手术后疼痛控制的作用［J］. 中国医刊，2015，50（06）：98-100.

［20］桂雄斌，何颖，张阳德，宋元博. 耳鼻喉急性感染及术后疼痛的临床治疗分析［J］. 中国医药指南，2013，11（19）：424-425.

［21］刘大新. 中医临床诊疗指南释义耳鼻咽喉疾病分册［M］. 北京：中国中医药出版社，2015.

［22］张勤修，刘世喜. 耳鼻咽喉头颈外科学［M］. 北京：清华大学出版社，2017.

［23］马建民，王宁宇，江泳. 眼耳鼻喉口腔科学［M］. 第2版. 北京：北京大学医学出版社，2016.

［24］胡祖斌，段传新，田轼. 小儿耳鼻咽喉疾病防治知识［M］. 武汉：湖北科学技术出版社，2015.

［25］黄选兆，汪吉宝，孔维佳. 实用耳鼻咽喉头颈外科学［M］. 第2版. 北京：人民卫生出版社，2014.